MANUAL DE
ANESTESIA OBSTÉTRICA

Grupo Santa Joana

Santa Joana • Pro Matre • Santa Maria

MANUAL DE ANESTESIA OBSTÉTRICA

EDITORA

Monica Maria Siaulys

manole

editora

Editor: Marcos Toledo
Capa: Iuri Guião
Projeto gráfico: Departamento Editorial da Editora Manole
Editoração eletrônica: Coletivo Editoriall
Ilustrações: Pedro Luis Nogueira Junior

CIP-BRASIL. CATALOGAÇÃO NA PUBLICAÇÃO
SINDICATO NACIONAL DOS EDITORES DE LIVROS, RJ

M251

Manual de anestesia obstétrica / editora Monica Maria Siaulys. - 1. ed. - Barueri [SP] : Manole, 2025.

364 p. : il. ; 23 cm.

ISBN 9788520458730

1. Anestesia em obstetrícia. 2. Parto (Obstetrícia). I. Siaulys, Monica Maria.

24-92818 CDD: 617.9682
CDU: 616-089.5:618.2

Gabriela Faray Ferreira Lopes - Bibliotecária - CRB-7/6643

1ª edição – 2025

Editora Manole Ltda.
Alameda Rio Negro, 967 – cj 717
Alphaville – CEP 06454-000
Fone: (11) 4196-6000

Editora

Monica Maria Siaulys

Médica Graduada pela Faculdade de Medicina da Universidade de São Paulo (FMUSP). Mestrado em Anestesia pela FMUSP. Doutorado em Anestesia pela FMUSP. Título Superior de Anestesia pela Sociedade Brasileira de Anestesia. Formação em Simulação Realística no Stratus Center for Medical Simulation. MBA em Gestão de Saúde pelo Insper. Diretora Médica do Grupo Santa Joana.

Autores

Affonso Jonathan Moro

Médico Graduado pela Faculdade de Ciências Médicas da Santa Casa de São Paulo (FCMSCSP). Especialista em Anestesiologia pela Irmandade da Santa Casa de Misericórdia de São Paulo (ISCMSP). Anestesiologista Assistente da ISCMSP. Anestesiologista do Corpo Clínico do Grupo Santa Joana.

Alberto Vasconcelos

Médico Graduado pela Faculdade de Ciências Médicas de Santos (FCMS). Doutorado em Anestesia pela Faculdade de Medicina da Universidade de São Paulo (FMUSP). MBA em Gestão em Saúde pelo Instituto de Ensino e Pesquisa (Insper). Título de Especialista em Anestesiologia (TEA) pela Associação Médica Brasileira (AMB). Título Superior de Anestesiologia (TSA) pela Sociedade Brasileira de Anestesiologia (SBA). Anestesiologista do Corpo Clínico do Grupo Santa Joana. Instrutor de Simulação Realística no Centro de Ensino e Treinamento do Grupo Santa Joana.

Ana Cristina Aliman Arashiro

Anestesia em Gestante com Cardiopatia. Residência Médica em Anestesiologia pelo Hospital das Clínicas (HC) da Faculdade de Medicina da Universidade de São Paulo (FMUSP). Título de Médica Intensivista pela Associação de Medicina Intensiva Brasileira (Amib). Mestrado pela FMUSP. Anestesiologista do Corpo Clínico do Grupo Santa Joana. Instrutora de Simulação Realística no Centro de Ensino e Treinamento do Grupo Santa Joana.

Ana Paula Lima de Queiroz
Médica Anestesiologista pela Irmandade da Santa Casa de Misericórdia de São Paulo (ISCMSP). Anestesiologista do Corpo Clínico do Grupo Santa Joana.

André Braha Stoll
Médico Graduado pela Escola Paulista de Medicina da Universidade Federal de São Paulo (EPM-Unifesp). Residência Médica em Anestesiologia pelo Hospital das Clínicas da Faculdade de Medicina da Universidade de São Paulo (HC-FMUSP). Anestesiologista do Corpo Clínico do Grupo Santa Joana.

Camila de Almeida Silva
Médica Infectologista pelo Instituto de Infectologia Emílio Ribas. Aprimoramento em Controle de Infecção Hospitalar pelo Hospital das Clínicas da Faculdade de Medicina da Universidade de São Paulo (HC-FMUSP). Doutora em Moléstias Infecciosas pela FMUSP. Coordenadora do Serviço de Controle de Infecção Hospitalar do Hospital e Maternidade Santa Joana e Hospital e Maternidade Santa Maria.

Cecilia Rosa Cravo
Médica Graduada pela Faculdade de Medicina da Universidade de São Paulo (FMUSP). Residência Médica em Anestesiologia pelo Hospital das Clínicas (HC) da FMUSP. Título Superior de Anestesiologia (TSA) pela Sociedade Brasileira de Anestesiologia (SBA). Anestesiologista do Corpo Clínico do Grupo Santa Joana.

Christiano Matsui
Médico Graduado pela Faculdade de Ciências Médicas da Santa Casa de São Paulo (FCMSCSP). Residência Médica em Anestesiologia pelo Centro de Ensino e Treinamento (CET) da Santa Casa de Misericórdia de São Paulo. Título de Especialista em Anestesiologia (TEA) pela Associação Médica Brasileira (AMB). Anestesiologista do Corpo Clínico do Grupo Santa Joana. Instrutor do Centro de Treinamento em Vias Aéreas (CTVA).

Cid Akihiro Ura Kusano
Médico Graduado pela Faculdade de Medicina de Jundiaí. Especialista em Anestesiologia pela Irmandade da Santa Casa de Misericórdia de São

Paulo (ISCMSP). Título de Especialista em Anestesiologia (TEA) pela Associação Médica Brasileira (AMB). Médico Anestesiologista do Corpo Clínico do Grupo Santa Joana.

Cristina Ribeiro Dias Barroso

Anestesiologista do Corpo Clínico do Grupo Santa Joana. Médica Anestesiologista do Hospital e Maternidade Santa Joana e do Instituto do Câncer do Estado de São Paulo do Hospital das Clínicas da Faculdade de Medicina de São Paulo (Icesp-HC-FMUSP). Título de Especialista em Anestesiologia (TEA-SBA) pelo HC-FMUSP.

Daniel Perin

Doutor em Ciências pela Faculdade de Medicina da Universidade de São Paulo (FMUSP). *Leadership in Airway Training* pela University of Chicago. Sócio-proprietário do Centro de Treinamento em Vias Aéreas (CTVA).

Dominique Meitner Pinho Carneiro

Médica Graduada pela Universidade de Fortaleza (Unifor). Especialista em Anestesiologia pelo Hospital das Clínicas da Faculdade de Medicina da Universidade de São Paulo (HC-FMUSP). Pós-graduanda em Fisiologia e Terapêutica da Dor pelo HC-FMUSP. Anestesiologista do Corpo Clínico do Grupo Santa Joana.

Eduardo Antonio Rahme Amaro

Psicólogo do Grupo de Saúde Mental do Grupo Santa Joana.

Eduardo Tsuyoshi Yamaguchi

Anestesiologista do Hospital Universitário da Universidade de São Paulo (HU-USP). Doutor em Ciências pela Faculdade de Medicina da Universidade de São Paulo (FMUSP). Título Superior em Anestesiologia (TSA) pela Sociedade Brasileira de Anestesiologia. *Fellowship* em Anestesia Obstétrica no British Columbia Women's Hospital, Vancouver, BC, Canadá.

Elizabeth Lorenz

Graduação em Medicina pela Universidade de São Paulo. Especialização em Anestesiologia com foco em Anestesia Obstétrica. Especialização em Medicina Aeroespacial com título pela Associação Médica Brasileira (AMB). Especialização em Medicina do Tráfego com título pela AMB.

Especialização em Nutrologia pela Faculdade de Medicina da Universidade de São Paulo (FMUSP). Anestesiologista do Corpo Clínico do Grupo Santa Joana.

Felipe Nicolosi Grinberg

Médico Anestesiologista Graduado pelo Hospital das Clínicas da Faculdade de Medicina da Universidade de São Paulo (HC-FMUSP). Anestesiologista do Corpo Clínico do Grupo Santa Joana.

Fernanda Cristina Paes

Médica Graduada pela Universidade Severino Sombra. Especialização em Anestesiologia pela Santa Casa de Misericórdia de São Paulo. Título de Especialista em Anestesiologia (TEA) pela Associação Médica Brasileira (AMB). Anestesiologista do Corpo Clínico do Grupo Santa Joana. Instrutora de Simulação Realística no Centro de Ensino e Treinamento do Grupo Santa Joana.

Fernanda Marques Ferraz Savoia

Médica Graduada pela Universidade Federal de Pernambuco (UFPE). Residência Médica em Anestesiologia no Hospital Sírio-Libanês. Título de Especialista em Anestesiologia pela Associação Médica Brasileira (AMB)/ Sociedade Brasileira de Anestesiologia (SBA). Título de Especialista em Dor pela AMB. Anestesiologista do Corpo Clínico do Grupo Santa Joana.

Fernando Chuluck Silva

Anestesiologista do Corpo Clínico do Grupo Santa Joana. Título Superior em Anestesiologia (TSA) pela Sociedade Brasileira de Anestesiologia (SBA).

Francinni Mambrini Pires Rego

Médica Anestesiologista pelo Hospital das Clínicas da Faculdade de Medicina da Universidade de São Paulo (HC-FMUSP). Anestesiologista do Corpo Clínico do Grupo Santa Joana.

Guilherme Haelvoet Correa

Graduação em Medicina pela Universidade Estadual de Campinas (Unicamp). Anestesiologista do Corpo Clínico do Grupo Santa Joana. Instrutor de Simulação Realística no Centro de Ensino e Treinamento do Grupo Santa

Joana. Membro da Equipe de Acretismo Placentário do Grupo Santa Joana. Mestre em Ciências da Saúde pela Santa Casa de São Paulo.

Heloisa Souza Del Frari

Médica Graduada pela Faculdade de Medicina da Universidade de São Paulo (FMUSP). Especialista em Anestesiologia pelo Hospital das Clínicas da Faculdade de Medicina da Universidade de São Paulo (HC-FMUSP). Anestesiologista do Corpo Clínico do Grupo Santa Joana.

João Diego Carmona Navarrete Junior

Médico Anestesiologista do Hospital das Clínicas da Faculdade de Medicina da Universidade de São Paulo (HC-FMUSP). Anestesiologista do Corpo Clínico do Grupo Santa Joana.

João Francisco Ferreira de Souza

Médico pela Faculdade de Medicina da Universidade de São Paulo (FMUSP). Residência Médica em Anestesiologia pelo Hospital das Clínicas (HC) da FMUSP. Anestesiologista do Corpo Clínico do Grupo Santa Joana e do Instituto do Câncer do HC-FMUSP.

Juliana Fernanda Holanda Bezerra Pereira

Anestesiologista do Corpo Clínico do Grupo Santa Joana. Médica Anestesiologista do Instituto do Câncer do Estado de São Paulo (Icesp-HC-FMUSP). Doutoranda do Programa de Medicina Perioperatória da Universidade de São Paulo. Doutorado Sanduíche no King's College London.

Julio Cesar Dias Pereira

Graduação em Medicina na Faculdade de Medicina de Botucatu. Mestre e Doutor em Medicina, Especializado em Anestesiologia pela Faculdade de Medicina da Universidade de São Paulo (FMUSP). Anestesiologista do Corpo Clínico do Grupo Santa Joana.

Lavínia Dantas Cardoso Neiva Lemos

Anestesiologista do Corpo Clínico do Grupo Santa Joana e do Instituto do Câncer do Estado de São Paulo (Icesp-HC-FMUSP). Título de Especialista em Anestesiologia (TEA) pela Associação Médica Brasileira (AMB) e pelo Hospital Sírio-Libanês.

Leandro Gustavo de Oliveira
Professor do Departamento de Obstetrícia da Universidade Estadual Paulista (Unesp) de Botucatu. Membro da Rede Brasileira de Estudos sobre Hipertensão na Gravidez (RBEHG). Membro da equipe de Ginecologia e Obstetrícia do Grupo Santa Joana.

Ligia Andrade da Silva Telles Mathias
Médica pela Faculdade de Medicina da Universidade de São Paulo (FMUSP). Doutora em Medicina pela FMUSP. Professora Titular da Faculdade de Ciências Médicas da Santa Casa de São Paulo (FCMSCSP). Título Superior de Anestesiologia pela Sociedade Brasileira de Anestesiologia (SBA). Coordenadora da Anestesia da Pro Matre Paulista. Membro do Corpo Editorial do *Brazilian Journal of Anesthesiology*. Diretora da Faculdade Santa Joana.

Lissandra Borba da Cunha
Enfermeira Especialista em Educação Continuada em Saúde. MBA Executivo de Gestão em Saúde. Gerente de Ensino no Grupo Santa Joana.

Marcia Rochelle T. F. Bohn Pessalli
Enfermeira Especialista em Saúde da Mulher, Gerontologia, Gestão e Direção Escolar. MBA Executivo em Gestão em Saúde. Coordenadora de Educação do Colaborador, Paciente e Família no Grupo Santa Joana.

Marco Antonio Duarte Carneiro
Médico Graduado pela Faculdade de Medicina da Universidade de São Paulo (FMUSP). Especialista em Anestesiologia pelo Hospital das Clínicas (HC) da FMUSP. Anestesiologista Assistente do Instituto do Câncer do Estado de São Paulo (Icesp) do HC-FMUSP. Anestesiologista do Corpo Clínico do Grupo Santa Joana.

Maria Claudia Maneliskhi
Anestesiologista do Corpo Clínico do Grupo Santa Joana.

Mariana Rego de Carvalho
Anestesiologista do Corpo Clínico do Grupo Santa Joana.

Marina Bortoletto Cossulin

Enfermeira Graduada pela Universidade Federal de Alfenas (Unifal-MG). Residência em Enfermagem Obstétrica pela Universidade de São Paulo (USP). Qualificação Multiprofissional em Segurança do Paciente (IBSP). Pós-graduada em Auditoria e *Compliance* em Saúde pelo Centro Universitário São Camilo. Pós-graduanda em Gestão da Qualidade e Segurança do Paciente (DNA). Pós-graduanda em Direito Médico e Hospitalar pela Universidade Cruzeiro do Sul. Enfermeira da Qualidade e Gerenciamento de Risco no Grupo Santa Joana.

Marina Cestari de Rizzo

Anestesiologista do Corpo Clínico do Grupo Santa Joana.

Matheus Rodrigues Mendes Moraes

Médico Graduado pela Universidade Federal de Juiz de Fora (UFJF). Especialista em Anestesiologia pela Irmandade da Santa Casa de Misericórdia de São Paulo (ISCMSP). Especializando em Anestesia Regional pela Universidade Federal de São Paulo (Unifesp). Anestesiologista Assistente da Irmandade da Santa Casa de Misericórdia de São Paulo (ISCMSP). Anestesiologista do Corpo Clínico do Grupo Santa Joana.

Mauricio Luiz Malito

Mestre em Medicina pela Faculdade de Ciências Médicas da Santa Casa de São Paulo (FCMSCSP). Coordenador do Núcleo de Via Aérea da Sociedade de Anestesiologia do Estado de São Paulo (Saesp). Diretor do Centro de Treinamento em Vias Aéreas (CTVA). *Head of the Brazilian Chapter of* Society for Airway Management (SAM). Membro da Difficult Airway Society (DAS).

Monica Maria Siaulys

Médica Graduada pela Faculdade de Medicina da Universidade de São Paulo (FMUSP). Mestrado em Anestesia pela FMUSP. Doutorado em Anestesia pela FMUSP. Título Superior de Anestesia pela Sociedade Brasileira de Anestesia. Formação em Simulação Realística no Stratus Center for Medical Simulation. MBA em Gestão de Saúde pelo Insper. Diretora Médica do Grupo Santa Joana.

Paulo Henrique Borges Teixeira Lima

Médico formado pela Universidade Federal de Santa Catarina (UFSC). Residência Médica em Anestesiologia pelo Irmandade da Santa Casa de Misericórdia de São Paulo (ISCMSP). Anestesiologista do Corpo Clínico do Grupo Santa Joana.

Rafael Neves Cardoso

Título de Especialista em Anestesiologia (TEA) pela Sociedade Brasileira de Anestesiologia (SBA) e pelo Hospital Sírio-Libanês (HSL). Anestesiologista do Corpo Clínico do Grupo Santa Joana.

Rebeca Beatriz Lucena do Vale

Enfermeira Obstetra. Especialista em Educação Continuada em Saúde e Gestão em Enfermagem. Doutoranda em Ciências da Saúde pela Universidade Federal de São Paulo (Unifesp). Instrutora de Cursos do Centro de Ensino e Desenvolvimento do Grupo Santa Joana.

Rejiane Caldeira Pinto

Médica Graduada pela Universidade Federal de Goiás. Especialista em Anestesiologia pelo Hospital Geral de Itapecerica da Serra. Anestesiologista do Corpo Clínico do Grupo Santa Joana.

Silvia Minhye Kim

Médica Graduada pela Faculdade de Medicina da Universidade de São Paulo (FMUSP). Residência em Anestesiologia pelo Hospital das Clínicas (HC) da Faculdade de Medicina da Universidade de São Paulo (FMUSP). Doutora em Ciências pela FMUSP. Anestesiologista Assistente do Instituto do Câncer do Estado de São Paulo (Icesp) do HC-FMUSP. Anestesiologista do Corpo Clínico do Grupo Fleury.

Sun Young Lee

Médica Graduada pela Faculdade de Ciências Médicas da Santa Casa de São Paulo (FCMSCSP). Especialista em Anestesiologia pela Irmandade da Santa Casa de Misericórdia de São Paulo (ISCMSP). Anestesiologista do Corpo Clínico do Grupo Santa Joana.

Tiago Valois
Médico Graduado pela Faculdade de Ciências Médicas da Santa Casa de São Paulo (FCMSCSP). Especialista em Anestesiologia pela Irmandade da Santa Casa de Misericórdia de São Paulo (ISCMSP). Anestesiologista do Corpo Clínico do Grupo Santa Joana.

Sumário

Parte 2 – Anestesia para gestantes com comorbidade

Parte 3 – Complicações em anestesia obstétrica

Parte 4 – Programas de educação continuada e métricas de avaliação de pacientes

Agradecimentos

A todos e, principalmente, a cada um dos profissionais do Grupo Santa Joana que dedicam parte do seu tempo a oferecer um cuidado melhor às pacientes obstétricas.

Monica Maria Siaulys

Prefácio

Ao ser convidado para escrever o prefácio do livro *Condutas em Anestesia Obstétrica*, expressei que este era o resultado de idealismo, dedicação e extensas horas de estudo sobre os temas abordados nos artigos que compõem o que há de mais moderno na área. Foi desafiador transmitir com imparcialidade toda a emoção que senti ao ler essa obra inaugural.

Hoje, é ainda mais desafiador assumir novamente a tarefa de prefaciar o livro, agora intitulado *Manual de Anestesia Obstétrica*. Este é um trabalho no qual diversos anestesiologistas contribuíram para a seleção e revisão do que há de mais avançado na anestesia obstétrica. Em um espaço de apenas 10 anos, nossa subespecialidade evoluiu de maneira significativa, tornando-se mais complexa, segura e repleta de protocolos, o que a torna cada vez mais fascinante. Isso fica evidente nesta nova edição, que inclui novos capítulos cuidadosamente selecionados e revisados.

Gostaria de expressar minha gratidão a toda a equipe liderada por nossa diretora, Dra. Monica Maria Siaulys, que com maestria compartilhou sua competência e conhecimento com tantos anestesiologistas. A todos eles, cujos nomes serão citados, não tenho palavras para agradecer pelas horas dedicadas ao avanço da Anestesia Obstétrica em prol do bem-estar das pacientes.

É com muito orgulho que encontro todos vocês nos corredores e com muita alegria que mergulho novamente nas páginas deste livro.

Antonio Amaro

PARTE 1

Alterações fisiológicas da gestação e anestesia para procedimentos mais frequentemente realizados em obstetrícia

1 Alterações fisiológicas da gestação

Francinni Mambrini Pires Rego
João Francisco Ferreira de Souza
Julio Cesar Dias Pereira
Paulo Henrique Borges Teixeira Lima
Eduardo Tsuyoshi Yamaguchi

Durante a gestação, o organismo materno passa por profundas mudanças na fisiologia de todos os seus sistemas e órgãos, respondendo a mecanismos adaptativos frente às necessidades tanto maternas quanto fetais. É imperativo que o anestesiologista tenha conhecimento e compreensão dessas alterações para proporcionar analgesia e anestesia seguras tanto para a mãe quanto para o feto.

A gestação induz alterações anatômicas e fisiológicas espontâneas e progressivas no corpo feminino, visando à acomodação do útero gestacional e do feto. A produção hormonal pelos ovários e pela placenta aumenta significativamente. Praticamente todos os sistemas do corpo humano apresentam modificações ao longo da gestação, as quais serão brevemente descritas neste capítulo.

SISTEMA CARDIOVASCULAR

O exame físico da gestante apresenta variações ao longo das diferentes fases da gestação. Na ausculta cardíaca, pode-se observar acentuação da primeira bulha e o surgimento de sopros sistólicos precordiais fisiológicos. O coração aumenta de tamanho e é deslocado anteriormente e à esquerda. Regurgitação tricúspide e pulmonar são ocorrências comuns, e há também um aumento na incidência de arritmias no terceiro trimestre.

O aumento da volemia, principalmente durante o segundo e terceiro trimestres gestacionais, ocorre paralelamente à anemia dilucional. Essa alteração pode interferir diretamente no transporte de oxigênio ao miocárdio, exacerbando a hipoxemia. Para compensar a liberação tecidual de oxigênio, observa-se o desvio da curva de dissociação da oxihemoglobina para a direita e o aumento do débito cardíaco (DC). O aumento do DC, que chega a 50% a termo em comparação com o DC pré-gestacional, é atribuído ao incremento do volume sistólico e da frequência cardíaca. Alterações como o desvio do eixo cardíaco para a esquerda em 15 a 20 graus e modificações na onda T são registradas pelo ECG. Importante mencionar que a infusão de ocitocina após o nascimento pode estar associada à depressão do segmento ST, sem necessariamente indicar lesão miocárdica.

No âmbito ecocardiográfico, é comum registrar alterações durante a gestação, como disfunção diastólica do ventrículo esquerdo e aumento do átrio esquerdo, mantendo-se a fração de ejeção do ventrículo esquerdo comparável aos valores pré-gestacionais. Gestantes apresentam aproximadamente o dobro do valor normal do peptídeo natriurético atrial (BNP – *brain natriuretic peptide*), com valores ainda mais elevados em casos de cardiopatia ou pré-eclâmpsia, contribuindo para o aumento da massa cardíaca.

No que se refere aos marcadores de injúria miocárdica, a fração MB da creatina fosfoquinase (CK-MB) se eleva entre 2 e 4 vezes o valor normal de gestantes em função da presença da placenta.

Cerca de 15% das gestantes desenvolvem, ao longo da gestação, a síndrome de hipotensão supina, manifestada por taquicardia seguida de bradicardia reflexa, logo após alguns minutos deitadas, em virtude da redução pronunciada do retorno venoso e da pré-carga que o organismo não consegue compensar.

Durante o trabalho de parto, cada contração uterina resulta em uma autotransfusão de 300-500 mL de sangue, associada à resposta simpática e à liberação de catecolaminas (por dor/ansiedade), gerando aumento da pressão arterial, frequência cardíaca e, consequentemente, do débito cardíaco. Em pacientes cardiopatas ou pré-eclâmpticas limítrofes, esse aumento pode desencadear descompensações clínicas. Após o nascimento, a descompressão abrupta da veia cava inferior pelo útero gravídico leva ao aumento do retorno venoso e, por conseguinte, do débito cardíaco em até 80%. O sistema se reorganiza naturalmente na primeira hora, retornando aos valores pré--trabalho de parto. O processo de retorno à fisiologia pré-parto ocorre aproximadamente após 24 semanas ou mais após o parto.

SISTEMA URINÁRIO

O aumento do fluxo sanguíneo nos rins resulta em um aumento do volume desses órgãos em cerca de 30% ao longo da gestação. O fluxo sanguíneo renal aumenta em 40-65% e a taxa de filtração glomerular em 50-85%, causando redução dos níveis de creatinina, ácido úrico e ureia plasmáticos, além do aumento renal em 1,5 cm. Essas alterações persistem no puerpério por aproximadamente 8 a 12 semanas após o parto.

O mecanismo por trás desse aumento na função renal envolve uma significativa redução (40%) na resistência da vasculatura renal (tanto da arteríola aferente quanto eferente), combinada com um aumento no fluxo sanguíneo renal. Apesar da ativação do sistema renina-angiotensina--aldosterona (SRAA), há resistência à angiotensina II, equilibrando o efeito vasoconstritor e permitindo a ocorrência de vasodilatação.

Em função das forças compressivas do útero gravídico, ocorre dilatação do sistema pielocalicial e dos ureteres, frequentemente levando à hidronefrose (mais proeminente à direita) em até 80% das pacientes. Além disso, a progesterona exerce efeitos que reduzem o tônus, peristalse e pressão de contração ureteral. Essas alterações, em conjunto, predispõem a gestante a infecções urinárias, as quais devem ser tratadas de forma agressiva.

O estado de venodilatação gravídica, com 85% do volume sanguíneo no sistema venoso, associado à redução da resistência sistêmica, cria um estado de déficit de enchimento arterial, promovendo a ativação do SRAA e do sistema nervoso simpático. Isso causa liberação não osmótica de vasopressina, resultando em aumento da reabsorção de sódio e água e consequente hipervolemia, com aumento do volume plasmático em 50%.

A diminuição da reabsorção tubular de glicose predispõe ao desenvolvimento de diabetes gestacional em algumas gestantes, enquanto a reabsorção de bicarbonato diminui, resultando em acidose metabólica compensatória à alcalose respiratória que pode ocorrer na gestação. Também é observado um aumento nas taxas de excreção urinária de proteína e albumina, atingindo até 200 mg/dL e 12 mg, respectivamente. Taxas de excreção urinária de proteína acima de 300 mg/dL por dia podem estar relacionadas à pré-eclâmpsia.

SISTEMA ENDÓCRINO

Durante a gestação, observa-se um aumento de 50-70% no volume da glândula tireoide, resultando em uma elevação na produção de T3 e T4 já no primeiro trimestre, que se mantém até o puerpério. Esse aumento demanda uma elevação na necessidade diária de iodo, de 100 para 150-200 µg/dia durante a gestação. Além disso, há um aumento na produção hepática de proteína ligadora de tiroxina, impedindo alterações significativas na fração livre desses hormônios.

A hipófise também aumenta durante a gestação, principalmente devido à proliferação de células produtoras de prolactina no lobo anterior. Níveis de hormônio luteinizante (LH) e folículo-estimulante (FSH) tornam-se indetectáveis durante esse período.

O aumento do hormônio adrenocorticotrofico (ACTH), globulina ligadora do cortisol (CBG), cortisol e desoxicorticosterona pode resultar em um estado fisiológico de hipercortisolismo, manifestado por estrias, pletora facial, aumento da pressão arterial e intolerância à glicose. As alterações circadianas nos níveis hormonais são mantidas. Além disso, ocorre um aumento expressivo nos níveis de aldosterona (até 10 vezes no final do terceiro trimestre) e de angiotensina II (até 2-4 vezes).

No metabolismo de glicose, a gestação é considerada um estado diabetogênico, visando a priorizar a entrega de glicose ao feto. A placenta permite a transferência de aminoácidos, glicose e cetonas, mas impede a passagem de lipídeos. As células beta pancreáticas maternas sofrem hiperplasia, resultando em aumento da liberação de insulina. A resistência insulínica materna aumenta progressivamente a partir do segundo trimestre por efeito da liberação de hormônios diabetogênicos, como progesterona, lactogênio placentário humano, hormônio do crescimento (GH), cortisol e prolactina. Simultaneamente ao aumento da produção de insulina e da resistência insulínica, a gestante em jejum torna-se mais susceptível à hipoglicemia em virtude da diminuição da produção hepática de glicose e do aumento do consumo periférico e fetal de glicose.

No metabolismo de gorduras, observa-se um aumento do colesterol total e de triglicérides na gestação, consequência do aumento da produção hepática. Os triglicérides adicionais atuam como combustível materno, enquanto a glicose é direcionada para o feto. A gestante também apresenta um maior aporte proteico para sustentar o desenvolvimento fetal.

Os níveis séricos de vitamina D estão elevados durante a gestação, resultando em um aumento na absorção intestinal de cálcio. Como consequência, há um aumento na secreção urinária desse íon, ampliando o risco de formação de cálculos renais nessa população.

SISTEMA GASTROINTESTINAL

Náuseas e vômitos afetam até 90% das gestantes, e o mecanismo por trás desse fenômeno ainda não está completamente estabelecido. A elevação dos níveis de progesterona pode estar associada à inibição da contratilidade gastrointestinal e à redução da concentração plasmática de motilina, um dos hormônios reguladores. Normalmente, as náuseas tendem a se resolver antes da vigésima semana, mas 10-20% das pacientes podem continuar apresentando esses sintomas até o parto. Entre 1-5% das gestantes podem desenvolver hiperêmese gravídica, exigindo internação para reposição de vitaminas, minerais e hidratação por via endovenosa.

O refluxo gastroesofágico é outra ocorrência comum em gestantes. O deslocamento cefálico do estômago e do esôfago, juntamente ao aumento da pressão gástrica e a diminuição da pressão de fechamento do esfíncter esofágico inferior (por influência da progesterona), contribuem para esses sintomas.

Atualmente, compreende-se que o esvaziamento gástrico em gestantes fora do trabalho de parto e sem histórico de doenças gastrointestinais prévias ocorre no tempo usual. Durante o trabalho de parto, no entanto, observa-se uma redução no esvaziamento gástrico e na produção de suco gástrico. Cerca de 18 horas após o parto, essas alterações já não são perceptíveis.

Embora haja pouca variação no tamanho e na função do fígado em gestantes, a estase e a secreção de bile pela vesícula biliar aumentam, resultando em uma maior incidência de cálculos biliares ricos em colesterol ao longo da gestação. A albumina sérica diminui em até 60% em função do volume plasmático expandido. A atividade da pseudocolinesterase plasmática também é reduzida em 25-30%, embora raramente cause um prolongamento significativo da ação da succinilcolina.

SISTEMA RESPIRATÓRIO

As alterações no sistema respiratório durante a gestação são menos pronunciadas, com a respiração tornando-se essencialmente diafragmática.

A elevação cefálica do diafragma, em média de 4 cm, resulta em uma redução da capacidade residual funcional (CRF) em até 20% em relação aos valores pré-gravídicos. Em posição supina, a CRF é superada pela capacidade de fechamento, causando fechamento das pequenas vias aéreas, aumento da relação ventilação/perfusão e diminuição da $SatO_2$. Não há alterações no pico de fluxo expiratório ou no volume expiratório forçado no primeiro segundo (VEF1).

A gestante caracteristicamente hiperventila, com aumento do volume corrente e da frequência respiratória. Esse estado de hiperventilação resulta em aumento da PaO_2 e redução da $PaCO_2$, com redução compensatória de bicarbonato por aumento da excreção renal, caracterizando uma alcalose respiratória compensada na gestação.

A hiperventilação leva a um aumento do oxigênio dissolvido no sangue materno, e, juntamente ao deslocamento da curva de dissociação da oxiemoglobina para a direita, ocorre um aumento na oferta de oxigênio para o feto. Além disso, a hemoglobina fetal apresenta maior afinidade pelo oxigênio em comparação com a hemoglobina materna. A progesterona sensibiliza o centro respiratório no sistema nervoso central, aumentando a resposta ventilatória ao CO_2.

Há um incremento na demanda de oxigênio durante a gestação, com um aumento de 40-60% no consumo de oxigênio em relação ao padrão pré-gravídico, em função da maior demanda metabólica do útero, da placenta e do feto. Esse aumento do consumo de oxigênio, associado à diminuição da CRF, faz com que a grávida desenvolva hipoxemia mais rapidamente em situações de apneia.

As vias aéreas superiores tornam-se ingurgitadas e friáveis, especialmente na pré-eclâmpsia, predispondo à ocorrência de trauma, sangramento e obstrução em situações de manipulação das vias aéreas, como laringoscopia e intubação. Geralmente, são utilizados tubos endotraqueais com menor diâmetro na gestante (6,5 ou 7 mm). A classificação de Mallampati progride em nível de gravidade durante a gestação, prevendo maior dificuldade de intubação na grávida.

SISTEMA HEMATOLÓGICO

Durante a gestação, ocorre um aumento do volume plasmático em cerca de 50%, resultado atribuído ao aumento significativo, de aproximadamente 100 vezes, dos níveis circulantes de estrogênio e progesterona gestacionais.

O aumento do volume eritrocitário em 30% resulta em hemodiluição, causando uma redução na concentração de hemoglobina e hematócrito, caracterizando a anemia fisiológica da gestação. Não há mudanças no volume corpuscular ou na concentração média de hemoglobina corpuscular. A contagem plaquetária tende a diminuir progressivamente durante a gestação, atingindo níveis próximos de 100-150 mil/mm^3 ao final do terceiro trimestre, na ausência de processos patológicos.

Durante a gestação, há um aumento na demanda de ferro e folato, tornando crucial uma nutrição adequada e a manutenção dos estoques de ferritina para evitar anemia ferropriva, que é um fator de risco para sangramento no parto e transfusão. A anemia dilucional da gravidez pode levar a valores de hemoglobina em torno de 9 a 10 g/dL.

Além disso, as gestantes vivem em um estado pró-trombótico, com aumento de 50% nos níveis de fibrinogênio e diminuição na atividade fibrinolítica. Os fatores de coagulação I, VII, VIII, IX, X, XII e fator de von Willebrand aumentam, enquanto os fatores II e V permanecem estáveis. Há diminuição nos fatores XI, XIII, antitrombina-III e ativador de plasminogênio tecidual. A vigilância de trombose é crucial nessas pacientes, especialmente quando associada a outras comorbidades. Duas semanas após o parto, esses valores retornam ao normal.

A leucocitose é comum na gestação, com a faixa normal estendida para até 13.000 leucócitos. Neutrofilia pode estar exacerbada no trabalho de parto, com valores que podem atingir até 30 mil.

Há uma redução na concentração de proteínas plasmáticas em 10% e na concentração de albumina plasmática em 25%, aumentando a susceptibilidade à intoxicação por anestésicos locais nessa população. Aproximadamente seis semanas após o parto, esses valores retornam aos níveis basais.

SISTEMA MUSCULOESQUELÉTICO

Durante a gestação, ocorrem diversas alterações no sistema musculoesquelético. A ação do hormônio relaxina resulta em ligamentos e articulações mais flexíveis, proporcionando a necessária frouxidão para o parto.

A dor lombar é uma queixa comum e multifatorial em gestantes. A anteriorização do centro de gravidade, o desenvolvimento de hiperlordose lombar, e o aumento de mobilidade da sínfise púbica e das articulações sacroilíacas contribuem para esse desconforto. A hiperlordose com rotação de eixo pode dificultar punções do neuroeixo. Exercícios físicos para fortalecer a musculatura abdominal e paravertebral podem ser úteis, e mulheres que experimentam dor lombar em uma gestação têm maior risco de apresentar o mesmo quadro em gestações subsequentes.

Às vezes, a lordose lombar excessiva pode gerar a compressão do nervo cutâneo femoral lateral, resultando em um quadro conhecido como meralgia parestésica, que cursa com parestesia na região anterolateral da coxa no puerpério. Pacientes obesas ou com posicionamento inadequado das pernas para partos cirúrgicos têm maior chance de desenvolver essa condição.

Em relação à cintura escapular e à coluna cervical, pode ocorrer um pronunciado deslocamento anterior e abaixamento do centro de gravidade da cabeça sobre o pescoço, sendo causa de neuropatias do plexo braquial, com dor, parestesias e perda de força nos membros superiores.

PESO E COMPOSIÇÃO CORPORAL

O aumento médio do peso corporal durante a gestação é de cerca de 12 kg em mulheres com índice de massa corporal normal. Esse ganho de peso é distribuído entre útero, líquido amniótico, placenta e feto, volume de sangue, volume de líquido intersticial, proteínas e gorduras. Na atualidade, sabe-se que, tanto o ganho de peso excessivo durante a gestação (como fator isolado e independente dos índices de massa corpórea) quanto o índice de massa corporal acima de 30 e, principalmente, quando esse atinge valores superiores a 40 kg/m^2, estão associados a maior incidência de complicações e morbidade.

SISTEMA IMUNOLÓGICO

As alterações imunológicas durante a gravidez buscam um equilíbrio entre uma defesa eficaz contra infecções e a modulação imunológica específica para cada estágio da gestação (tolerância materno-fetal). No primeiro trimestre, há um processo pró-inflamatório local durante a formação e implantação da placenta, envolvendo células imunológicas e trofoblásticas.

No segundo trimestre, ocorre uma transição de processos pró-inflamatórios para reguladores anti-inflamatórios, mediados pelas células T-reguladoras (Tregs). Essas células desempenham um papel central na manutenção de um ambiente anti-inflamatório, controlando respostas imunológicas contra antígenos paternos e protegendo as células fetais contra a rejeição materna.

No terceiro trimestre, há um retorno ao estado imunológico inflamatório, especialmente durante o trabalho de parto. O influxo de células imunológicas para o miométrio é fundamental para promover as contrações uterinas, o parto e a expulsão da placenta.

REFERÊNCIAS

1. Abramov Y, Lyell DJ, Caughey AB, Wong CA. Elevation of serum creatine phosphokinase and its MB isoenzyme during normal labor and early puerperium. Acta Obstet Gynecol Scand. 1996;75:255-60.
2. American Society of Anesthesiologists Task Force on Obstetric Anesthesia. Practice guidelines for obstetric anesthesia. Anesthesiology. 2007;106:843-63.
3. Desai DK, Moodley J, Naidoo DP. Ecocardiographic assessment of cardiovascular hemodynamics in normal pregnancy. Obstet Gynecol. 2004;104:20-9.
4. Franchini M. Haemostasis and pregnancy. Thromb Haemost. 2006;95:401-13.
5. Gambling DR, Douglas MJ. Physiologic changes of pregnancy. In: Bucklin BA, Hawkins JL, Rosen MA, editors. A practical approach to obstetric anesthesia. Philadelphia: Lippincott Williams & Wilkins; 2009. p. 3-16.
6. Jeyabalan A, Caritis SN. Anatomic and functional changes of the upper urinary tract during pregnancy. Front Biosci. 2007;12:2425-37.
7. Jonsson M, Hanson U, Lidell C, Nordén-Lindeberg S. ST depression at caesarean section and the relation to oxytocin dose. A randomised controlled trial. BJOG. 2010;117:76-83.
8. Kametas NA, McAuliffe F, Cook B, Nicolaides KH, Chamberlain PF. Maternal left ventricular mass and diastolic function during pregnancy. Ultrasound Obstet Gynecol. 2001;18:460-6.
9. Kodali BS, Chandrasekhar S, Bulich LN, Topulos GP, Datta S. Airway changes during labor and delivery. Anesthesiology. 2008;108:357-62.
10. McClelland SH, Preshaw RM, Deller AM. Apnoea in pregnancy: an investigation using physiological modelling. Anaesthesia. 2008;63:264-9.
11. Pfaller B, Arora R, Schubert A, et al. Management of allergic diseases in pregnancy. Allergy. 2022;77:798-811.
12. Sharma SK, Philip J, Whitten CW, Padakandla UB, Landers DF. Thromboelastographic changes in healthy parturients and postpartum women. Anesth Analg. 1997;85:94-8.
13. Tanous D, Siu SC, Mason J, Greutmann M, Wald RM, Liu PP, et al. B-type natriuretic peptide in pregnant women with heart disease. J Am Coll Cardiol. 2010;56:1247-53.
14. Wong CA, McCarthy RJ, Fitzgerald PC, Raikoff K, Avram MJ. Gastric emptying of water in obese pregnant women at term. Anesth Analg. 2007;105:751-5.

2

Analgesia para o trabalho de parto no contexto da assistência obstétrica atual

Francinni Mambrini Pires Rego
Marina Cestari de Rizzo
Sun Young Lee
Monica Maria Siaulys

Nos últimos anos, tem-se observado uma transformação no comportamento das pacientes e seus familiares em relação às expectativas da assistência ao parto. Especificamente no Brasil, no setor privado, onde cesáreas eram predominantemente realizadas, tem havido um aumento significativo no número de pacientes que chegam ao hospital desejando um parto vaginal, da maneira mais natural possível e com o mínimo de intervenções, inclusive recusando o uso de métodos farmacológicos para alívio da dor durante o trabalho de parto. Esses desejos são frequentemente formalizados por meio de planos de parto específicos.

Nesse contexto, em 2014, nas Maternidades do Grupo Santa Joana, criamos o Programa de Consciência Obstétrica. Esse programa desencadeou um movimento significativo, envolvendo pacientes, médicos e profissionais da saúde, com o objetivo de incentivar o parto normal e abordar de maneira estruturada as principais questões relacionadas ao parto, como possíveis intervenções necessárias durante a assistência ao parto vaginal, métodos de alívio da dor durante o trabalho de parto, maneiras de promover o vínculo precoce com o recém-nascido, cuidados iniciais com o bebê, estímulo à amamentação, entre outras iniciativas. O principal objetivo era humanizar cada etapa do nascimento, o que, para nós, significa respeitar a individualidade, a autonomia e os desejos maternos, sem perder de vista a segurança dos processos envolvidos na saúde da mãe e do bebê. Para as pacientes, o programa visa fornecer informações de boa qualidade, para que realizem escolhas conscientes e se tornem as verdadeiras protagonistas deste momento único que é o nascimento.

De maneira geral, a equipe multiprofissional deve intervir apenas quando a opção da paciente a coloca em situação de risco ou vulnerabilidade. Em tais casos, é recomendado buscar modelos de decisão compartilhada, em que tanto a paciente quanto o profissional apresentam clara e objetivamente suas considerações, chegando a uma decisão conjunta. Como existe um objetivo comum entre ambas as partes (paciente e profissional), esse tipo de conversa resulta, na maioria das vezes, em acordos bem-sucedidos, aumentando a satisfação das pacientes e proporcionando cuidado mais seguro. Nessas situações, o anestesiologista, por sua experiência na coordenação de equipes multiprofissionais, sua expertise em segurança e boa capacidade de estabelecer comunicação com as pacientes em curtos intervalos de tempo, pode atuar como facilitador desse processo.

O programa está fundamentalmente alicerçado em cinco pilares:

1. **Ajuste e atualização dos protocolos de assistência ao parto**, visando promover melhorias contínuas nos processos de assistência. Destaca-se a introdução de novos modelos de assistência ao parto, incentivando-se cada vez mais, a abordagem multidisciplinar durante o trabalho de parto.
2. **A expansão e atualização constantes de nossa estrutura física.** As novas suítes de parto, visam cada vez mais criar uma ambiência que se assemelhe ao ambiente domiciliar, sem, no entanto, deixar de contar com toda a tecnologia atual que garante mais segurança durante a assistência ao parto.
3. **Educação profissional e de pacientes** são áreas prioritárias no programa. Adotamos estratégias híbridas de ensino, incluindo a disponibilização de ensino a distância/virtual e treinamentos presenciais que incluem aulas de formato tradicional, estações práticas e atividades em simulações realísticas. Desenvolvemos trilhas de aprendizado individualizadas para diferentes grupos de profissionais, e uma plataforma educacional, que permite aos profissionais e seus respetivos gestores acompanharem o progresso evolutivo educacional na forma de trilhas de aprendizado. Da mesma forma, temos esse mesmo conceito sendo oferecido para as

nossas pacientes, abordando temas relacionados à gestação, parto e puerpério.

4. **A análise constante dos resultados.** O monitoramento de indicadores clínicos de morbidade e mortalidade materna e neonatal associados aos indicadores de métricas de satisfação e experiência dos pacientes são fundamentais para análise da evolução do programa, bem como planejamento e direcionamento de novas ações e melhorias.
5. **Coordenação da atuação da equipe multiprofissional** composta por médicos, enfermeiras, fisioterapeutas e doulas. A assistência multiprofissional ao parto gera desafios, principalmente relacionados as práticas de boa comunicação entre os diversos membros. É fundamental que todos respeitem os limites de atuação pertinentes e próprios de sua especialidade, pois não raramente podemos ter cerca de onze profissionais cuidando de uma única paciente. Para assegurar tal prática, todos os profissionais devem realizar cadastro formal na instituição, apresentando a documentação requerida para atuar na especialidade bem como cartas de apresentação de outros profissionais já atuantes no serviço. Além disso, é necessário participar de programas de ambientação e educação continuada, bem como ser submetido a avaliação anual de desempenho.

TRABALHO DE PARTO

O trabalho de parto é caracterizado pelo surgimento das contrações uterinas, que, de maneira efetiva e repetitiva, levam à progressiva dilatação e esvaecimento do cérvix uterino, possibilitando a passagem do feto pelo canal vaginal. Ainda que não se conheçam com exatidão todos os fenômenos e reflexos que desencadeiam o trabalho de parto, é sabido que ocorre um processo inflamatório com maior produção de prostaglandinas e aumento dos receptores de ocitocina nas junções miometriais, resultando no amolecimento do cérvix.

O trabalho de parto é clássica e tradicionalmente dividido em quatro estágios sucessivos e independentes:

- Primeiro estágio: inicia-se com as contrações rítmicas, efetivas e regulares, e abrange a mudança do cérvix uterino até atingir a dilatação completa, em torno de 10 cm, por onde o feto pode ser expulso.

- Segundo estágio: conhecido como estágio pélvico, tem início com a dilatação completa e encerra-se com a expulsão ou nascimento do feto.
- Terceiro estágio (ou estágio placentário): tem início com o nascimento e finda com a dequitação completa da placenta.
- Quarto estágio: compreende os 60 minutos subsequentes à dequitação placentária.

Cada um dos estágios do trabalho de parto delineados nesses tópicos apresenta implicações anestésicas específicas. O conhecimento dessas implicações facilita o planejamento da analgesia de parto, permitindo a escolha racional da técnica de analgesia mais apropriada para cada caso.

DOR NO TRABALHO DE PARTO

A dor pode ser descrita como uma sensação desagradável percebida pela parturiente. Durante o trabalho de parto, a dor engloba tanto componentes viscerais quanto somáticos.

Dor visceral

Essa categoria de dor está principalmente relacionada à distensão do cérvix e do segmento inferior uterino, podendo abranger todo o útero e seus anexos. As contrações uterinas que elevam a pressão intraútero acima de 25 mmHg geralmente são dolorosas. O impulso nociceptivo é transmitido por meio da via sensitiva que acompanha as terminações nervosas simpáticas no corno posterior da medula espinhal (Figura 1). Os nervos aferentes, constituídos por fibras do tipo A delta, de condução rápida, e C, de condução lenta, atravessam a região paracervical. A partir dessa região, as fibras nervosas aferentes viscerais distribuem-se na pelve, principalmente através dos plexos hipogástricos superior, médio e inferior. Posteriormente, alcançam a cadeia simpática lombar. Da cadeia simpática, essas fibras nervosas encontram os ramos comunicantes dos nervos espinhais de T10, T11, T12 e L1, realizando sinapse com os interneurônios do corno dorsal posterior da medula espinhal por meio das raízes posteriores desses nervos.

Dor somática

Tem sua origem na distensão do assoalho pélvico, vagina e períneo. Os impulsos sensitivos são predominantemente transmitidos pelo nervo pudendo, que tem origem no segundo, no terceiro e no quarto nervos sacrais, caracterizando-se por fibras de condução rápida. Além de sua função sensorial, o nervo pudendo também fornece fibras motoras para a musculatura esquelética do assoalho pélvico e períneo (Figura 1).

Opções de bloqueio não realizadas pelo anestesista

- O bloqueio paracervical bilateral pode ser empregado para o controle da dor visceral associada à distensão do segmento uterino e à dilatação. É crucial observar cuidadosamente a dose de anestésico local utilizada

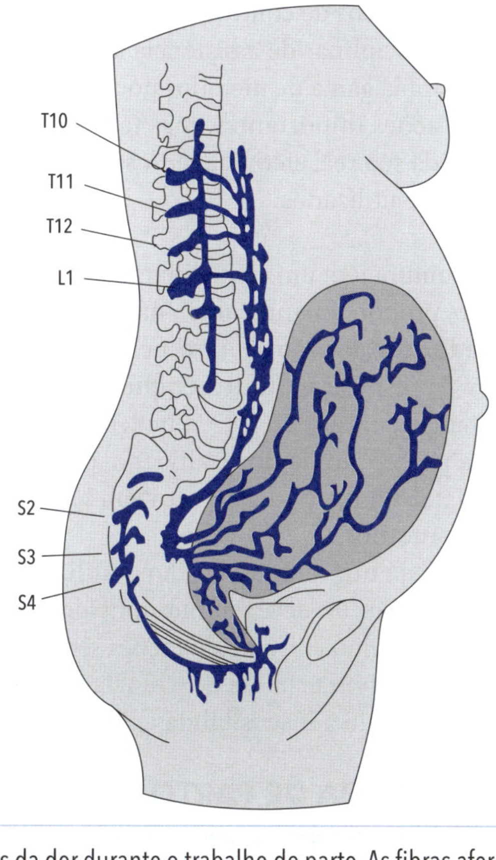

Figura 1 Vias da dor durante o trabalho de parto. As fibras aferentes do colo e do corpo uterino acompanham as fibras simpáticas que entram no corno posterior da medula, em T10 a L1. As fibras do assoalho pélvico e períneo incluem o nervo pudendo e entram na medula em S2 a S4.

Fonte: Adaptada de Wong CA et al., 2009.

e estar atento a sintomas precoces de intoxicação por anestésico local após sua realização.

- O bloqueio bilateral do pudendo elimina a sensibilidade na vagina, vulva, ânus e parte do períneo. Esse método é mais frequentemente utilizado por obstetras em pacientes durante a fase expulsiva do concepto, quando não foi feita analgesia, ou como complemento para analgesia em casos que envolvem o uso de fórceps e episiotomia.

Métodos não farmacológicos de analgesia para o trabalho de parto

Os métodos não farmacológicos de controle da dor são geralmente realizados pela equipe multidisciplinar de assistência ao parto. Com poucos efeitos colaterais, uma ampla gama de métodos pode ser utilizada, muitas vezes, sem contraindicações importantes, mas também sem nenhuma comprovação científica da sua real efetividade. A seguir, encontram-se os métodos mais comumente utilizados:

- Acupuntura: a acupuntura tem um efeito limitado na analgesia durante o trabalho de parto, proporcionando alívio nas fases iniciais.
- Massagem, liberdade de realização de movimentos, diferentes posições pélvicas, técnicas de respiração, hidroterapia, presença de suporte emocional, aromaterapia, musicoterapia, cromoterapia: essas abordagens parecem reduzir a percepção da dor e aliviar a ansiedade durante o primeiro estágio do trabalho de parto, mas acabam sendo pouco efetivas nos estágios mais avançados.
- Calor local: embora seja um método bastante utilizado nos estágios iniciais do trabalho de parto, ele deve ser interrompido quando se instala as anestesias regionais. Como existem alterações sensitivas decorrente da analgesia, existe risco potencial de ocorrência de queimaduras na área exposta ao calor devido a insensibilidade local.

TÉCNICAS DE ANALGESIA DE PARTO

Especificamente no âmbito anestésico, sabe-se que desde que a paciente esteja devidamente informada, a decisão de se iniciar qualquer método de analgesia de parto deve ser feita sempre pela própria paciente, buscando o método ou combinações de métodos de alívio de dor que mais se adequem ao seu perfil. Idealmente, o primeiro contato com a paciente deveria ocorrer já no pré-natal, para que as pacientes chegassem à maternidade bem-informadas. No entanto, na maioria dos casos, esse primeiro contato ocorre somente no centro obstétrico, com a paciente em franco trabalho de parto. Portanto, cabe ao anestesiologista esclarecer de maneira clara e objetiva, os métodos disponíveis para alívio da dor durante a assistência ao parto, abrangendo tanto os métodos não farmacológicos e farmacológicos disponíveis, bem como a indicação de cada técnica em diferentes fases do trabalho de parto.

As técnicas regionais de analgesia de parto devem também ser realizadas no momento em que a paciente em trabalho de parto solicitar e não deve depender de uma dilatação cervical arbitrária. A técnica analgésica deve ser adaptada ao momento em que a analgesia for requerida, garantindo conforto e segurança tanto para a mãe quanto para o feto. As atuais diretrizes da American Society of Anesthesiologists (ASA) enfatizam que o pedido materno para o alívio da dor do trabalho de parto é suficiente para justificar a intervenção. O alívio da dor não apenas contribui para o bem-estar materno, mas também pode favorecer o progresso do trabalho de parto ao minimizar os efeitos adversos maternos nos sistemas cardiovascular e respiratório. Durante o intraparto, a analgesia pode ainda melhorar a perfusão uteroplacentária, corrigir taquissistolias, controlar a ansiedade e prevenir a instalação de quadros de fadiga e exaustão maternas.

Além dos benefícios durante o trabalho de parto, a analgesia no parto pode ter impactos positivos no puerpério, reduzindo a incidência de depressão pós-parto e de dor persistente pós-parto. Outro aspecto extremamente relevante na atualidade é a questão da saúde mental durante o ciclo gravídico puerperal. Questões relacionadas à saúde mental passaram a ser a primeira causa de mortalidade materna nos Estados Unidos.

Considerações sobre o tratamento farmacológico da dor no trabalho de parto

- Recomenda-se a avaliação clínica pré-anestésica por um médico anestesiologista para todas as mulheres em trabalho de parto, visando à identificação de fatores que coloquem a gestante em situação de risco clínico aumentado e que potencialmente contraindiquem algum método de analgesia neuraxial ou sistêmica de parto.
- Em mulheres saudáveis e com um pré-natal sem intercorrências, não há necessidade de realizar testes laboratoriais de rotina.

- Especificamente na paciente obstétrica, torna-se muito importante avaliar como foram as experiências prévias em anestesias anteriores. Pacientes que eventualmente não tiveram experiências satisfatórias no passado podem demandar maior atenção dos anestesiologistas.

Analgesia inalatória

- A técnica de analgesia inalatória mais frequente na atualidade é o óxido nitroso. É ofertada uma mistura de 50% de óxido nitroso e 50% de oxigênio. A parturiente realiza a autoadministração conforme demanda, utilizando uma máscara facial que cubra boca e nariz ou um bocal. A válvula de escape do tanque de gás abre durante a inalação e fecha durante a exalação. A paciente é orientada a inalar o gás ao sentir o início da contração uterina porque o efeito analgésico leva até 50 segundos para atingir seu platô, coincidindo com o pico do tônus uterino na contração. Isso torna o uso do óxido nitroso particularmente complexo durante a segunda fase do trabalho de parto, visto que exige da paciente muita coordenação. Outra grande questão a ser considerada é a poluição ambiental, principalmente na era do aquecimento global. Alguns países europeus já retiraram o protóxido do arsenal terapêutico do anestesiologista.
- Quando optado por seu uso, a paciente deve receber a mistura de gases como única técnica analgésica naquele momento. A associação com opioides está relacionada a náuseas e vômitos de difícil controle, além da redução do escore de Apgar ao nascimento. Hidroterapia também deve ser desencorajada nesta fase por somar o efeito de vasodilatação, aumentando o risco de intercorrências por hipotensão e bradicardia.
- Outra característica do oxido nitroso é que ele tem baixa potência analgésica. Os índices de satisfação materna relacionados ao seu uso estão muito mais relacionados a liberdade e possibilidade de escolha propriamente dita do que a qualidade de analgesia alcançada.
- Contraindicações: doença pulmonar, pneumotórax, obstrução intestinal, cirurgia recente do ouvido médio e deficiência de vitamina B12.

O passo a passo da técnica de administração da analgesia inalatória está descrito na Figura 2 e as vantagens e desvantagens encontram-se resumidas no Quadro 1.

Analgesia sistêmica

- A via endovenosa é uma alternativa à analgesia neuraxial para as pacientes com contraindicação à técnica (recusa da paciente, distúrbios da coagulação, infecção no local da punção, aumento da pressão intracraniana, malformação do sistema nervoso central). Essa via é preferível à via muscular e subcutânea, pois promove menor variação na concentração plasmática do medicamento, e apresenta início mais rápido de analgesia, além da possibilidade de titular dose e efeito.
- Idealmente, as pacientes que recebem analgesia de parto sistêmica são monitorizadas continuamente com oximetria, cardioscopia, medida da frequência respiratória, acompanhadas presencial e continuamente por médico anestesiologista e mantidas restritas ao leito por elevado risco de queda.

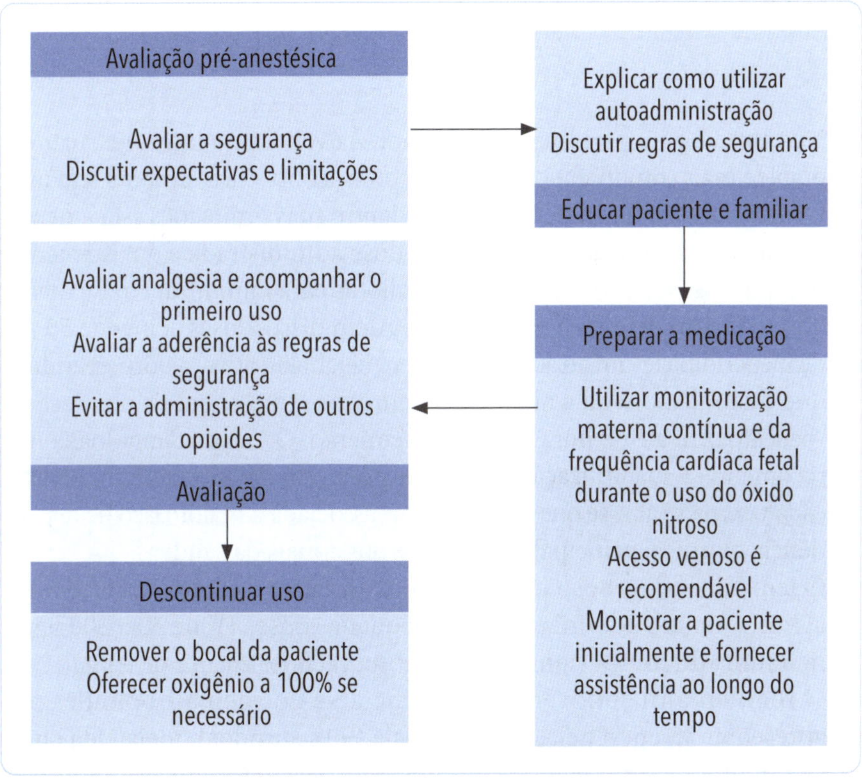

Figura 2 Passo a passo da administração da analgesia inalatória.

Quadro 1 Vantagens e desvantagens da analgesia inalatória.

Vantagens	Desvantagens
Ausência de odor e sabor	Menos eficaz que anestesia regional
Não inflamável	Náusea, tontura, letargia
Altera a percepção da dor	Poluição ambiental
Efeito ansiolítico	Satisfação da paciente nem sempre se correlaciona com menores escores de dor
Não tem efeito sobre a contratilidade uterina	Monitorização materna contínua
Rápido efeito *on/off*	Paciente restrita às posições sentada ou deitada
Baixa toxicidade	
Mínima depressão cardiovascular	

- No mundo, a meperidina utilizada por via venosa ou intramuscular é o opioide mais comumente utilizado na prática obstétrica. Embora seja uma técnica barata e bastante disponível, dentre suas limitações está a necessidade de controle do tempo entre a dose administrada e o nascimento, devendo esse tempo ser superior a três horas para minimizar o nascimento de bebês com depressão respiratória. Além disso, doses acima de 50 mg de meperidina levam ao acúmulo de seu metabólito ativo, a normeperidina, que está relacionada a alterações neurocomportamentais nos recém-nascidos em até 62 horas após o nascimento. O Grupo Santa Joana não recomenda a sua utilização. Além dos possíveis efeitos deletérios ao feto, cada vez mais sabe-se que ela pode estar associada a maior risco de dependência química, principalmente em profissionais da saúde.
- O fentanil endovenoso tem duração mais curta e não tem metabólitos ativos. Quando administrado em pequenas doses IV de 50 a 100 μg/h, nenhuma diferença significativa é observada no escore de Apgar.
- O remifentanil endovenoso diferencia-se dos demais opioides por apresentar alta potência, baixa latência (90 segundos), meia vida curta (3 minutos) e ser metabolizado por esterases plasmáticas e teciduais, tanto maternas quanto fetais. Portanto, muito embora a passagem

transplacentária seja similar à dos demais opioides, a depressão respiratória geralmente é rápida e de fácil reversão. Assim, o remifentanil é hoje considerado o opioide ideal para utilização em analgesia de parto por via sistêmica. No entanto, sua utilização na prática clínica demonstrou algumas limitações:

- Variabilidade individual de resposta.
- Como a meia-vida é extremamente curta, deve-se sincronizar a administração do *bolus* de modo que o pico de ação do medicamento seja compatível com o pico de dor das contrações uterinas. É fundamental o alinhamento de expectativas quanto ao alívio parcial da dor e à satisfação materna, quando essa é a única via possível.

▪ Existem vários esquemas propostos de administração venosa do remifentanil para analgesia de parto, e a grande maioria deles enfatiza a necessidade de que seja utilizado em bomba de infusão contínua associada a *bolus* no início das contrações. O esquema proposto pela Universidade de Stanford recomenda a programação de dose em *bolus* de 0,25 a 0,5 μg/kg em bombas de IV PCA (*IV Patient Controlled Analgesia*), com intervalos de dois minutos, não havendo dose de manutenção. É boa prática que a via de administração do fármaco seja única. Sugerimos:
  - diluição: 2 mg de remifentanil
    - 200 mL de soro fisiológico 0,9%
    - 10 μg de remifentanil/mL
  - *bolus*: 2 a 4 mL IV PCA
    - *lockout*: 2 minutos

▪ Se houver indisponibilidade de bomba IV PCA, manter em bomba de infusão 0,025 a 0,15 μg/kg/min, com *bolus* de 2 a 4 mL no início da contração.

As pacientes em uso de analgesia sistêmica devem ficar sob supervisão do anestesiologista e precisam ser avaliadas quanto ao grau de sedação e controle da dor.

Analgesia neuraxial: conceitos gerais

▪ Uma variedade de técnicas de analgesia de parto está descrita, cada qual com suas particularidades. São características desejáveis da técnica ideal: início de ação rápido, qualidade previsível, intensidade e duração adaptáveis, fácil execução, efeitos adversos materno-fetais mínimos e boa aceitação pela equipe multidisciplinar. Na figura 4, descrevemos o passo a passo da técnica de anestesia regional utilizada para analgesia de parto para a maioria das pacientes que são admitidas no Grupo Santa Joana. Salientamos, entretanto, que essa não é a única técnica de analgesia de parto possível. A seleção das técnicas de analgesia neuraxial deve considerar as condições clínicas das pacientes, estar alinhada às expectativas delas, ser de realização possível com as condições de trabalho da equipe assistencial e estar adaptada à prática obstétrica local.

- Estudos prospectivos concluíram que a analgesia de neuroeixo não afeta de forma significativa a dinâmica do trabalho de parto nem aumenta o risco de um parto cesáreo, mesmo que instalada precocemente.
- Sempre que possível, deve-se optar por técnicas que utilizem o cateter peridural.
- A combinação de opioide e anestésico local nas anestesias espinhais é vantajosa, pois permite que se obtenha melhor efeito analgésico com doses menores de ambas, reduzindo, assim, a ocorrência de efeitos colaterais, como o bloqueio motor.
- A paciente deve ter a capacidade de se mover livremente durante o trabalho de parto.

A seguir estão descritas as quatro principais técnicas de anestesia regional, suas vantagens e desvantagens.

Peridural lombar

- Consiste na realização de uma punção lombar sob anestesia local e instalação de cateter peridural. Especialmente indicada nas fases iniciais do trabalho de parto, pois controle da dor pode ser alcançado com doses e concentrações reduzidas do anestésico local, quando a dor somática da distensão vaginal ainda é pouco pronunciada.
- Mantém a hemodinâmica materna e a perfusão placentária extremamente estáveis, sendo muito rara a necessidade de medidas de ressuscitação fetal intrauterinas após a sua instalação.
- Quando indicada a analgesia peridural, sugerimos iniciar a técnica com 6 a 10 mL de bupivacaína a 0,125%, associadas a 100 μg de fentanil. Não recomendamos o uso do sufentanil no neuroeixo, pois embora

seja uma medicação bastante utilizada por essa via, não existe aprovação formal da indústria farmacêutica para esse uso.

Analgesia combinada raqui-peridural

- Vantagens: fornece alívio mais rápido da dor do que com a anestesia peridural, permite a utilização de menor massa de anestésico local e consequentemente obtêm-se menor bloqueio motor, menores repercussões hemodinâmicas e menor interferência nos complexos mecanismos que determinam a evolução do trabalho de parto. Sua dispersão analgésica mais uniforme e a confirmação do correto posicionamento da ponta da agulha de peridural, pela posterior visualização do fluido cérebro-espinhal via agulha espinhal, também resultam em menor ocorrência de falha do cateter peridural e maior satisfação materna que a anestesia peridural.
- Quando indicada a analgesia combinada raqui-peridural, sugerimos administrar a combinação de 10-20 μg de fentanil, 60-100 μg de morfina e 2,5 mg de bupivacaína hiperbárica a 0,5% no espaço subaracnóideo e; a seguir, realiza-se a passagem do cateter peridural.
- Como desvantagens, podemos citar a maior ocorrência de bradicardia fetal e hipotensão materna em relação à peridural.

Técnica da punção dural (*dural puncture epidural* – DPE)

É uma técnica de analgesia mais recente e que, diferentemente da anestesia combinada raqui-peridural, a totalidade do anestésico é administrada no espaço peridural. A punção dural com agulha Whitacre 25G, criando um pertuito na dura-máter, facilita a passagem da solução anestésica do espaço peridural para o espaço subaracnóideo. Estudos recentes relatam melhor qualidade do bloqueio (reduzindo possíveis ilhas de falha cutânea, falhas de analgesia/anestesia no períneo, assimetria de bloqueio) com tempo de instalação mais rápido, menor consumo de anestésicos, redução na solicitação de doses de analgesia controlada pela paciente (PCEA – *patient controlled epidural analgesia*) e sem gerar os efeitos colaterais do duplo bloqueio (bradicardia fetal, hipertonicidade uterina, prurido). O calibre da agulha de raquianestesia parece interferir na qualidade dos bloqueios. DPE realizada com agulhas espinhais com calibre inferior a 25G parecem não mostrar as mesmas vantagens.

A dose inicial, administrada via cateter peridural imediatamente após a sua instalação, é de 10 mL de solução de bupivacaína a 0,125%, associada a fentanil na dose de 50 a 100 μg, com injeção lenta. A manutenção da analgesia é realizada pelo cateter epidural, utilizando bomba de infusão com programação PIEB + PCEA, conforme descrito a seguir em técnicas de manutenção da analgesia.

Raquianestesia

A raquianestesia simples tem indicação restrita ao final do período expulsivo por sua duração limitada em tempo. É cada vez menos indicada, uma vez que, sempre que possível, preconiza-se a passagem de cateter peridural. O anestésico de escolha é a bupivacaína hiperbárica (2,5 mg), associada ao fentanil (10-20 μg) e à morfina (60-100 μg) (Figura 4).

TÉCNICAS DE MANUTENÇÃO DE ANALGESIA DE PARTO POR CATETER PERIDURAL

Após o controle inicial da dor, a manutenção da anestesia por via peridural pode ser feita de 3 maneiras:

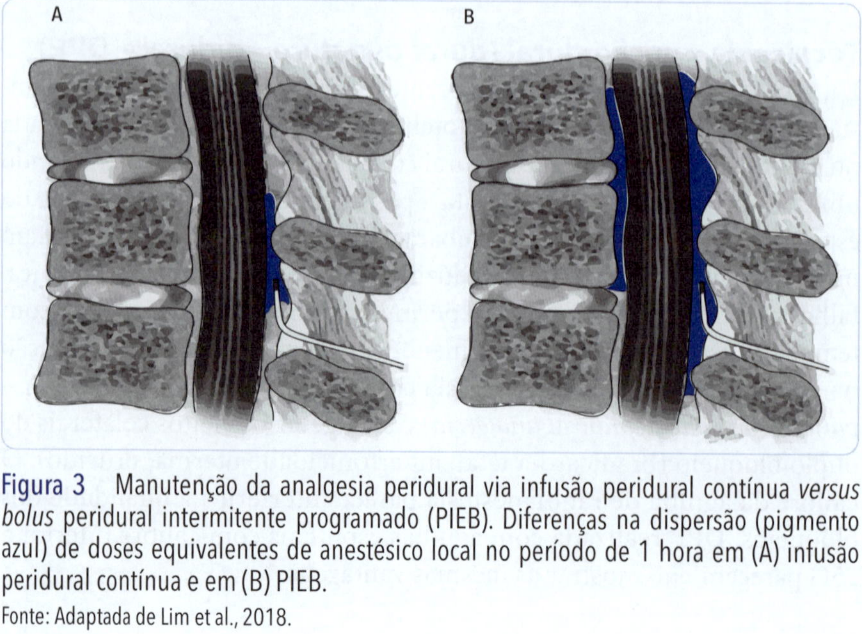

Figura 3 Manutenção da analgesia peridural via infusão peridural contínua *versus* *bolus* peridural intermitente programado (PIEB). Diferenças na dispersão (pigmento azul) de doses equivalentes de anestésico local no período de 1 hora em (A) infusão peridural contínua e em (B) PIEB.

Fonte: Adaptada de Lim et al., 2018.

1. Avaliação pré-anestésica e consentimento informado. Valorize experiências anestésicas prévias. Questione com perguntas abertas como foi a experiência em procedimentos anestésicos anteriores ou em partos anteriores
2. *Checklist* de cirurgia segura
3. Retirar adornos pessoais, utilizar gorro e máscara
4. Lavar as mãos com clorexidina
5. Utilização de materiais e ampolas estéreis
6. Venóclise com cateter 16G no antebraço, evitando dobras
7. Monitorização com ECG, PANI e oxímetro de pulso

↓

8. Paciente sentada, posição de Buda
9. Antissepsia da pele com clorexidina alcoólica
10. Anestesia de pele e subcutâneo com Lidocaína 1% sem epinefrina
11. Punção subaracnoide com agulha de Whitacre calibre 27G
12. Injeção de 2,5 mg de bupivacaína hiperbárica 0,5% + fentanil 10-20 µg + morfina 60-100 µg
13. Instalar a manutenção da analgesia e permanecer ao lado da paciente nos primeiros 30 minutos após a realização do bloqueio
14. Avaliações regulares da qualidade de analgesia (minimamente a cada 1 hora). Se dor, importante documentar a conduta tomada.
15. Imediatamente após o nascimento, iniciar a administração de ocitocina: 3 unidades IV (*bolus* de 1 U a cada 30 segundos) seguida da dose de manutenção (20 U de ocitocina diluídas em 500 mL de Ringer lactato em velocidade de 250 mL/h) por duas horas
16. Quantificação das perdas sanguíneas

↓

17. Recuperação pós-anestésica até que atinja critérios de alta (pelo menos 1 hora de observação após a dequitação da placenta e com duas notas 9 ou uma nota 10 de acordo com a escala de Aldrete e Kroulik)

Obs.: nos casos de mudança de conduta obstétrica e necessidade de extensão do nível de bloqueio para realização de cesárea, inicia-se a administração de *bolus* de 3 mL de bupivacaína a 0,5% a cada 5 minutos até se atingir o bloqueio em nível de T8

18. Realize visita pós-anestésica antes da alta hospitalar. Essa é uma excelente oportunidade para se avaliar a qualidade dos serviços prestados e a experiência da paciente

Figura 4 Conduta sugerida para analgesia combinada raqui-peridural (técnica de analgesia de parto atualmente mais utilizada nas maternidades do Grupo Santa Joana).

- *Bolus* intermitente de anestésico local manual ou por bomba (PIEB – *programmed intermittent epidural bolus*): permite prolongar o tempo de anestesia para todo o trabalho de parto e está relacionada a melhor das soluções anestésicas pelos dermátomos (Figura 3), menor incidência de falhas regionais e menor incidência de bloqueio motor quando comparado à técnica de manutenção por bomba de infusão contínua.
- Infusão de anestésico local por meio de bombas de infusão de analgesia peridural controlada pela paciente (PCEA): permite que a paciente solicite, via bomba, o novo *bolus* a ser administrado pelo cateter peridural. Para evitar abuso, sobreuso e toxicidade, as bombas têm um sistema de travamento por tempo (habitualmente, intervalo de 15 minutos) e volume (habitualmente, 30 mL/hora). A autoadministração de anestésico local sob a demanda da paciente durante o trabalho de parto reduz o consumo total de anestésico utilizado quando comparada a técnicas de infusão peridural contínua, além de diminuir as intervenções do anestesista. As pacientes demonstram maior satisfação com PCEA, pois sua flexibilidade permite que as parturientes tenham o controle do nível de analgesia durante a evolução do trabalho de parto.
- A associação do regime PIEB + PCEA demonstrou menor incidência de escapes de dor, redução da quantidade de anestésico utilizada, menores taxas de bloqueio motor, sendo considerada, atualmente, o método de manutenção de analgesia mais completo.

No Grupo Santa Joana, e de acordo com a literatura atual, não recomendamos a infusão contínua de anestésico no espaço peridural:

- invariavelmente determinam maior consumo de anestésicos;
- menor dispersão dos anestésicos locais para os dermátomos torácico inferior e sacral (Figura 3);
- maior incidência de bloqueio motor.

Esses efeitos são progressivamente mais intensos quanto maior for a duração da analgesia. A potencial vantagem de oferecer maior facilidade e conforto para o anestesista não deve ser levada em consideração, pois para a correta supervisão o anestesiologista deve acompanhar a evolução do trabalho de parto.

Para quaisquer métodos utilizados de manutenção, é importante que o anestesista responsável pela analgesia esteja atento a episódios de escapes de dor e possível mau funcionamento do cateter ou migração intravascular e intratecal do mesmo e os documente de maneira apropriada, especificando o local da dor e, principalmente, qual conduta adotada para promover conforto à paciente.

Independentemente da técnica de manutenção da analgesia, no Grupo Santa Joana utilizamos a solução descrita a seguir:

- Solução classicamente utilizada para manutenção peridural: bupivacaína 0,0625% + fentanil 1-2 μg/mL.
- Programação clássica de bomba de analgesia PIEB + PCEA: bupivacaína com epinefrina 0,0625% com 2 μg/mL de fentanil (*bolus* de 6-10 mL a cada 40-60 minutos, PCEA 5-10 mL com 10-15 minutos de *lockout*).

A utilização de outros anestésicos locais, como a ropivacaína, como soluções de manutenção em analgesia de parto é possível. No entanto, devido às baixíssimas concentrações e à associação com opioides, acreditamos que, neste contexto, a escolha do anestésico é pouco relevante, pois seus potenciais riscos ou vantagens ficam minimizados.

CONVERSÃO DE ANALGESIA DE PARTO PARA PARTO CESÁREO

É considerado padrão de qualidade do atendimento em anestesia obstétrica que as pacientes submetidas à analgesia de parto sejam acompanhadas e frequentemente avaliadas por um anestesista responsável. Dessa forma, garante-se o adequado posicionamento e funcionamento dos cateteres peridurais, o que é extremamente importante quando houver necessidade de estender o nível de anestesia por mudança na indicação da via de parto de vaginal para cesárea. O uso do cateter, com adequado funcionamento, evita complicações respiratórias, neurológicas e cardiovasculares por bloqueio simpático e sensitivo altos, bem como reduz o risco de nível anestésico insuficiente, o que leva à necessidade de conversão para anestesia geral de urgência e aumento de riscos para o binômio mãe-feto. Nesse sentido, é extremamente importante manter a boa comunicação com a equipe obstétrica em relação à evolução do trabalho de parto e à possibilidade de mudança da via de parto. Quanto menor for o

intervalo de tempo entre início da complementação da anestesia e o momento da indicação da mudança da via de parto de parto vaginal para cesárea, maior será segurança para realizar a extensão da mesma.
A seguir, descrevemos as técnicas de complementação da anestesia nas situações mais frequentemente encontradas:

- Nas situações em que o cateter peridural está aparentemente funcionando, o nível da anestesia poderá ser aumentado com a administração peridural de bupivacaína a 0,5% com epinefrina 1:200.000 (5 μg/mL) em incrementos de 3 em 3 mL, a cada 5 min, até atingir níveis entre T6 e T4. Para minimizar o risco de bloqueio simpático e sensitivo altos, que é a intercorrência mais comum nessas condições, é importante conhecer os mecanismos que regem à dispersão dos anestésicos locais no canal espinhal em gestantes. Idealmente, a manipulação do cateter peridural só deve ser iniciada cerca de 20 minutos após a injeção subaracnóidea (tempo de fixação da solução anestésica intratecal) para reduzir a dispersão cefálica dos fármacos que se encontram livres no líquor. Caso não haja a possibilidade de espera, a complementação pode ser antecipada, devendo a equipe estar atenta à velocidade de administração da solução anestésica pelo catéter peridural, pois pequenos volumes de anestésico (3 mL), quando injetados rapidamente no espaço peridural, determinam picos de pressão peridural equivalentes à administração de 15 mL de anestésico injetados lentamente. Portanto, quanto menor o intervalo de tempo entre injeção da solução anestésica no espaço subaracnóideo e manipulação do catéter peridural, mais cuidadosa deve ser a manipulação do mesmo. Como o volume e massa de anestésico local a serem administrados no espaço peridural são relativamente maiores, deve-se também estar atento para a possibilidade de ocorrência de intoxicação pelo anestésico local, caso tenha ocorrido migração do cateter para o intravascular.
- Nas situações de incerteza do adequado funcionamento do catéter peridural, pode-se optar por realização de nova raquianestesia ou anestesia combinada raqui-peridural. A dose de anestésico local a ser administrada, com ou sem a presença do opioide, dependerá da intensidade do bloqueio simpático e sensitivo pré-existente. Nessas condições, é importante estar preparado para a ocorrência do bloqueio simpático e sensitivo alto, deixando o vasopressor e os materiais necessários para

garantir a ventilação e conversão para anestesia geral prontamente disponíveis.

Em qualquer situação, lembrar que a conversão para anestesia geral é sempre uma opção, especialmente se for identificado uma falha de bloqueio. Queixa de dor por parte das pacientes devem sempre ser valorizadas. Não se deve postergar a sua indicação por receio de suas repercussões materno e fetais. Quando bem indicada, realizada da maneira apropriada e por profissionais capacitados, muitas vezes é a opção mais segura para a paciente.

ASSOCIAÇÕES DO ANESTÉSICO LOCAL, OPIOIDES E OUTROS MEDICAMENTOS COADJUVANTES EM ANALGESIA DE PARTO

A adição de fármacos adjuvantes à solução de anestésico local tem como objetivo manter ou melhorar a qualidade da analgesia de neuroeixo, permitindo a redução da dose e concentração de anestésico local, resultando em menor bloqueio motor. A associação mais comumente utilizada é dos anestésicos locais e opioides, pois tem efeito aditivo e sinérgico, permitindo que se obtenha o máximo de benefício de cada grupo farmacológico e a menor ocorrência de efeitos colaterais.

Muitos outros adjuvantes já foram testados, como a clonidina, dexmedetomidina, epinefrina e neostigmina, mas as preocupações acerca dos efeitos adversos, aumento do risco de erros de medicações por necessidade de múltiplas diluições e a baixa eficácia impediram que ganhassem popularidade na prática diária da anestesia obstétrica. A clonidina está associada a maior incidência de hipotensão materna, a dexmedetomidina está associada à bradicardia e à hipotensão materna, e a neostigmina não é recomendada pelos efeitos adversos gastrointestinais (náuseas e vómitos) além de efeitos neurotóxicos não completamente elucidados. O uso desses adjuvantes fica restrito a casos selecionados com indicações muito específicas.

BRADICARDIA FETAL PÓS-ANALGESIA DE PARTO

A bradicardia fetal após a instalação da anestesia regional para alívio da dor durante o trabalho de parto é fenômeno relativamente comum e parece estar relacionado ao desbalanço da liberação de catecolaminas com redução importante da liberação de adrenalina e predomínio da noradrenalina, principalmente causado pelo alívio da dor.

Ela pode ocorrer após a instalação de qualquer tipo de analgesia, mas parece ser mais frequente nas técnicas em que a redução dos escores de dor acontecem de maneira mais rápida. Assim, a ocorrência de bradicardia fetal após a realização da anestesia combinada raqui-peridural, parece ser mais frequente que após a instalação da anestesia peridural. Da mesma forma, vale ressaltar que a solução anestésica (tipo de anestésico local e opioide) pode interferir na frequência dessa ocorrência. No Brasil, temos por hábito utilizar soluções hiperbáricas nas analgesias de parto com a técnica combinada raqui-peridural, o que acaba por inicialmente limitar a dispersão do anestésico local e opioide no espaço subaracnóideo, gerando maior latência para instalação da analgesia e menor ocorrência de bradicardia fetal. Por outro lado, quando se administra isoladamente os opioides no espaço subaracnóideo, como funcionam como soluções hipobáricas, e rapidamente se dispersam no líquor, promovem alívio praticamente imediato da dor e, portanto, maior ocorrência de bradicardia fetal.

Diante da bradicardia, recomenda-se manter a monitorização fetal, reduzir a administração de ocitocina exógena, promover a administração de fluidos, manter a paciente em decúbito lateral esquerdo e administrar oxigenioterapia materna. A bradicardia fetal, quando ocorre após a implementação da analgesia, geralmente é transitória e autolimitada e não está associada a maior ocorrência de cesáreas.

REFERÊNCIAS

1. Callahan EC, Lim S, George RB. Neuraxial labor analgesia: maintenance techniques. Best Pract Res Clin Anaesthesiol. 2022;36:17-30.
2. Cavens L, Roofthooft E. Neuraxial labor analgesia: is there a place for neuraxial adjuvants beyond opioids. Best Pract Res Clin Anaesthesiol. 2022;36:31-6.
3. Chau A, Tsen L. Neuraxial labor analgesia: Initiation techniques. Best Pract Res Clin Anaesthesiol. 2022;36:3-15.
4. Chestnut DH, et al. Chestnut's Obstetric Anesthesia: Principles and Practice, 6th Edition, 2020.
5. Código de Ética da Doula ADOSP SP. Disponível em: <https://www.adosp.com.br/codigo-de-etica>. Acesso em: 24 jan. 2024.
6. Grant GJ. Pharmacologic management of pain during labor and delivery. UpToDate. 2022. Disponível em: <https://www.uptodate.com/contents/pharmacologic-management-of-pain-during-labor-and-delivery>. Acesso em: 24 jan. 2024.
7. Lim G, et al. A Review of the Impact of Obstetric Anesthesia on Maternal and Neonatal Outcomes. Anesthesiology. 2018;129:192-215.

8. Markley JC, Rollins MD. Non-neuraxial labor analgesia: options. Clin Obstet Gynecol. 2017;60:350-64.
9. Practice Guidelines for Obstetric Anesthesia: An updated report by the American Society of Anesthesiologists Task Force on Obstetric Anesthesia and the Society for Obstetric Anesthesia and Perinatology. Anesthesiology. 2016;124:270-300.
10. Roulhac DT, Leffert L. Neuraxial analgesia for labor and delivery (including instrumented delivery). UpToDate. 2023. Disponível em: <https://medilib.ir/uptodate/show/101803>. Acesso em: 24 jan. 2024.
11. Sharpe EE, Rollins MD. Beyond the epidural: Alternatives to neuraxial labor analgesia. Best Pract Res Clin Anaesthesiol. 2022;36(1):37-51.
12. Wang TT, Sun S, Huang SQ. Effects of epidural labor analgesia with low concentrations of local anesthetics on obstetric outcomes: A systematic review and meta-analysis of randomized controlled trials. Anesth Analg. 2017;124:1571-80.
13. Wong CA. Advances in labor analgesia. Int J Womens Health. 2009;1:139-54.

3 Anestesia para cesariana

Francinni Mambrini Pires Rego
Rafael Neves Cardoso
Tiago Valois
Monica Maria Siaulys
João Francisco Ferreira de Souza

A anestesia para cesariana no Grupo Santa Joana segue as recomendações do Protocolo ERAC (*Enhanced Recovery After C-section),* que foi desenvolvido com o intuito de padronizar os cuidados perioperatórios em pacientes obstétricas, melhorando os resultados maternos e neonatais sem comprometer a segurança ou a satisfação da paciente, otimizando o tempo de internação hospitalar e reduzindo os riscos de complicações evitáveis. O ERAC engloba 25 padrões de cuidados (dos quais 17 são itens obrigatórios, sinalizados com asterisco na Tabela 1), que devem ser seguidos nos períodos pré, intra e pós-operatórios.

PERÍODO PRÉ-OPERATÓRIO

Jejum pré-operatório e suplementação com carboidratos líquidos via oral

O tempo de jejum para cirurgias eletivas segue as recomendações para pacientes não obstétricos, sendo 8 horas para alimentos gordurosos, 6 horas para alimentos de fácil digestibilidade (ou seja, sem gordura) e 2 horas para líquidos claros (água, bebidas isotônicas ou chá sem leite). Atualmente, há uma ênfase considerável em evitar períodos prolongados de jejum, promovendo a suplementação de carboidratos líquidos via oral (como bebidas isotônicas) até 2 horas antes do procedimento cirúrgico. A hidratação oral é preferível à hidratação venosa, sendo as bebidas isotônicas geralmente bem toleradas pelas pacientes.

Tabela 1 Elementos principais do protocolo ERAC.[1]

Pré-operatório	Intraoperatório	Pós-operatório
Otimizar tempo de jejum*	Reposição volêmica otimizada	Reintrodução oportuna de dieta oral*
Suplementação de carboidratos líquidos via oral*	Prevenção e tratamento de hipotensão*	Controle de glicemia capilar
Orientação da paciente e acompanhante*	Evitar hipotermia*	Mobilização pós-operatória precoce*
Orientação sobre amamentação	Uso racional de uterotônicos*	Permitir descanso*
Otimização das taxas de hemoglobina	Profilaxia antimicrobiana*	Manter analgesia multimodal*
	Profilaxia e tratamento de náuseas e vômitos intra e pós-operatórios*	Profilaxia de tromboembolismo pulmonar*
	Implementar analgesia multimodal	Tratar anemia*
	Proporcionar contato pele a pele precoce e estimular amamentação*	Otimizar retirada da sonda vesical de demora*
	Clampeamento tardio de cordão umbilical	Consultoria de amamentação*

* Itens obrigatórios.

Orientação de paciente e acompanhante

Uma adequada rotina de pré-natal deve incluir informações para o paciente e seus familiares sobre os procedimentos que serão realizados antes, durante e após o parto, independentemente da via de parto inicialmente escolhida pela paciente. A metodologia para fornecer essas informações pode variar, utilizando-se estratégias híbridas de educação como disponibilização de folhetos com material educacional, cursos *online* ou cursos presenciais. Queixas relacionadas à insatisfação no período periparto tendem a ser mais raras quando existe alinhamento entre expectativa e realidade e as pacientes são adequadamente informadas sobre o atendimento esperado durante o parto.

No Grupo Santa Joana, adotamos diversas estratégias de educação para pacientes como aulas *online* e interativas com profissionais de diferentes especialidades que esclarecem os principais questionamentos relativos a assistência ao parto pertinentes a sua especialidade, suporte oferecido por enfermeiras capacitadas em grupos de gestantes com idades gestacionais semelhantes, uma plataforma educacional com amplo conteúdo de vídeos educativos e referências bibliográficas organizadas pela equipe multiprofissional do Grupo Santa Joana, além de cursos para gestantes, inclusive com módulos de simulação que permitem aos pacientes vivenciar o parto antecipadamente. Nesses cursos dá-se bastante ênfase aos aspectos nutricionais da mãe e do feto, com estratégias para prevenção e correção da anemia e preparo para o aleitamento materno.

Em relação às medicações pré-anestésicas, é importante informar que não se recomenda, como rotina, o uso de medicamentos sedativos ou ansiolíticos como pré-anestésicos para o parto. Seu uso deve ser restrito a pacientes com histórico de doenças psiquiátricas e/ou que fazem uso regular dessas medicações.

Otimização das taxas de hemoglobina

A anemia na gestação, definida como níveis de hemoglobina inferiores a 11 g/dL, pode acometer cerca de 30% das pacientes e é uma das principais causas de transfusão no período periparto. Além disso, como fator isolado, também determina maior risco de sangramento. Em programas que visam a diminuir a morbidade na paciente obstétrica, a otimização dos estoques de hemoglobina no período pré-operatório é mandatória. Existem diferentes estratégias e formas de reposição dos estoques de ferro que dependem fundamentalmente dos níveis de deficiência e do tempo disponível até a ultimação do parto.

PERÍODO INTRAOPERATÓRIO

As técnicas de anestesia regional são preferíveis em relação à anestesia geral para pacientes a serem submetidas à cesárea. Apresentam como vantagens, menor exposição materna e neonatal a agentes anestésicos, possibilidade de melhor controle da dor pós-operatória e maior segurança materna e fetal, por não haver necessidade de manipulação das vias aéreas maternas. A anestesia geral fica restrita a pacientes com condições clínicas que inviabilizam a realização da anestesia regional, como uso de anticoagulantes, instabilidade hemodinâmica, algumas doenças cardíacas, entre outras. No entanto, uma das principais desvantagens das técnicas de anestesia regional é a ocorrência de hipotensão arterial materna.

Prevenção e tratamento de hipotensão/reposição volêmica

A hipotensão arterial é o efeito adverso mais frequentemente observado após raquianestesia para cesariana, podendo ocorrer em até 83% das pacientes. A definição de hipotensão arterial materna em cesarianas é controversa. Alguns autores consideram uma diminuição de 20% da pressão arterial sistólica (PAS) basal (antes da realização da anestesia) ou PAS menor que 100 mmHg[5]. No Grupo Santa Joana, adotamos a filosofia da "tolerância zero para hipotensão arterial materna", tratando qualquer diminuição da pressão arterial (PA) a partir do valor da PAS definido como controle. Esse valor é calculado pela média de 3 medidas da PAS imediatamente antes da realização da anestesia, com a paciente em decúbito lateral esquerdo (DLE). Durante a cesariana, a pressão arterial é aferida a cada minuto até o nascimento e a cada 3 minutos a partir de então.

A síndrome de hipotensão supina decorre de uma complexa interação entre compressão aorto-caval, suficiência/insuficiência de *shunts* venosos (superficial, médio e profundo) que contornam o útero gravídico, dilatação arterial e bloqueio do sistema nervoso simpático. Nenhuma técnica (expansão volêmica, deslocamento uterino, vasopressor) é efetiva isoladamente na prevenção da hipotensão arterial materna após raquianestesia em cesariana. A manutenção da estabilidade hemodinâmica materna e, consequentemente, da perfusão uteroplacentária pode ser alcançada pelo uso conjunto dessas técnicas, que serão descritas a seguir.

Expansão volêmica

A prática de administrar líquidos agudamente na circulação sistêmica, antes da instalação da anestesia regional, baseava-se na teoria de que a hipotensão pós-raquianestesia seria decorrente principalmente da redução da pré-carga. No entanto, hoje sabemos que os motivos para a hipotensão são diversos e decorrem de interações complexas, incluindo instalação do bloqueio simpático, venodilatação, dilatação arterial e compressão aorto-cava. A expansão volêmica pode contribuir para a redução da incidência de hipotensão arterial materna, desde que seja respeitado o momento ótimo de sua realização, tipo de solução utilizada, volume e velocidade de administração.

Tipo de solução e momento de administração

Trabalhos que avaliaram a administração prévia de cristaloides antes da realização dos bloqueios de neuroeixo *(preload)* chegaram à conclusão de que essa técnica não é efetiva na prevenção de hipotensão arterial materna. Diferentemente, a administração de cristaloides, simultaneamente à realização da raquianestesia *(coload)*, mostrou ser efetiva, desde que os cristaloides fossem infundidos rapidamente (em menos de 10 min.) e em quantidade adequada (10 mL/kg de peso). Já em relação ao uso dos coloides, como são soluções que permanecem por mais tempo no compartimento intravascular, o momento de administração tem menor relevância, e tanto a prática do *preload* ou do *coload* foram igualmente efetivos no sentido de reduzir a incidência de hipotensão arterial. No entanto, como são soluções de custo mais elevado, não adquiriram grande popularidade em anestesia obstétrica.

Variável volume

A expansão volêmica com grandes quantidades de fluidos não é mais recomendada pelos seguintes motivos:

1. Ser útil por tempo limitado: a hipotensão é um fenômeno que ocorre sobretudo antes do nascimento. Administrar grandes volumes de cristaloide para atenuar uma complicação que acontece principalmente nos primeiros 10 a 15 minutos após a indução da anestesia pode não ser eficaz.
2. Desempenhar relativa efetividade: embora a expansão volêmica reduza significativamente a incidência e a gravidade da hipotensão, ela não elimina o problema e é menos efetiva do que a utilização de alfa-agonistas.
3. Determinar a sobrecarga do sistema cardiovascular e edema intersticial: a administração de grandes quantidades de cristaloide pode causar sobrecarga no sistema cardiovascular, aumentando o risco de edema intersticial. Considerando que a grávida passa cerca de nove

meses aumentando seu volume circulante, isso pode ser potencialmente perigoso.

Por outro lado, a realização da raquianestesia "seca", sem a administração de fluidos, também é deletéria e comprovadamente prejudicial à oxigenação fetal. A média do pH da artéria umbilical de gestantes submetidas à raquianestesia para cesariana sem a administração prévia de fluidos foi significativamente menor do que nos grupos nos quais o cristaloide foi administrado antes do nascimento.

No Grupo Santa Joana, limitamos a expansão volêmica a 10 mL/kg de solução cristaloide, uma vez que uma alta porcentagem de pacientes tornava-se anêmica após a infusão de quantidades superiores, prejudicando potencialmente a oxigenação fetal.

Portanto, mesmo quando a expansão é realizada da forma ideal, o controle preciso da hipotensão arterial materna geralmente só é obtido quando associamos outras medidas profiláticas e terapêuticas, como deslocamento uterino para a esquerda, uso de alfa-agonistas logo após o bloqueio (doses profiláticas), orientação para que o obstetra reduza o tempo indução-nascimento, monitorização frequente da pressão arterial e mais recentemente utilizando-se medicações como a ondansetrona.

Deslocamento uterino para a esquerda

O deslocamento uterino para a esquerda, seja manual ou por meio da utilização de coxim colocado sob o glúteo direito, pode ser realizado em gestantes, porém, deve ser associado a outras medidas em razão de sua baixa efetividade.

Vasopressor

É a intervenção clínica mais importante para se manter a pressão arterial materna após raquianestesia para cesariana. Do ponto de vista teórico, como o fluxo uteroplacentário é inversamente proporcional à resistência vascular uterina, o vasopressor ideal para ser utilizado na paciente obstétrica seria aquele que menos interferisse na circulação uteroplacentária.

Assim, a efedrina passou a ser o vasopressor de escolha em obstetrícia, especialmente após o estudo clássico de Ralston e Shnider em circulação uteroplacentária de ovelhas. Nesse estudo, a efedrina foi a droga que melhor preservou o fluxo sanguíneo uterino, quando comparada a outros vasopressores. Em mulheres grávidas, a análise da contratilidade de segmentos isolados da artéria uterina e femoral demonstrou que a efedrina determinava aumento da resistência vascular sistêmica sem provocar aumento da resistência da artéria uterina. Então, do ponto de vista teórico, a efedrina faria exatamente o que o anestesiologista gostaria que ela fizesse: combateria a hipotensão arterial materna e preservaria o fluxo uteroplacentário.

Entretanto, na atualidade, cada vez mais se questiona o conceito de que a efedrina seria superior aos outros vasopressores (metaraminol e fenilefrina) para controlar a hipotensão pós-raquianestesia em cesariana. O estudo de Ralston e Shnider passou a ser analisado com uma visão muito mais crítica. Questiona-se a sua conclusão, de que a efedrina seria superior aos outros vasopressores, por vários motivos, como:

- O estudo foi realizado em ovelhas, e não em seres humanos.
- Avaliou-se o fluxo da artéria uterina, e não especificamente o fluxo no espaço interviloso.
- Estudou-se a ação dos vasopressores frente a um regime de hipertensão, mas não para corrigir a hipotensão, como acontece durante a raquianestesia para cesariana.

Além disso, o uso cada vez mais frequente da efedrina associado a critérios muito mais rígidos de controle da pressão (pressão arterial aferida a cada minuto, e não mais a cada três minutos; tolerância menor da queda da PA de 10%, e não mais de 20%), percebeu-se que a efedrina estava associada a alguns problemas, como:

- Dificuldade de encontrar uma única dose que atendesse a todas as pacientes.
- Por ser um vasopressor de ação principalmente indireta, inibindo a recaptação de norepinefrina, a sua ação depende do estoque individual de catecolamina que cada paciente dispõe.
- Taquifilaxia, ou seja, as doses necessárias para garantir o controle da pressão arterial são crescentes.
- Baixa potência: para que se mantenha a PA dentro de uma faixa estreita de normalidade, grandes doses de efedrina habitualmente são necessárias.

- Início de ação lento: como a pressão arterial da gestante passou a ser monitorizada em intervalos cada vez menores (a cada minuto até o nascimento), a utilização de um vasopressor de início de ação lento dificulta o ajuste preciso da PA materna. Geralmente, administra-se um *bolus* do fármaco; se não tem efeito imediato, administra-se um segundo *bolus*, e frequentemente, acabamos tendo a somatória dos dois, levando à hipertensão e ao aumento da frequência cardíaca (FC).

Assim, diante de tais problemas, têm-se investido cada vez mais no uso dos alfa-agonistas (metaraminol, fenilefrina e noradrenalina) para o tratamento da hipotensão pós-raquianestesia.

Em relação ao metaraminol, inicialmente, acreditava-se que ele atuasse somente na pós-carga, ou seja, aumentando a resistência vascular sistêmica. Atualmente, sabe-se que esse alfa-agonista tem atividade inotrópica positiva e ainda contribui de maneira significativa para o aumento do retorno venoso, ou seja, da pré-carga. A presença de receptores alfa-adrenérgicos em território esplâncnico, de maior sensibilidade que os receptores alfa adrenérgicos da periferia, faria com que a utilização do alfa-agonista, em baixa dose, recrutasse o sangue que estaria represado nessa região, melhorando o retorno venoso, o volume sistólico e o DC. Portanto, com o uso do metaraminol, estaríamos atuando na pré-carga, na contratilidade cardíaca e na pós-carga. Por ser, ainda, um vasopressor potente e com mecanismo de ação direto, a sua ação seria bastante rápida e previsível. Isso facilitaria o tratamento da hipotensão materna pós-raquianestesia, com ajustes muito mais precisos e rápidos da PA.

No Grupo Santa Joana, a rotina em relação ao uso dos vasopressores tem sido a de se administrar *bolus* de 0,2 mg de metaraminol para tratar qualquer diminuição da PAS a partir do valor de controle determinado para cada paciente, sendo que a PA é aferida a cada minuto até o nascimento. Eventualmente, se ocorrer diminuição igual ou superior a 20% da pressão controle, administra-se *bolus* de 0,4 mg de metaraminol.

Nos Estados Unidos, a fenilefrina tem se firmado como o vasopressor de escolha, tanto para a prevenção quanto para o tratamento da hipotensão arterial materna após raquianestesia em cesarianas. A série de trabalhos envolvendo vasopressores em anestesia obstétrica desenvolvidos pelo grupo de *Ngan Kee et al.* foi determinante para que a fenilefrina se tornasse o vasopressor preferido pelos americanos. Em 2005, esses autores divulgaram um estudo em que a incidência de hipotensão arterial materna após raquianestesia em cesariana eletiva foi de 1,9% (0,3-9,9%, IC 95%), ou seja, praticamente zero, quando se associava expansão volêmica com cristaloides (iniciada simultaneamente à anestesia espinhal e administrada de maneira rápida) com a infusão contínua de 100 μg/min de fenilefrina. No trabalho mais recente, esse grupo demonstrou que as gasometrias fetais das pacientes que receberam efedrina para o controle pressórico em cesarianas apresentavam valores menores de pH e *base excess* em comparação às pacientes que receberam fenilefrina. Além disso, a efedrina atravessa a barreira placentária com mais facilidade, sendo menos metabolizada e menos redistribuída pelo feto que a fenilefrina. Provavelmente, essas alterações metabólicas encontradas no feto ocorreriam por estimulação dos receptores beta-adrenérgicos fetais pela efedrina.

A fenilefrina também é mais eficiente que a efedrina no controle hemodinâmico (pressão arterial, frequência cardíaca e débito cardíaco) das pacientes. Dyer e cols. demonstraram que o uso de 80 μg de fenilefrina controlava mais rapidamente a pressão arterial média materna, além de reduzir a frequência cardíaca e o débito cardíaco para os valores basais, quando comparado ao uso de 10 mg de efedrina em cesarianas eletivas. Os autores também sugerem que a frequência cardíaca materna seria melhor preditora do débito cardíaco materno do que a pressão arterial, além de poder guiar melhor a utilização do vasopressor.

Na atualidade, discute-se também o uso da norepinefrina. A grande vantagem do seu uso em relação à fenilefrina seria a sua ação beta-1 adrenérgica juntamente com seu efeito venopressor, aumentando a contratilidade cardíaca e o volume estressado ao mesmo tempo, promovendo maior estabilidade hemodinâmica. Desvantagens do seu uso incluem maior necessidade de cuidado na administração dessa medicação por via venosa periférica (cateter venoso de calibre pelo menos 18G), em local apropriado, distante das extremidades (pelo menos na altura da fossa antecubital ou mais proximal, em acesso oriundo de punção única, sem que tenha ocorrido redirecionamento de agulha e em diluições iguais ou menores que 16 μg/mL). A dose de noradrenalina é 0,07 μg/kg em *bolus* (aproximadamente 5-8 μg por *bolus*) e a infusão contínua é 0,03 a 0,07 μg/kg/min). Salientamos que essa não é a prática rotineira adotada nas maternidades do Grupo Santa Joana.

Monitorização da pressão arterial e da frequência cardíaca

Embora tenha sido dada muita ênfase à expansão volêmica, ao deslocamento uterino para a esquerda e ao uso aprimorado de vasopressores para corrigir a hipotensão em raquianestesia para cesariana, provavelmente à medida que mais revolucionou o tratamento dessa complicação foi a maneira como as variáveis hemodinâmicas (pressão arterial e frequência cardíaca) são aferidas e interpretadas. Portanto, antes de qualquer bloqueio, drogas vasoativas e ocitocina devem estar diluídas e preparadas.

Em um estudo piloto realizado no Hospital das Clínicas da Faculdade de Medicina da Universidade de São Paulo (HC-FMUSP), visando a avaliar as alterações hemodinâmicas desencadeadas pela raquianestesia para cesariana por meio de monitorização invasiva e fornecer dados em tempo real, observou-se que as principais modificações ocorriam nos primeiros 8 minutos após a aplicação da anestesia.

O FlowTrac, cateter instalado na artéria radial, permite inferir, por meio de modelos matemáticos da curva de pressão arterial média, o débito cardíaco, o índice cardíaco, o volume sistólico e a resistência vascular sistêmica.

Imediatamente após a injeção do anestésico local no espaço subaracnóideo, observa-se uma diminuição rápida e progressiva do volume sistólico e um aumento paralelo da frequência cardíaca, sendo que a pressão arterial, nesse momento, tende a se manter normal. Cerca de 6 a 8 minutos após a injeção da solução anestésica no espaço subaracnóideo, identifica-se o primeiro episódio de hipotensão arterial. Provavelmente, nesse momento, com a instalação progressiva do bloqueio sensitivo e simpático, o organismo materno perde a capacidade de compensar o aumento da frequência cardíaca com a diminuição do retorno venoso, já que as fibras cardioaceleradoras passam a ser também bloqueadas.

Após esse estudo, no Hospital e Maternidade Santa Joana, passamos a dar muito mais importância à monitorização das pacientes nos primeiros minutos após a raquianestesia, valorizando o padrão de aumento da frequência cardíaca nos primeiros minutos pós-punção. A gestante normal, quando se identifica um aumento da frequência cardíaca, recebe um *bolus* inicial de 0,2 mg de metaraminol. Acredita-se que tal aumento esteja refletindo a redução do retorno venoso. Como descrito anteriormente, a administração do alfa-agonista, em baixas doses, estaria recrutando os alfa-receptores do território esplâncnico e, portanto, trazendo novamente o sangue para o território central.

Controle de temperatura e hipotermia intra e pós--operatória

O controle de temperatura e a prevenção da hipotermia intra e pós-operatória são aspectos críticos durante procedimentos cirúrgicos, especialmente em pacientes submetidas a parto cesáreo, casos em que a incidência de hipotermia é estimada em 50-80%. As medidas de temperatura podem ser realizadas com diferentes tipos de termômetro, cada um deles com vantagens e desvantagens. Especialmente na paciente obstétrica, deve-se ter bastante cuidado no sentido de se evitar a perda de calor, já que a utilização de dispositivos de aquecimento no intraoperatório tem seu uso limitado por dificuldades técnicas impostas pela realização da cesárea. Os métodos de aquecimento ativos, mais utilizados são a administração de fluídos aquecidos e manutenção da temperatura da sala operatória em temperaturas não inferiores a 23 °C. Um recém-nascido exposto a uma temperatura de 24 °C, perde tanto calor quanto um indivíduo adulto despido a uma temperatura de 0 °C. Medidas de aquecimento do recém-nascido devem incluir: secagem do mesmo com campos aquecidos e se as condições clínicas permitirem, direcioná-lo para realização do contato pele a pele com a genitora.

Uso racional de uterotônicos

O uso racional de ocitócicos é essencial para manter o tônus uterino adequado e reduzir os efeitos colaterais. Até o momento, a melhor dose, a via ideal, a velocidade e o tempo de administração de ocitocina para a prevenção da hemorragia obstétrica pós-cesárea não foram estabelecidos. Ao longo dos anos, tem-se observado uma tendência à redução das doses de ocitocina administradas, considerando a dessensibilização dos receptores, com doses necessárias inferiores para promover a contração uterina em cesáreas.

Após o nascimento, é preconizado administrar um *bolus* de 1 UI de ocitocina a cada 30 segundos até um total de 3 UI e, simultaneamente, iniciar uma infusão de 10 UI de ocitocina em 500 mL de solução de ringer com lactato obrigatoriamente em bomba de infusão, com velocidade de infusão de 250 mL/h, por 2 horas. Em caso de hemorragia ou cesárea após tentativa de parto normal, recomenda-se iniciar simultaneamente a infusão de 20 UI de ocitocina em 500 mL de solução de ringer com lactato, também em bomba de infusão, com velocidade de infusão de 250 mL/h, por 2 horas. A administração deve ser iniciada no momento da extração fetal, visando a minimizar o risco de perda sanguínea e embolia aérea.

Nas situações de ausência de resposta adequada, contratilidade uterina com o uso de ocitocina, ou com volume de sangramento maior ou igual a 1000 mL, deve-se prosseguir com a administração de um uterotônico de segunda linha como os alcaloides do ergot (metilergonovina ou maleato de ergometrina).

Profilaxia antimicrobiana e preparo da pele

O parto cesáreo é considerado uma cirurgia limpa (classe I) quando a incisão é realizada antes da ruptura da bolsa amniótica e não há sinais ou sintomas de corioamnionite. Quando a incisão ocorre após a ruptura ou há evidências de corioamnionite, o parto é classificado como cirurgia contaminada (classe II/III, dependendo do caso). Nas cirurgias contaminadas, há o risco de exposição da ferida operatória não apenas à flora da pele, mas também à flora vaginal.

A administração da profilaxia antibiótica, geralmente com 2 g de cefazolina (ou 3 g para pacientes com peso acima de 120 kg), deve ocorrer de 30 a 60 minutos antes da incisão da pele, sempre que possível.[1]

Nos casos de pacientes alérgicas as cefalosporinas, recomenda-se a administração da clindamicina associada à gentamicina intravenosa na dose de 600 mg e 240 mg de respectivamente. Nas pacientes obesas com peso acima de 120 kg, aumenta-se somente a dose de clindamicina que passa a ser de 900 mg.

Recentemente, tem-se preconizado a associação de azitromicina à cefalosporina usual, em cesarianas intraparto não programadas e/ou pacientes com amniorrexe prematura, já que possivelmente reduz a taxa de complicações infecciosas. A dose recomendada de azitromicina é de 500 mg intravenosa, diluídos em 250 mL de solução fisiológica 0,9%, infundidos ao longo de uma hora por meio de bomba de infusão.

Para partos eletivos, é indicado o preparo da ferida operatória, sendo recomendado que a paciente, ao internar-se na instituição, tome banho com sabonete antimicrobiano.

O processo de degermação da pele no centro cirúrgico é preconizado antes da antissepsia cirúrgica.

Profilaxia e prevenção de náuseas e vômitos intra e pós-operatórios

As gestantes são naturalmente pacientes de risco para ocorrência de náuseas e vômitos tanto no período intra quanto no pós-operatório por serem do sexo feminino, jovens, serem submetidas a procedimentos obstétricos e ginecológicos e utilizarem morfina, ainda que por via espinhal. Além disso, como fatores contribuintes para a maior ocorrência dessa complicação, podemos citar: tempo cirúrgico prolongado, maior manipulação cirúrgica com exteriorização do útero para realização da rafia uterina, sangramento aumentado, hipotensão arterial secundária a realização da anestesia regional sem o tratamento adequado, história prévia de náuseas e vômitos em procedimentos cirúrgicos anteriores, entre outros. Sintomas que podem reduzir a satisfação da paciente e atrasar a alta hospitalar. O grande problema é que, quando presentes, geralmente causam bastante desconforto para as pacientes, impactando no grau de satisfação das mesmas com relação ao cuidado realizado.

Portanto, a utilização de medicações antieméticas profiláticas deve ser realizada como rotina e, preferencialmente, de forma multimodal, associando-se medicações de grupos farmacológicos distintos, o que aumenta a efetividade e reduz significativamente a ocorrência de efeitos colaterais. Nas maternidades do Grupo Santa Joana, adota-se a associação de 10 mg de dexametasona e 4 mg de ondansetrona para essa finalidade. Essa abordagem contribui para um cuidado mais eficaz e confortável para as pacientes submetidas a cesariana. Especificamente em relação ao uso da dexametasona e da ondasetrona, estudos recentes mostram que a dexametasona pode auxiliar também no controle da dor pós-operatória e a ondansetrona contribuir para a redução da incidência de hipotensão arterial após a realização das anestesias de neuroeixo para cesárea.

Pós-operatório

Reintrodução oportuna da dieta oral

É recomendável incentivar a realimentação precoce das puérperas, iniciando após 2 horas do nascimento, desde que não tenha ocorrido nenhuma intercorrência no intra e pós-operatório imediatos. A dieta no período pós-operatório deve garantir um aporte calórico adequado para subsidiar o aleitamento materno. Além disso, é importante assegurar uma quantidade apropriada de fibras na dieta para prevenir a constipação intestinal.

Outra prática adotada é oferecer goma de mascar sob livre demanda às pacientes que estão acordadas na sala de recuperação pós-anestésica. O uso de goma de mascar tem o benefício de reduzir o tempo de retorno da peristalse no período pós-operatório imediato, sendo uma intervenção de risco muito baixo, e pode ser iniciado precocemente, como parte do cuidado pós-operatório.

Controle de glicemia perioperatório

A gestação é um estado diabetogênico e habitualmente ocorre aumento da necessidades de insulina, principalmente em pacientes diabéticas tipo I. Embora haja pouca evidência específica sobre como as doses de insulina devem ser ajustadas no período perioperatório, já que com a retirada da placenta, espera-se redução importante da produção hormônios diabetogênicos, é prática comum reduzir, aleatoriamente, as doses de insulina de longa duração em 30% e fazer controles mais frequentes da glicemia, corrigindo eventuais variações para hipo ou hiperglicemia com doses fracionadas de insulina de curta duração.

Durante o período de jejum, é recomendado realizar a dosagem de glicemia a cada 1 hora, e a prescrição para o tratamento de hipoglicemia emergencial deve estar prontamente disponível. Em casos de anestesia geral, a dosagem de glicemia capilar deve ser realizada a cada 30 minutos até que a paciente esteja completamente desperta.

Após o parto, a realimentação deve ser iniciada precocemente, e as doses de insulina devem ser ajustadas para os valores pré-gestacionais, uma vez que a necessidade de insulina diminui. Durante a amamentação, é crucial monitorar cuidadosamente a possibilidade de ocorrência de hipoglicemia.

Escolha da técnica anestésica e controle multimodal da dor intra e pós-operatória

As técnicas de anestesia regional, incluindo raquianestesia, anestesia combinada raqui-peridural e peridural (sendo esta última cada vez menos utilizada na atualidade), são preferíveis em relação à anestesia geral. Várias vantagens podem ser atribuídas à anestesia regional quando comparada à anestesia geral, como a menor exposição neonatal a substâncias potencialmente depressoras, a manutenção da consciência materna, a redução do sangramento intraoperatório e puerperal e uma melhor qualidade de analgesia pós-operatória, permitindo a administração de opioides de curta e longa duração diretamente no canal espinhal.

A escolha da técnica anestésica é baseada nas condições clínicas da paciente e no tempo cirúrgico estimado. Em pacientes hígidas, qualquer técnica de bloqueio regional pode ser empregada com excelentes resultados. Para gestantes de alto risco, a técnica combinada raqui-peridural geralmente é a escolha preferencial, uma vez que resulta em alterações hemodinâmicas menos abruptas do que a raquianestesia.

A anestesia geral é reservada para situações em que existam contraindicações para os bloqueios regionais, como recusa da paciente, falhas na anestesia regional, hipovolemia, coagulopatia, infecção no local da punção e certas doenças dos sistemas cardiovascular, respiratório, neurológico e muscular.

O passo a passo da realização das técnicas de anestesia regional e geral para a paciente obstétrica encontra-se descrita no final deste capítulo.

Em relação à analgesia pós-operatória, sabe-se que a técnica ideal é aquela que:

- Do ponto de vista materno, garante boa qualidade de analgesia e não determina a ocorrência de efeitos colaterais.
- Do ponto de vista fetal, garante a segurança para o RN. Em decorrência da amamentação, existe a possibilidade de ação residual dos fármacos sobre ele.
- Do ponto de vista administrativo, seja de custo baixo, de simples execução, e principalmente, adaptada à realidade de trabalho de cada um. A obstetrícia é praticada seguindo protocolos diferentes e próprios de cada serviço, e os recursos que nós dispomos como anestesiologistas, habitualmente, são bastante variáveis.

Na paciente obstétrica, a base da analgesia pós-operatória é geralmente realizada com a utilização dos opioides. Os opioides podem ser empregados em diferentes doses e vias.

A via muscular apresenta como vantagens a simplicidade e o baixo custo. Entretanto, é desvantajosa em relação às outras formas de administração, já que, invariavelmente, determina grandes oscilações da concentração plasmática do fármaco (picos logo após a administração e vales que antecedem a nova administração). Essas variações de concentração plasmática geralmente se associam ao aparecimento dos efeitos colaterais e escapes de dor.

Em relação à administração dos opioides por via venosa, sabe-se que a forma mais adequada de sua administração é aquela que é realizada por meio das bombas de infusão que são controladas pela própria paciente. Isso permite que ela ajuste de acordo com as suas necessidades individuais. Desvantagens do seu uso incluem: maior custo, necessidade de equipe de enfermagem treinada e, de certa forma, limitação de mobilidade da paciente, que fica conectada ao dispositivo.

As duas grandes vantagens da utilização dos opioides por via espinhal são:

1. Praticidade: o anestesiologista administra o opioide de longa duração (morfina) juntamente com o anestésico local no momento da realização da raquianestesia.
2. Melhor qualidade de analgesia pós-operatória: a qualidade de analgesia pós-operatória determinada pela administração dos opioides por via espinhal é superior àquela obtida pela administração do mesmo fármaco por via sistêmica. Assim, a administração da morfina por via intratecal, por ser um método simples, prático e eficiente de promover analgesia pós-operatória, passou a ser utilizada rotineiramente em nossas pacientes.

Entretanto, a grande limitação do uso dos opioides por via espinhal é a elevada ocorrência de efeitos colaterais, que são dose-dependentes e ocorrem com maior frequência em relação à administração desses fármacos por via sistêmica. Doses maiores da morfina seguramente oferecem melhor qualidade de analgesia pós-operatória. Entretanto, vale lembrar que, nessa situação, é comum o aumento da ocorrência de efeitos colaterais. Por exemplo, puérperas que permanecem muito nauseadas ou que apresentam vários episódios de vômito põem em dúvida a validade da analgesia, já que a qualidade do pós-operatório depende não só do controle da dor, mas também da ausência de efeitos adversos indesejáveis. Portanto, para que o uso espinhal seja viável clinicamente, o ajuste fino da dose é mandatório. Outro efeito colateral bastante temido é a depressão respiratória. Para redução desse risco recomenda-se: utilizar doses baixas e inferiores a 100 μg, realizar rotinas diferenciadas de monitorização para pacientes obesas com índice de massa corpórea igual ou superior a 40 e evitar a administração de outros opioide simultaneamente. No Grupo Santa Joana, a monitorização da possível depressão respiratória de pacientes com IMC > 40 e que receberam morfina por via espinhal é realizada em Unidade de Terapia Intensiva.

A dose ideal é aquela que promove melhor qualidade de analgesia com a menor ocorrência de efeitos colaterais. No primeiro estudo de analgesia pós-operatória realizado em nosso serviço, buscávamos avaliar a qualidade de analgesia e a ocorrência de efeitos colaterais de três doses de morfina por via subaracnóidea (100, 50 ou 25 μg), associadas ou não ao diclofenaco por via muscular. Os resultados desse estudo nos mostraram que, independentemente da dose de morfina utilizada (100, 50 ou 25 μg), desde que ela fosse utilizada em combinação com o diclofenaco por via muscular a cada 8 horas, era uma técnica eficiente para controlar a dor pós-operatória. Em nenhuma paciente houve necessidade de se administrar qualquer outra medicação analgésica nas primeiras 24 horas pós-cesárea. Em relação aos efeitos colaterais, observou-se que a redução da dose de 100 para 50 ou 25 μg de morfina via intratecal estava associada a uma redução significativa da ocorrência de prurido.

Ao longo dos anos, substituímos o diclofenaco pelo cetoprofeno na dose de 100 mg por via venosa. O cetoprofeno e o diclofenaco se mostraram equivalentes em termos de qualidade de analgesia pós-operatória. A grande vantagem do cetoprofeno em relação ao diclofenaco seria a possibilidade de se utilizar a via venosa de administração do analgésico. Do ponto de vista da farmacocinética, a via venosa resulta em concentrações do fármaco mais estáveis e permite que se atinjam concentrações teciduais altas em poucos minutos.

Especificamente sobre a escolha do anti-inflamatório, inúmeros outros anti-inflamatórios mais recentes estão disponíveis no mercado. Entretanto, eles precisam ser estudados individualmente. O único cuidado seria checar a possibilidade de serem utilizados pelas mães que planejam a amamentação.

- Concluindo, a combinação da morfina por via espinhal associada a medicamentos de grupos farmacológicos distintos, como os anti-inflamatórios não esteroides por via sistêmica, representa a base da analgesia pós-operatória em cesáreas e, provavelmente, é a modalidade terapêutica mais utilizada em nosso país, pela simplicidade de realização associada ao baixo custo. Não recomendamos a prescrição de opioides por via oral ou sistêmica de rotina no pós-operatório pelo risco de desenvolvimento posterior de dependência química.

Duas grandes desvantagens desse tipo de abordagem são:

1. Duração de analgesia limitada da morfina espinhal, havendo necessidade de se desenvolver técnicas ou medicações que estendam o seu efeito por um período maior que as primeiras 24 horas.
2. Não ser eficaz para a totalidade das pacientes. Cada vez mais, sabe-se que, para diferentes pacientes, a resposta de uma mesma medicação nem sempre é igual, sobretudo em relação ao uso de fármacos analgésicos. Tal efeito é dependente não só da capacidade individual de modulação da dor frente a uma agressão cirúrgica, mas também da própria capacidade do organismo em responder à administração de uma medicação. O grande problema é que, na atualidade, já se sabe que as pacientes que têm dor aguda importante no pós-operatório imediato, ou seja, aquelas que não responderam bem à administração da morfina por via espinhal associada ao anti-inflamatório não esteroide, ficam mais sujeitas ao desenvolvimento de dor crônica no futuro. Uma dica prática para identificar essas pacientes no pré-operatório é: além de se pesquisar ativamente se paciente tem antecedentes de dor crônica, se faz uso de medicação para essa finalidade, se teve dor importante no pós-operatório de cirurgias anteriores, é avaliar o escore elevado de dor (EAV maior ou igual a 7 durante a realização do botão anestésico para realização dos bloqueios espinhais). Pacientes com escore de dor elevado nesse procedimento têm mais dor aguda e consomem mais anestésico no pós-operatório de cesáreas. Assim, para esses casos específicos, sugerimos uma abordagem personalizada do controle da dor pós-operatória, associando outros grupos de medicações, como os alfa-2 agonistas adrenérgicos (clonidina e dexmedetomidina) que, quando utilizados por via espinhal, promovem analgesia e potencializam os efeitos dos anestésicos locais. A dose de clonidina utilizada na literatura varia de 15 a 150 µg. A clonidina intratecal parece ter efeito dose dependente em relação à duração da analgesia e do bloqueio motor. Como efeitos colaterais, ela pode promover sedação, hipotensão e bloqueio motor. A dexmedetomindina tem sido utilizada na dose de 2,5 a 7,7 µg e parece reduzir o tempo de instalação da anestesia, prolongar o bloqueio motor e evitar a ocorrência de tremores.

No entanto, vale lembrar que essas medicações vêm em apresentações comerciais distintas, muitas delas são com conservantes e não apropriadas para uso espinhal, além de serem necessárias múltiplas diluições para se evitar a sobredose e erros de medicações.

Para as pacientes que eventualmente foram submetidas a anestesia geral, utiliza-se mais comumente como base da analgesia pós-operatória os bloqueios de parede abdominal, tais como: bloqueio dos nervos ilioinguinal e ílio-hipogástrico, bloqueio do plano transverso abdominal, bloqueio do músculo eretor da espinha, entre outros, que devem ser realizados com ultrassonografia. O médico anestesiologista deve se atentar às contraindicações relativas dos bloqueios de fáscia profundos relacionados à anticoagulação e à plaquetopenia e ter expertise para realização dos mesmos.

Em relação à eficácia de tais técnicas para o tratamento da dor pós-cesárea, sabe-se que, embora seja muito eficiente para promover alívio da dor pós-cesárea em pacientes que foram submetidas a anestesia geral e nas situações em que houve falha da anestesia regional, o seu valor como técnica adjuvante em pacientes que foram submetidas a raquianestesia com morfina espinhal ainda precisa ser validado e, portanto, não adotamos tal prática.

Mobilização precoce após parto cesáreo e rotinas de amamentação

Não há dados na literatura que comprovam o real benefício da realização de mobilização precoce. Contudo, como trata-se de conduta que raramente pode causar dano e a mesma ainda faz parte dos pacotes de ações preconizados pelo protocolo ERAC, nas maternidades do Grupo Santa Joana, cerca de 6 horas após o parto, inicia-se a mobilização com o primeiro banho da paciente. Além disso, intensifica-se o apoio à amamentação e suspende-se a administração venosa de medicações à paciente, passando a dar preferência à utilização de medicações por via oral, mantendo o acesso venoso salinizado nas primeiras 24 horas para o caso de ser necessário utilizar medicações de resgate para dor, náuseas ou vômitos.

Sondagem vesical de demora

A sondagem vesical de demora é amplamente aceita e difundida em partos cesáreos. Ela possibilita a quantificação do débito urinário intraoperatório, reduz o risco de lesões do trato urinário e diminui o risco de retenção urinária. Por outro lado, a infecção do trato urinário é uma das complicações pós-operatórias mais frequentes. Em pacientes que não necessitam de quantificação rigorosa do débito urinário e quando a sonda vesical de demora foi instalada para a realização de procedimento cirúrgico, preconiza-se a sua retirada o mais precocemente possível, nas primeiras 6 horas do pós-operatório imediato.

CONDUTAS SUGERIDAS PARA REALIZAÇÃO DE CESÁREA NO GRUPO SANTA JOANA

Anestesia regional

1. Realizar avaliação pré-anestésica e orientar a paciente sobre as rotinas relacionadas ao parto cesáreo.
2. Obter termo de consentimento pós-informado, explicando riscos e benefícios das técnicas anestésicas propostas para realização da cesárea. É recomendável que você solicite para a paciente explicar com as suas próprias palavras o que realmente entendeu sobre o procedimento. É importante que você ainda se manifeste, informando a paciente que está disponível para esclarecer eventuais dúvidas que ela possa ter. Valorize experiências anestésicas prévias. Questione com perguntas abertas como foi a experiência em procedimentos anestésicos anteriores ou em partos anteriores.
3. Revisar o material de acesso das vias aéreas, aparelho de anestesia e aspirador.
4. Monitorizar a paciente (eletrocardioscópio, pressão arterial não invasiva, oximetria de pulso).
5. Realizar avaliação pré-indução.
6. Realizar o *checklist* de cirurgia segura.
7. Administrar antibioticoprofilaxia com cefazolina(2 g IV 60 minutos antes do início da cirurgia e ajustar para 3 g em pacientes com peso acima de 120 kg). Lembre-se de que as pacientes com alergia a cefalosporina devem receber clindamicina (600 mg IV) e gentamicina (240 mg IV, ajustando a dose da clindamicina para 900 mg IV em pacientes com peso acima de 120 kg). Pacientes com bolsa rota ou em trabalho de parto devem receber azitromicina, na dose de 500 mg, diluídos em 250 mL de solução fisiológica 0,9%, infundidos em 1 hora em bomba de infusão, antes do início da cirurgia.
8. Realizar expansão volêmica com 10 mL/kg de cristaloide concomitante à instalação do bloqueio. Manter a infusão gota a gota até o nascimento.

9. Posicionar a paciente em posição de Buda.
10. Considerar a utilização da ultrassonografia para realização das anestesias espinhais nas pacientes em que houver dificuldade de palpação do espaço intervertebral, em pacientes com história de cirurgia de coluna anterior ou deformidade da mesma.
11. Realizar antissepsia da região lombar com clorexidina alcoólica a 95%.
12. As anestesias regionais preferenciais são:
    - Raquianestesia: punção em L2-L3 ou L3-L4, pela via mediana, com agulha de Whitacre 27G. Após refluxo livre de líquor, administrar 12,5 a 15 mg de bupivacaína 0,5% hiperbárica associada a opioides (60 a 100 μg de morfina e opcionalmente de 10 a 20 μg de fentanil).
    - Anestesia combinada raqui-peridural para cesariana: punção peridural com agulha de Tuohy 17G pela linha mediana, em L2-L3 ou L3-L4. Identificar o espaço peridural pela técnica da perda da resistência, evitando injetar ar. Introduzir a agulha Whitacre 27G no espaço subaracnóideo (através da agulha de Tuohy) e injetar 5 a 7,5 mg de bupivacaína 0,5% hiperbárica associada a opioides (10 a 20 mg de fentanil e 60 a 100 mg de morfina). Retirar a agulha subaracnóidea e introduzir o cateter peridural, fixando com curativo estéril. Nos casos em que com a dose inicial de anestésico não se atingir o nível de T8, inicia-se a complementação com *bolus* de 3 mL de bupivacaína a 0,5% a cada 5 minutos.
13. Posicionar a paciente em decúbito dorsal horizontal (DDH) e manter o deslocamento uterino com cunha modificada, colocada sob o glúteo direito ou manualmente.
14. Testar o nível do bloqueio sensitivo com perda de sensibilidade ao calor. Liberar a paciente para cesárea quando o nível do bloqueio sensitivo estiver pelo menos em T8. Se a paciente estiver sob anestesia combinada raqui-peridural, se necessário, pode-se realizar adicionalmente a administração fracionada de 3 mL de bupivacaína 0,5% com epinefrina 1:200.000 a cada 5 minutos, testando sempre o nível do bloqueio sensitivo, até que se atinja o nível desejado.
15. Esteja atento à qualidade da anestesia regional. Valorize prontamente e trate qualquer queixa da paciente conforme descrito no Capítulo 19 – "Falhas de anestesia regional".
16. Manter controle da pressão arterial sistólica (PAS) a cada minuto até o nascimento e a cada 3 minutos após o nascimento.

17. Corrigir qualquer redução da pressão arterial, mantendo a paciente com a pressão igual ou discretamente superior à basal, utilizando *bolus* de 0,2 mg de metaraminol ou *bolus* de 5 mg efedrina como vasopressores.
18. Ao nascimento, como ocitócico, *bolus* de 1 UI de ocitocina após o nascimento a cada 30 segundos, que pode ser repetido por três vezes, totalizando a dose de 3 UI de ocitocina. Concomitantemente, infundir a solução de 10 UI de ocitocina em 500 mL de solução de ringer com lactato em bomba, taxa de infusão 250 mL/h, por 2 horas. Iniciar a infusão no momento da extração fetal.
19. Realizar analgesia multimodal com dexametasona 10 mg IV, cetoprofeno 100 mg IV lento e dipirona 2 g IV.
20. Tratar náuseas no intraoperatório, não relacionadas à hipotensão, com *bolus* adicional de 4,0 mg IV de ondansetrona.
21. Encaminhar para a sala de recuperação pós-anestésica até que a paciente atinja critérios de alta, que incluem tempo mínimo de observação de 60 minutos pós nascimento e dequitação da placenta e/ou duas notas 9 ou uma nota 10 de acordo com o Índice de Aldrette Kroulik.
22. O registro dos procedimentos anestésicos em ficha anestésica, assim como dos eventos anestésico-cirúrgicos relevantes deve ser preciso. Cheque a concordância das informações com os demais membros da equipe multiprofissional.
23. Realize visita pós-anestésica antes da alta hospitalar. Essa é uma excelente oportunidade para se avaliar a qualidade dos serviços prestados e a experiência dos pacientes.

Anestesia geral para cesariana

A anestesia geral em casos de cesariana deve ser reservada para pacientes com indicação precisa ou, em alguns casos de emergência, quando houver impossibilidade de realizar o bloqueio. A técnica deve ser ágil e segura para a mãe e o feto. A seguir, descrevemos o passo a passo a ser realizado:

1. Realizar avaliação pré-anestésica e orientar a paciente sobre as rotinas relacionadas ao parto cesárea.
2. Obter termo de consentimento pós-informado, explicando riscos e benefícios das técnicas anestésicas propostas para realização da cesárea. É recomendável que você solicite para a paciente explicar com as suas próprias palavras o que ela realmente entendeu sobre o procedimento

e que você, ainda se manifeste, de que está disponível para esclarecer eventuais dúvidas. Valorize experiências anestésicas prévias. Questione com perguntas abertas como foi a experiência em procedimentos anestésicos anteriores ou em partos anteriores.

3. Revisar o material de acesso das vias aéreas, aparelho de anestesia e aspirador.
4. Monitorizar a paciente (eletrocardioscópio, pressão arterial não invasiva, oximetria de pulso).
5. Encaminhar a paciente para sala operatória com equipe cirúrgica completa.
6. Realizar avaliação pré-indução.
7. Realizar o *checklist* de cirurgia segura.
8. Administrar antibioticoprofilaxia com cefazolina2 g IV, 30-60 minutos antes do início da cirurgia e ajustar para 3 g em pacientes com peso acima de 120 kg). Lembre-se de que as pacientes com alergia a cefalosporina devem receber clindamicina 600 mg IV e gentamicina 240 mg IV, ajustando a dose da clindamicina para 900 mg IV em pacientes com peso acima de 120 kg. Pacientes com bolsa rota ou em trabalho de parto devem receber azitromicina, na dose de 500 mg, diluídos em 250 mL de solução fisiológica 0,9%, infundidos em 1 hora em bomba de infusão antes do início da cirurgia.
9. Diluir as diferentes combinações de fármacos (técnica endovenosa pura ou endovenosa associada aos anestésicos inalatórios) a critério do anestesiologista de acordo com a condição clínica de base da paciente que motivou a realização da anestesia regional.
10. Associar dispositivos para monitorização clínica da paciente: monitor de junção neuromuscular, índice bispectral, pressão arterial invasiva, pressão venosa central, termômetro esofágico, analisador de gases, conforme necessário, a depender da indicação da anestesia geral.
11. Caso necessário, associar outros dispositivos para prevenção de complicações perioperatórias a depender do quadro clínico: bota pneumática, meias elásticas e manta térmica.
12. Realizar analgesia multimodal com dexametasona 10 mg IV, cetoprofeno 100 mg IV lento, dipirona 2 g IV e bloqueios analgésicos complementares.
13. Técnica anestésica:

Pré-oxigenação: preferencialmente deve ser realizada com cateter de alto fluxo e com monitorização da fração expirada de oxigênio

Indução da anestesia: a indução da anestesia geral habitualmente é realizada administrando-se uma combinação de medicações que incluem:

A. Opioide
   - Fentanil: 2 a 5 $\mu g.kg^{-1}$.
   - Remifentanil: 0,5 a 1,0 $mg.kg.min^{-1}$.

B. Hipnótico
   - Propofol: 2 a 3 $mg.kg^{-1}$.
   - Etomidato: 0,3 $mg.kg^{-1}$.
   - Cetamina: 1,5 a 3 $mg.kg^{-1}$.

C. Bloqueador neuromuscular
   - Cisatracúrio: 0,15 a 0,2 $mg.kg^{-1}$.
   - Rocurônio: 0,6 mg/kg (1,2 $mg.kg^{-1}$ se indução em sequência rápida).
   - Succinilcolina: 1 $mg.kg^{-1}$.

- A intubação orotraqueal deve ser realizada sob técnica de sequência rápida e preferencialmente realizada com videolaringoscópio. Lembrar que a intubação orotraqueal deve obrigatoriamente ser confirmada com capnografia em forma de onda.
- Proteção ocular com pomada oftálmica.

Manutenção: da mesma forma que a indução, a manutenção da anestesia geral poderá ser realizada com diferentes fármacos (anestésicos inalatórios, endovenosos ou utilizando-se a uma combinação dos dois tipos), conforme descrito a seguir:

A. Gases frescos (mistura titulada de oxigênio com ar comprimido)
   - utilizados para garantir oferta adequada de oxigênio durante o procedimento anestésico (sedação moderada/profunda).

B. Anestésicos inalatórios
   - Sevoflurano – titulação de concentração alveolar de acordo com resposta clínica desejada.
   - Isoflurano – titulação de concentração alveolar de acordo com resposta clínica desejada.

C. Anestésicos intravenosos
   - Propofol: 1,5 $mg.kg.min^{-1}$ (infusão alvo controlada) de acordo com resposta clínica desejada.
   - Fentanil – *bolus* de 25 μg até 2,5 $\mu g.kg^{-1}$.
   - Remifentanil – em bomba de infusão – 0,05-2 $\mu g.kg.min^{-1}$.

Reversão da anestesia: a reversão da anestesia poderá ser feita suspendendo-se a administração dos agentes anestésicos e, quando necessário, com auxílio de medicações antagonistas, tais como:

A. Reversão do bloqueio neuromuscular
  - Atropina: 0,4 a 1,2 mg associada a *bolus* em 60 s de neostigmina na dose de 0,04 a 0,06 $mg.kg^{-1}$.
  - Sugammadex: 2 a 4 $mg.kg^{-1}$.

B. Depressão respiratória
  - Naloxona: dose inicial de 0,1 mg e realizar *bolus* adicionais de 0,1 mg até obtenção do efeito desejado.

C. Reversão da hipnose
  - Flumazenil: na dose inicial de 0,3 mg, com acréscimos de 0,1 mg a cada 60 segundos até obtenção do efeito clínico desejado.

Analgesia multimodal
- Cetoprofeno 100 mg diluído em 100 mL de solução fisiológica 0,9% IV.
- Dipirona 1-2 g IV.
- Tramadol 50-100 mg IV (a depender da necessidade).

Profilaxia de náuseas e vômitos
- Dexametasona 10 mg IV.
- Ondansetrona 4 mg IV.
- Metoclopramida 10 mg IV.
- Dimenidrinato 30 mg IV.

14. Encaminhar para a sala de recuperação pós-anestésica até que a paciente atinja critérios de alta, que incluem tempo mínimo de observação de 60 minutos pós nascimento e dequitação da placenta e/ou duas notas 9 ou uma nota 10 de acordo com o Índice de Aldrette Kroulik.
15. O registro dos procedimentos anestésicos em ficha anestésica, assim como dos eventos anestésico-cirúrgicos relevantes deve ser preciso. Cheque a concordância das informações com os demais membros da equipe multiprofissional.
16. Realize visita pós-anestésica antes da alta hospitalar. Essa é uma excelente oportunidade para se avaliar a qualidade dos serviços prestados e a experiência dos pacientes.

Particularidades relevantes da anestesia geral em pacientes obstétricas

Antes da indução da anestesia: minimizar o tempo entre a indução e o nascimento para reduzir a exposição do recém-nascido às medicações anestésicas.

Procedimentos a serem realizados

- Orientar a paciente e seu acompanhante sobre a dinâmica dos procedimentos.
- Realizar sondagem vesical, preparo de assepsia e antissepsia cirúrgicas.
- Solicitar a presença do neonatologista na sala operatória durante a indução da anestesia.
- Garantir que a equipe obstétrica esteja devidamente paramentada.

Na indução da anestesia

- Preferencialmente, deve ser realizada por dois anestesistas.
- Deve-se utilizar a técnica de sequência rápida. Exceção: nos casos de antecipação de via aérea difícil, preferir realizar intubação orotraqueal com anestesia tópica de orofaringe.

Após o nascimento

- Reforçar orientação sobre os cuidados com o RN.
- Seguir rotina padrão de infusão de uterotônicos.

REFERÊNCIAS

1. Bollag L, et al. Society for Obstetric Anesthesia and Perinatology: Consensus Statement and Recommendations for Enhanced Recovery After Cesarean. Anesth Analg. 2021;132(5):1362-77.
2. Chooi C, et al. Techniques for preventing hypotension during spinal anaesthesia for caesarean section. Cochrane Database Syst Rev. 2021;7(7):CD002251.
3. Gong RS, et al. Effects of colloid preload on the incidence of hypotension in spinal anesthesia for cesarean section: a systematic review and meta-analysis. Chin Med J (Engl) 2021;134:1043-51.
4. Dyer RA, Reed AR, van Dyk D, et al. Hemodynamic effects of ephedrine, phenylephrine, and the coadministration of phenylephrine with oxytocin during spinal anesthesia for elective cesarean delivery. Anesthesiology. 2009;111:753-65.
5. Griffiths JD, et al. Interventions for preventing nausea and vomiting in women undergoing regional anaesthesia for caesarean section. Cochrane Database Syst Rev. 2021;5(5):CD007579.

6. Li P, et al. Risk factors for failure of conversion from epidural labor analgesia to cesarean section anesthesia and general anesthesia incidence: an updated meta-analysis. J Matern Fetal Neonatal Med. 2023;36:2278020.
7. Liu J, et al. Effect of early oral carbohydrate intake after elective cesarean delivery on maternal body temperature and satisfaction: a randomized controlled trial. Can J Anaesth. 2023;70:1623-34.
8. Ngan Kee WD, Khaw KS, Ng FF. Prevention of hypotension during spinal anesthesia for cesarean delivery. An effective technique using combination phenylephrine infusion and crystalloid cohydration. Anesthesiology. 2005;103:744-50.
9. Ralston DH, Schnider SM, deLorimier AA. Effects of equipotent ephedrine, metaraminol, mephentermine and methoxamine on uterine blood flow in the pregnant ewe. Anesthesiology. 1974;40:354-70.
10. Rijs K, et al. Fluid loading therapy to prevent spinal hypotension in women undergoing elective caesarean section: Network meta-analysis, trial sequential analysis and meta-regression. Eur J Anaesthesiol. 2020;37:1126-42.
11. Roofthooft E, et al. PROSPECT guideline for elective caesarean section: updated systematic review and procedure-specific postoperative pain management recommendations. Anaesthesia. 2021;76:665-80.
12. Sangkum L, et al. Peripheral Nerve Blocks for Cesarean Delivery Analgesia: A Narrative Review. Medicina (Kaunas). 2023;59(11):1951.
13. Shen QH, et al. Dexmedetomidine as an adjuvant for single spinal anesthesia in patients undergoing cesarean section: a system review and meta-analysis. J Int Med Res. 2020;48:300060520913423.
14. Silverman M, et al. Regional Analgesia for Cesarean Delivery: A Narrative Review Toward Enhancing Outcomes in Parturients. J Pain Res. 2023;16:3807-35.
15. Wilson RD, et al. Guidelines for antenatal and preoperative care in cesarean delivery: enhanced recovery after surgery society recommendations (Part 1). Am J Obstet Gynecol. 2018;219:523.e1-523.e15.
16. Xue X, et al. Prevention of spinal hypotension during cesarean section: A systematic review and Bayesian network meta-analysis based on ephedrine, phenylephrine, and norepinephrine. J Obstet Gynaecol Res. 2023;49:1651-62.
17. Yu C, et al. Prediction of spinal anesthesia-induced hypotension during elective cesarean section: a systematic review of prospective observational studies. Int J Obstet Anesth. 2021;47:103175.
18. Hou XM, Chen YJ, Lai L, Liu K, Shen QH. Ondansetron reduces the incidence of hypotension after spinal anaesthesia: a systematic review and meta-analysis. In: Pharmaceuticals (Basel). 2022 Dec;15(12):1588. Published online 2022 Dec 19. doi: 10.3390/ph15121588. PMCID: PMC9787671. PMID: 36559039.
19. Zhang L, Heng Y, Hu H, Liang X. Effect of gum-chewing after cesarean section on gastrointestinal function recovery: a systematic review and meta-analysis of randomized trials. Yangtze Med. 2019;3:79-89. doi: 10.4236/ym.2019.32009.
20. Bauchat JR, Weiniger CF, Sultan P, et al. Society for Obstetric Anesthesia and Perinatology Consensus Statement: Monitoring Recommendations for Prevention and Detection of Respiratory Depression Associated With Administration of Neuraxial Morphine for Cesarean Delivery Analgesia. Anesth Analg. 2019;129(2):458-474. doi:10.1213/ANE.0000000000004195.

Anestesia para perdas fetais

4

Eduardo Antonio Rahme Amaro
Ligia Andrade da Silva Telles Mathias

INTRODUÇÃO

O óbito fetal, na maioria das vezes, é acompanhado por um sentimento de perda profundo para pais e familiares, constituindo um evento potencialmente traumatizante.

De acordo com o último levantamento britânico trienal (2019-2021), publicado pelo Confidential Enquiry into Maternal and Child Health, a perda fetal pode ser um fator de risco para o suicídio nos primeiros seis meses após a gravidez. A perda gestacional é considerada a intercorrência materna mais frequente durante a gestação. Por esse motivo, o Grupo Santa Joana, com o apoio do Grupo de Saúde Mental, desenvolveu uma linha de cuidado específica para pacientes que passam por perdas gestacionais. O manual completo está disponível no *site* do Hospital e Maternidade Santa Joana.

O aborto refere-se à perda ou à interrupção da gravidez antes de 20 semanas ou quando o feto pesa menos de 500 g, segundo a Organização Mundial de Saúde (OMS), sendo considerado natimorto quando ocorre após as 20 semanas, com peso ao nascer maior ou igual a 500 g ou comprimento maior ou igual a 25 cm. O aborto é classificado como espontâneo quando ocorre sem nenhum tipo de medicamento ou intervenção, especialmente durante o primeiro trimestre.

A maioria das perdas gestacionais espontâneas manifesta-se clinicamente entre 8 e 14 semanas de gestação, embora a ultrassonografia sugira que a morte fetal ocorra antes de 8 semanas na maioria dos casos.

A etiologia das perdas gestacionais é variada, sendo as alterações cromossômicas as causas mais frequentes (50 a 80%), seguidas por mecanismos imunológicos, infecções maternas, anormalidades endócrinas, anomalias uterinas, doenças maternas debilitantes, distúrbios de coagulação materna, trauma, e possivelmente, exposições ambientais, como irradiação, tabagismo e drogas.

Infecções graves e sepse ocorrem em aproximadamente 1:200.000 perdas espontâneas de gravidez, sendo mais comuns após aborto induzido, especialmente o aborto ilegal. A morte materna por aborto geralmente resulta de sepse, hemorragia ou embolia, sendo o aborto séptico uma causa significativa de morbimortalidade.

CONDUTA OBSTÉTRICA

As perdas gestacionais do primeiro trimestre podem ser tratadas de forma expectante, médica ou cirúrgica, com resultados similares a longo prazo. No caso de sangramento vaginal ativo, a intervenção cirúrgica torna-se necessária. O tratamento médico permite maior controle sobre o momento da expulsão do concepto, geralmente com a utilização de misoprostol via vaginal.

As complicações das intervenções cirúrgicas incluem laceração cervical, perfuração uterina, hemorragia, retenção de produtos da concepção e infecção. O risco para essas complicações é aumentado em gestações que progrediram além do primeiro trimestre.

MANUSEIO ANESTÉSICO

Diversas técnicas anestésicas são apropriadas para os procedimentos de curetagem ou aspiração da cavidade uterina (AMIU) para perda gestacional precoce ou aborto induzido. A escolha depende do grau de dilatação do colo do útero e de vários fatores, como idade gestacional, ossificação do feto, perda significativa de sangue, sepse, estômago cheio, estado emocional e preferência da paciente.

Mais importante do que a escolha da técnica anestésica é o cuidado na abordagem de uma paciente que pode estar com sua saúde mental fragilizada. Algumas dicas práticas são:

- Evitar dizer: "Vocês são jovens, logo poderão engravidar novamente", "Foi melhor assim" ou "Pelo menos foi no começo". Não menosprezar o sofrimento mencionando possíveis novas gestações.
- Evitar termos técnicos e fala apressada (feto, expulsão, aspiração, restos uterinos).
- Oferecer espaço para responder questionamentos e dúvidas.
- Ser cordial, sensível e atento às demandas da paciente e da família.
- Validar e reconhecer recursos que a paciente possa apresentar, como religiosidade, reflexões, autocuidado e movimentos de autopercepção.
- Sinalizar com um laço branco a porta do apartamento e a sala cirúrgica.
- Priorizar o horário do procedimento para a primeira hora do dia.
- Preparar adequadamente o quarto (retirar o berço).
- Encaminhar a paciente sempre para recuperação pós-anestésica privativa (isolada das demais puérperas).
- Disponibilizar apoio com a assistência da psicóloga.

Em todos os casos que houver indicação de sedação/anestesia, a conduta padrão é:

- Realizar avaliação pré-anestésica e obter termo de consentimento pós-informado.
- Disponibilizar monitorização não invasiva, aspirador e sonda de aspiração, dispositivos de acesso padrão e de resgate de via aérea.
- Checar aparelho de anestesia.
- Disponibilizar medicações anestésicas e coadjuvantes, fluidos intravenosos e vasopressores.
- Instalar venóclise e realizar expansão volêmica com cristaloide em volume, a depender da condição clínica da paciente.

Alguns cuidados específicos devem ser seguidos:

- Tipagem sanguínea em pacientes com perda sanguínea. A informação da perda sanguínea deve ser objetiva e contabilizada em mL. Nos casos em que o sangramento iniciou em casa, buscar associar o volume de sangramento com medidas padrão como: um copo, uma garrafa de 2 litros.

- Nos casos em que houver perda sanguínea >1000 mL ou com sangramento ativo, incluir no protocolo de hemorragia e seguir o passo a passo de atendimento preconizado.

ANESTESIA RAQUÍDEA

Punção entre L2 e L4, com agulha de Whitacre 27 e injeção única de bupivacaína hiperbárica 10 mg, com fentanil 10 a 20 µg.

ANESTESIA GERAL

- Indução: infusão de propofol e fentanil 50-100 µg.
- Manutenção: propofol intermitente.
- Concentrações elevadas (superiores a 0,5 CAM) de um agente anestésico volátil devem ser evitadas se houver sangramento > 1.000 mL ou evidência de atonia uterina.
- Máscara facial ou máscara laríngea durante o início da gravidez se o estômago estiver vazio e a paciente estiver hemodinamicamente estável.
- Nos casos de pacientes hipovolêmicas e com estômago cheio, deve-se proceder à anestesia geral com indução rápida e intubação orotraqueal.

REFERÊNCIAS

1. Alces C, et al. Early pregnancy loss (spontaneous abortion). StatPearls (Internet). Disponível em: https://www.ncbi.nlm.nih.gov/books/NBK560521/. Acessado em: 24 jan. 2024.
2. American College of Obstetricians and Gynecologists (ACOG). Early Pregnancy Loss. [Online]. Disponível em: https://www.acog.org/womens-health/faqs/early-pregnancy-loss. Acessado em: 24 jan. 2024.
3. American College of Obstetricians and Gynecologists (ACOG). Early Pregnancy Loss – Practice Bulletin. [Online]. Disponível em: https://www.acog.org/clinical/clinical-guidance/practice-bulletin/articles/2018/11/early-pregnancy-loss. Acessado em: 24 jan. 2024.
4. Carlson A, et al. Choice os anesthetic technique for dilatation and curettage for indication of pregnancy loss. Proc (Bayl Univ Med Cent). 2022;35(6):751-4. Disponível em: https://www.ncbi.nlm.nih.gov/pmc/articles/PMC9586645/. Acessado em: 24 jan. 2024.
5. Chestnut DH, et al. Chestnut's Obstetric Anesthesia: Principles and Practice, 6th Edition, 2020.
6. Cho S, et al. Factors affecting maternal and fetal outcomes of non-obstetric surgery and anesthesia during pregnancy: a retrospective review of data at a single tertiary university hospital. J Korean Med Sci. 2020;35(16):e113. Disponível em: https://www.ncbi.nlm.nih.gov/pmc/articles/PMC7183848/. Acessado em: 24 jan. 2024.

7. Hospital e Maternidade Santa Joana. Perda gestacional e neonatal. Disponível em: https://santajoana.com.br/site/wp-content/uploads/2022/08/HMSJ-E-book-Perda-Gestacional--V02.pdf. Acessado em: 24 jan. 2024.
8. National Perinatal Epidemiology Unit. MBRRACE-UK: Saving Lives, Improving Mothers' Care – Lessons Learned to Inform Maternity Care from the UK and Ireland Confidential Enquiries into Maternal Deaths and Morbidity 2019-21. [Online]. Disponível em: https://www.npeu.ox.ac.uk/mbrrace-uk#mbrrace-uk-saving-lives-improving-mothers-care-lessons-learned-to-inform-maternity-care-from-the-uk-and-ireland-confidential-enquiries--into-maternal-deaths-and-morbidity-2019-21. Acessado em: 24 jan. 2024.
9. Vidal SVP, et al. Identificação de variantes genéticas associadas com a perda gestacional. Braz J Impl Health Sci. 2023;5(5). Disponível em: https://bjihs.emnuvens.com.br/bjihs/article/view/623. Acessado em: 24 jan. 2024.

5

Anestesia para cirurgias não obstétricas durante a gestação

Fernanda Marques Ferraz Savoia

INTRODUÇÃO

Cerca de 0,75 a 2% das gestações podem requerer procedimentos cirúrgicos, sendo mais comuns no primeiro trimestre. A realização de anestesias para cirurgias não obstétricas durante a gestação é desafiadora, considerando a necessidade de cuidados simultâneos à mãe e ao feto. No entanto, tais procedimentos não devem ser contraindicados e podem ser realizados em qualquer fase da gestação.

Os tipos mais frequentes de cirurgia durante a gestação são semelhantes aos de pacientes não gestantes na mesma faixa etária, acrescidos de procedimentos obstétricos e parto, como apendicectomia, trauma, colecistectomia, incompetência istmo cervical, cisto ovariano, tumores de mama, cirurgias cardíacas, neurocirurgias e transplantes de órgãos. Nos últimos 10 anos, as cirurgias videolaparoscópicas se tornaram procedimentos seguros, sendo preferíveis em comparação com as cirurgias abertas. Geralmente, o segundo trimestre é considerado oportuno para procedimentos planejados, enquanto as cirurgias eletivas devem ser adiadas idealmente para além da sexta semana do pós-parto.

Integrar conhecimentos sobre as alterações fisiológicas da gestação e a farmacodinâmica/cinética dos agentes anestésicos na paciente e no feto é crucial para o sucesso e a segurança do procedimento. A escolha da técnica anestésica baseia-se nas condições clínicas e comorbidades da gestante, assim como na idade gestacional, no porte e na duração da cirurgia. Essas informações devem ser consideradas juntamente com o arsenal de materiais, aparelhos, leitos e equipe disponíveis no serviço de anestesia obstétrica onde a cirurgia será realizada. Bloqueios periféricos e de neuroeixo devem ser preferidos sempre que possível, evitando a manipulação da via aérea e a exposição a um maior número e doses de medicações endovenosas. Procedimentos com uso de raio X devem ser realizados com a utilização de colete na região abdominal da gestante.

OBJETIVOS

Segurança materna e fetal

O procedimento cirúrgico indicado deve ser realizado com correção e de maneira completa, visando a conhecer e prevenir complicações que possam surgir.

Evitar agentes teratogênicos

É crucial realizar testes de gravidez em pacientes em idade fértil antes de cirurgias, especialmente no primeiro trimestre, para evitar a exposição a agentes teratogênicos. Embora a maioria dos agentes anestésicos não seja teratogênica, estudos em animais indicam que facilitadores GAMA e NMDA podem levar a neurodegeneração apoptótica difusa, resultando em redução do aprendizado e memória. No entanto, esses achados não foram reproduzidos em estudos clínicos em humanos. Medicamentos comprovadamente teratogênicos devem ser evitados e descontinuados, como carbamazepina, quimioterápicos, cumarínicos, ácido retinoico, IECA, tetraciclina e lítio. Os anti-inflamatórios não esteroides (AINEs) devem ser evitados em qualquer fase da gestação.

Evitar hipóxia fetal intraútero

A asfixia perinatal, resultante de hipoperfusão tecidual e hipóxia em função da diminuição do fluxo placentário, pode ser prevenida pela preservação da PaO_2 e da $PaCO_2$ maternas, bem como pela manutenção do tônus uterino adequado.

Prevenir trabalho de parto prematuro

Nenhuma técnica anestésica está diretamente associada a uma maior incidência de trabalho de parto prematuro. Cirurgias abdominais e pélvicas, por sua proximidade, podem ser mais suscetíveis a desencadear trabalho de parto prematuro. Agentes inalatórios são seguros, promovendo relaxamento da musculatura uterina. A discussão com uma equipe multidisciplinar é essencial para avaliar a necessidade de esquemas de corticoides para maturidade pulmonar fetal e o uso de tocolíticos. O sulfato de magnésio pode potencializar a ação dos bloqueadores neuromusculares e dificultar o tratamento da hipotensão arterial em caso de sangramentos aumentados. A sala operatória deve ser preparada para a possibilidade de cesariana de urgência a partir da viabilidade fetal (em torno de 23 semanas de gestação) independentemente do peso fetal.

AGENTES ANESTÉSICOS

Quadro 1 Agentes anestésicos.

Benzodiazepínicos	Dose baixas para ansiólise. Evitados nas primeiras 6 semanas, alguns autores relatam aumento de incidência de lábio leporino.
Opioides	Seguros na gestação. Diminuem variabilidade BCF e podem levar a depressão e bradicardia fetal em doses elevadas. O uso crônico na gestação causa síndrome de abstinência neonatal.
Anestésicos locais	As gestantes apresentam aumento de droga livre, maior toxicidade. Doses elevadas causam diminuição do fluxo sanguíneo uterino com hipóxia e acidose fetais e trabalho de parto prematuro.
Vasopressores	Efedrina, metaraminol e fenilefrina são seguros, sem prejuízo ao feto.
Propofol	Hipnótico de escolha. Dose de indução pode ser reduzida, a aproximadamente 8% da dose de pacientes não gestantes.
Etomidato	Atravessa a barreira placentária e pode diminuir os níveis de cortisol plasmáticos fetais em doses elevadas.
Cetamina	Doses superiores a 1 mg/kg podem aumentar o tônus uterino pela liberação das catecolaminas. A cetamina está relacionada a menores índices de Apgar quando usada na indução em cesarianas.
Anestésicos inalatórios	CAM diminuída. NO tem efeito teratogênico conhecido em roedores. CAM > 2 provoca relaxamento uterino. A hipotensão deve ser tratada ativamente.
Bloqueadores neuromusculares	Rocurônio atravessa a placenta em 7-22% da dose utilizada, podendo haver necessidade de suporte ventilatório ao nascimento.
Sugamadex	Reduz níveis de progesterona. Existem relatos de teratogenicidade e aborto em modelo animal.

CHECKLIST PERIOPERATÓRIO

1. Discussão clínica multidisciplinar.
2. Consulta pré-anestésica.
3. Termo de Consentimento Livre e Esclarecido.
4. Tipagem sanguínea e reservas de sangue.
5. Vasopressores.
6. Uterolíticos e uterotônicos.
7. Material de via aérea difícil – videolaringoscópio.
8. Aspirador.
9. DLE (decúbito lateral esquerdo) do transporte para o centro cirúrgico até a indução anestésica.
10. Manta térmica.
11. Protocolo de prevenção ao tromboembolismo.
12. Monitorização materna:
    - ECG.
    - Oximetria de pulso.
    - Pressão arterial não invasiva.
    - Capnografia.
    - Termômetro.
    - BIS (índice biespectral).
    - Monitorização invasiva seguindo as recomendações de cirurgias em não gestantes.
13. Monitorização fetal:
    - Documentação.
    - Cardiotocografia em todos os procedimentos cirúrgicos em gestações em torno de 23 semanas nos momentos pré-cirurgia, intraoperatório (se possível) e pós-operatório (48 h). No entanto, vale ressaltar que a monitorização com cardiotocografia no intraoperatório somente tem sentido se tiver um profissional com capacidade para interpretá-la e habilitado para indicar um plano terapêutico, o que nem sempre é fácil, pois especialmente em pacientes submetidas à anestesia geral, os parâmetros de bem-estar fetal podem estar alterados, já que o mesmo também estará sob efeito anestésico. Preparo de sala para cesariana de urgência a partir de 22 semanas, independentemente do peso fetal.
14. Preparo de sala para cesariana de urgência a partir de 22 semanas, independentemente do peso fetal.
15. Documentação cuidadosa em prontuário médico.

PREPARO PARA ANESTESIA GERAL

1. Avaliação criteriosa da via aérea.
2. Pré-oxigenação: preferencialmente deve ser realizada com cateter de alto fluxo e com monitorização da fração expirada de oxigênio.
3. Utilização de tubo orotraqueal menos calibroso.
4. Sequência rápida de indução e intubação preferencialmente com videolaringoscópio.
5. Manter PAM de 80 a100% da pressão inicial.
6. PCO_2 entre 30 e 35 mmHg.
7. Monitorização fetal minimamente no pré e pós-operatório.
8. Analgesia pós-operatória adequada.

REFERÊNCIAS

1. Warembourg C, et al. An update systematic review of fetal death, congenital anomalies and fertility disorders among health care workers. Am J Ind Med. 2017;60:578-90.
2. Richardson M, et al. Sugammadex administration in pregnant woman and in woman of reproductive potential: a narrative review. Anesth Analg. 2020;130:1628-37.
3. Torres SM, et al. Sugammadex administration in pregnant patients undergoing non-obstetric surgery: a case series. Braz J Anesthesiol. 2022;72:525-8.
4. Noguchi S, et al. Fetal outcomes with and without the use of sugammadex in pregnant patients undergoing non-obstetric surgery: a multicenter retrospective study. Int J Obstet Anesth. 2023;53:103620.
5. Do W, Cho AR. What we need to know and do on sugammadex usage in pregnant and lactating women and those on hormonal contraceptive. Anesth Pain Med (Seoul). 2023;18:114-122.
6. Po G, et al. Intraoperative fetal heart monitoring for non-obstetric surgery: a systematic review. Eur J Obstet Gynecol Reprod Biol. 2019;238:12-9.
7. Okeagu CN, et al. Clinical management of the pregnant patient undergoing non-obstetric surgery: review of guidelines. Best Pract Res Clin Anaesthesiol. 2020;34:269-81.
8. Kearns RJ, et al. Non-obstetric surgery and later childhood development optimal anaesthesia for mother-infant dyad. Anaesthesia. 2023;78:143-6.
9. Rasmussen AS, et al. Obstetric and non-obstetric surgery during pregnancy: a 20-year Danish population-based prevalence study. BMJ. 2019;9:e028136.
10. Bleeser T, et al. Neurodevelopmental outcomes after prenatal exposure to anaesthesia for maternal surgery: a propensity-score weighted bidirectional cohort study. Anaesthesia. 2022;78:159-69.
11. Kearns RJ, et al. Neonatal and early childhood outcomes following maternal anesthesia for cesarean section: a population-based cohort study. Reg Anesth Pain Med. 2021;46:482-9.

Anestesia para cirurgias fetais intraútero

6

Cid Akihiro Ura Kusano
Juliana Fernanda Holanda Bezerra Pereira
Mariana Rego de Carvalho
Maria Claudia Maneliskhi

INTRODUÇÃO

A primeira cirurgia fetal foi realizada em 1981, para correção de hidronefrose em feto com obstrução do trato urinário inferior. O grande avanço tecnológico possibilitou abordagens cada vez mais ousadas e precoces das doenças fetais e, com isso, anestesias cada vez mais desafiadoras. Entretanto, a grande maioria das malformações fetais continua sem possibilidade de intervenção. Mãe e feto são elegíveis para cirurgia se o risco materno e o risco de morte ou incapacidade do feto forem menores do que se nenhuma intervenção for realizada. As cirurgias fetais podem ser divididas em 3 tipos:

Procedimentos cirúrgicos abertos

São realizados por meio de laparotomias e histerotomias. A tocólise é essencial tanto no intra como no pós-operatório, para evitar descolamento prematuro de placenta e consequente parto prematuro. Devemos estar preparados para volumosos sangramentos caso essas situações se concretizem. As pacientes candidatas estarão no segundo trimestre de gestação. Alguns exemplos são: correção de mielomeningocele e encefalocele (Figuras 1 a 4).

Procedimentos cirúrgicos minimamente invasivos

São guiados por ultrassom e podem ser realizados com anestesia local. Não há imobilização fetal e pode ser necessária apenas ansiólise materna.

Usamos benzodiazepínicos, opioides ou propofol em doses mínimas e tituladas, já que a paciente é considerada de estômago cheio e com risco de broncoaspiração. Alguns exemplos são amnioscopia, cordocentese, transfusão intrauterina e aspiração de cistos.

EXIT ou terapia fetal ex-útero

Envolve procedimentos para garantir a via aérea do feto acometido por condições como higroma cístico, linfangioma, teratoma, síndromes congênitas ou qualquer outra condição que torne a intubação do feto difícil ou impossível após clampeamento do cordão. Nesses casos, o clampeamento do cordão somente é feito após realização de uma via aérea prévia confirmada do feto. Pode ser realizada com raquianestesia, peridural ou combinada.

Os princípios básicos das anestesias para cirurgia fetal incluem:

1. Segurança materna por meio dos conhecimentos sobre alterações gestacionais.
2. Cuidados para evitar teratogênese.
3. Medidas para evitar asfixia fetal.
4. Adequada anestesia e monitorização fetal.
5. Relaxamento uterino para prevenção de parto prematuro.

ANESTESIA PARA CIRURGIA FETAL INTRAUTERINA DE CORREÇÃO DE MIELOMENINGOCELE

A mielomeningocele é a malformação mais frequente do sistema nervoso central do feto, podendo levar a morbidades como paraplegia, incontinência fecal e urinária, hidrocefalia e comprometimento neurocognitivo. As cirurgias para correção de mielomeningocele são consideradas de grande porte e realizadas no segundo semestre de gestação.

Conduta anestésica

Na sala cirúrgica

- Jejum: 8 horas para sólidos e 2 horas para líquidos claros.
- Acesso venoso: 2 acessos venosos calibrosos 18G, 16G ou 14G.
- Medicação pré-anestésica: midazolam 5 mg endovenoso na manhã da cirurgia.

- Checar vaga de UTI, reserva de sangue (2 unidades de concentrado de hemácias) e exames laboratoriais, como hemograma completo e coagulograma.
- Necessidade de dois anestesiologistas em decorrência da complexidade do caso e anestesia de dois pacientes: mãe e feto.
- Monitorização básica: pressão arterial não invasiva, cardioscopia, oximetria, sonda vesical, monitorização da temperatura e do bloqueio neuromuscular. Após intubação, capnografia e analisador de gases anestésicos.
- Antibioticoprofilaxia com cefalosporina de primeira geração 2 g; repetir a cada 4 horas de cirurgia.
- Diluição de vasopressores: efedrina e metaraminol para tratar qualquer redução de níveis pressóricos.

Anestesia

- Raquianestesia: bupivacaína pesada 5 mg, morfina 100 μg e fentanil 20 μg.
- Anestesia geral: sequência rápida com fentanil 3 a 4 μg/kg, propofol 3 mg/kg, succinilcolina 2 mg/kg ou rocurônio 1,5 a 2 mg/kg e manutenção com agente inalatório 2 a 3 CAM.
- Dose de ataque de sulfato de magnésio 4 a 6 g em bomba de infusão contínua por 20 a 30 minutos, e a seguir, iniciar dose de manutenção do sulfato de magnésio.

Intraoperatório

- Uso de vasopressores para manutenção de pressão arterial média próximos aos níveis de enfermaria.
- Manta térmica e controle rigoroso da temperatura.
- Balanço levemente positivo por risco de extravasamento intersticial pelo uso de tocolíticos beta-2-agonistas e consequente edema agudo de pulmão não cardiogênico.
- Relaxamento uterino devido a altas doses de CAM de sevoflurano.
- Repique de bloqueador neuromuscular a fim de facilitar o relaxamento da parede abdominal.
- Após dose de ataque, manutenção da dose do sulfato de magnésio de 1 a 2 g/h para tocólise e neuroproteção fetal.

- Reversão do bloqueio neuromuscular conforme TOF, já que o sulfato de magnésio prolonga o tempo de relaxamento.
- Encaminhar para UTI com bomba de infusão de manutenção do sulfato de magnésio.
- Manter sonda vesical até o final da sulfatação.

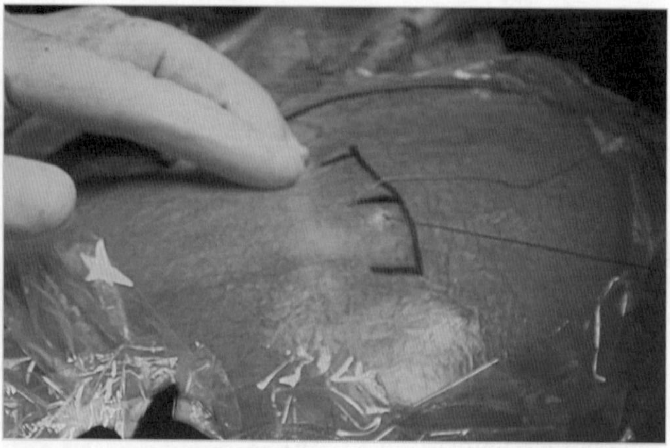

Figura 1 Útero relaxado, demarcado para incisão de histerotomia.
Fonte: acervo do autor.

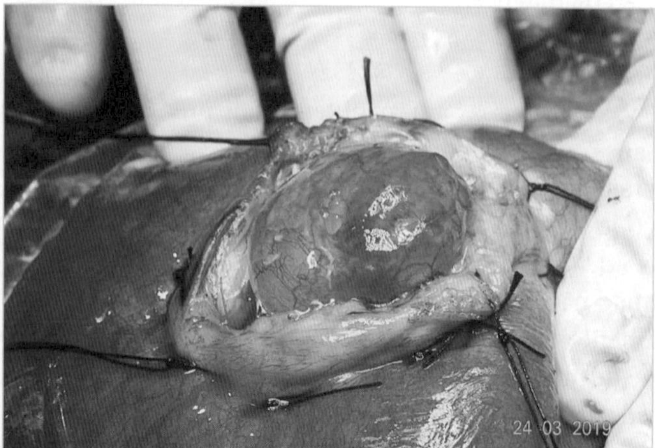

Figura 2 Exposição de lesão fetal.
Fonte: acervo do autor.

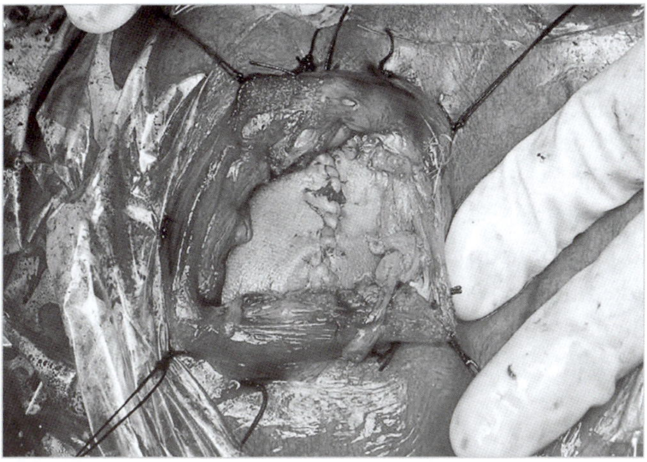

Figura 3 Lesão fetal corrigida.
Fonte: acervo do autor.

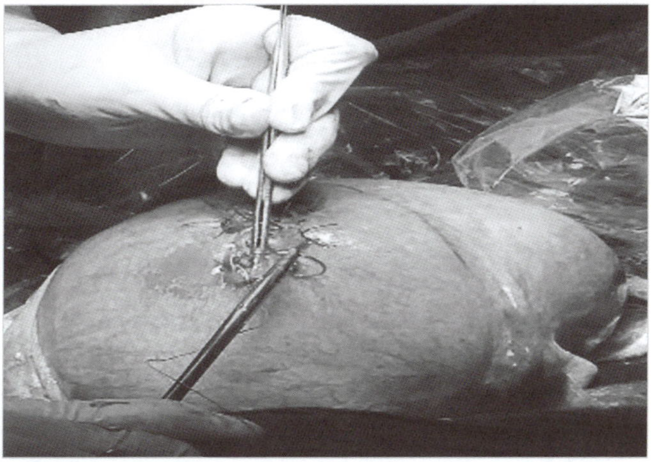

Figura 4 Sutura uterina final.
Fonte: acervo do autor.

ANESTESIA PARA PROCEDIMENTOS FETAIS MINIMAMENTE INVASIVOS

Conduta anestésica

Na sala cirúrgica

- Jejum: 8 horas para sólidos e 2 horas para líquidos claros.
- Acesso venoso: 1 acesso venoso 18G ou 16G.

- Medicação pré-anestésica: midazolam 5 mg endovenoso na manhã da cirurgia.
- Necessidade de 2 anestesiologistas em decorrência da complexidade do caso e anestesia de dois pacientes: mãe e feto.
- Monitorização básica: pressão arterial não invasiva, cardioscopia, oximetria, sonda vesical e monitorização da temperatura.
- Antibioticoprofilaxia com cefalosporina de primeira geração 2 g; repetir a cada 4 horas de cirurgia.
- Diluição de vasopressores: efedrina e metaraminol para tratar qualquer redução de níveis pressóricos.

Anestesia materna

- Raquianestesia: bupivacaína pesada 15 mg e fentanil 20 µg.
- Sedação ou ansiólise com midazolam 3 mg endovenoso ou fentanil baixas doses e repiques, se necessários.

Anestesia no feto

- Doses dos fármacos baseadas no peso fetal: fentanil 5 a 10 µg/kg, rocurônio 1 mg/kg e atropina 0,02 mg/kg. Todos administrados via intramuscular no feto pela equipe cirúrgica.

Intraoperatório

- Hidratação com cristaloides a fim de repor perdas insensíveis do intraoperatório.
- Evitar dipirona e AINEs pelo risco de alteração do canal arterial.
- Evitar ondansetrona por risco de arritmia fetal.
- Encaminhar paciente para recuperação pós-anestésica e, posteriormente, para semi-intensiva.

ANESTESIA PARA EXIT E POSTERIOR CESÁREA

Utilizamos a mesma técnica anestésica da cirurgia a céu aberto, bloqueio de neuroeixo e anestesia geral, com algumas particularidades descritas a seguir:

- Iniciar infusão do sulfato de magnésio 2 horas antes do procedimento, ataque seguido de manutenção, a fim de se beneficiar do efeito neuroprotetivo pleno. Suspender o uso somente após clampeamento do cordão umbilical.

- Preparar nitroglicerina endovenosa para maior relaxamento uterino, se necessário. Diluir 2 mL de tridil em 8 mL de soro fisiológico; rediluir 4 mL dessa solução em 16 mL de soro, ficando, então, com uma solução de 100 μg/mL.
- Após clampeamento fetal, iniciar infusão de 5 unidades de ocitocina em 3 minutos e manutenção com 20 unidades de ocitocina em ringer lactato na velocidade de 250 mL/h.
- Encerrar infusão do sulfato de magnésio e iniciar reversão com gluconato de cálcio 8,4% 20 mL em 20 minutos ou cloreto de cálcio 10% 20 mL em 20 minutos.
- Caso não tenha contraindicação, administrar ergotamina 0,2 mg intramuscular ou misoprostol 800 μg retal.
- Quantificar sangramento intraoperatório e proceder conforme protocolo institucional de hemorragia.
- Após extubação, avaliar condições e protocolos para avaliação do melhor setor para encaminhamento: UTI ou enfermaria.

FUTURAS PERSPECTIVAS EM CIRURGIA FETAL

Nas últimas duas cirurgias para exérese de malformação adenocística pulmonar fetal, realizamos a cateterização de veia periférica em campo cirúrgico, permitindo expansão volêmica, transfusão de hemoderivados para o feto, bem como aplicação de medicações de reanimação e anestésicos diretamente no feto. Isso possibilitou maior controle de parâmetros fetais e abriu um novo campo de estudo e revisão das técnicas anestésicas, a fim de diminuir os riscos materno e fetal dos procedimentos (Figuras 5 e 6).

CONSIDERAÇÕES FINAIS

A cirurgia fetal está em expansão, e novas técnicas cirúrgicas certamente serão desenvolvidas. A tendência de criação de mais centros médicos capacitados para a realização desses procedimentos faz com que seja mais frequente o anestesiologista ter sob seus cuidados esse perfil de paciente, abrindo um novo campo na nossa especialidade.

As condutas do Grupo Santa Joana foram desenvolvidas adequando a literatura científica internacional à realidade brasileira. O sucesso depen-

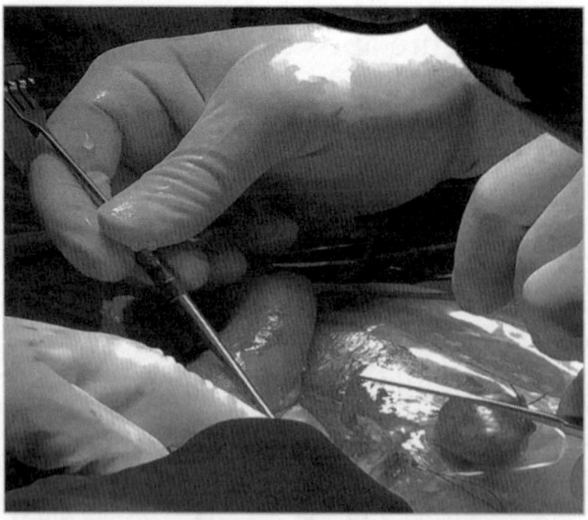

Figura 5 Retirada de malformação adenocística pulmonar por toracotomia fetal a céu aberto.
Fonte: acervo do autor.

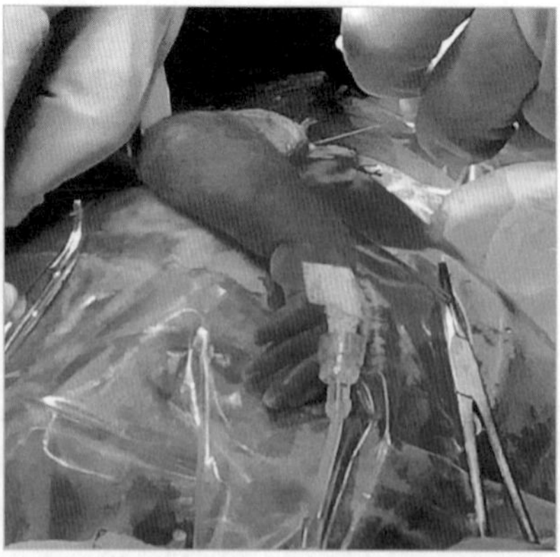

Figura 6 Detalhe de cateter venoso periférico em feto.
Fonte: acervo do autor.

de de uma abordagem multiprofissional e multidisciplinar eficiente e com excelência na capacitação da equipe. Entender a importância da nossa especialidade, na qual vários detalhes são cruciais para a vida de dois seres humanos, é essencial para um procedimento bem-sucedido. Muitas questões éticas ainda serão levantadas e discutidas num futuro próximo.

A atuação do anestesiologista continua desafiadora e extremamente gratificante num cenário tão dinâmico e envolvente.

REFERÊNCIAS

1. Adzick NS, et al. A randomized trial of prenatal versus post-natal repair of myelomeningocele. N Engl J Med. 2011;364:993-1004.
2. Amaro AR, et al. Repercussões materno-fetais da infusão contínua profilática de metaraminol durante raquianestesia para cesariana. Rev Bras Anestesiol. 1998;48(Supl23):CBA66.
3. American Society of Anesthesiologists Task Force on Obstetric Anesthesia. Practice guidelines for obstetric anesthesia: an updated report by the American Society of Anesthesiologists Task Force on Obstetric Anesthesia. Anesthesiology. 2007;106:843-63.
4. DiFederico EM, et al. Pulmonary edema in a woman following fetal surgery. Chest. 1996;109:1114-7.
5. Doyle LW, et al. Magnesium sulphate for women at risk of preterm birth for neuroprotection of the fetus. Cochrane Database Syst Rev. 2009(1):CD004661.
6. Kee NWD, et al. Metaraminol infusion for maintenance of arterial blood pressure during spinal anesthesia for cesarean section: the effect of crystalloid bolus. Anesth Analg. 2001;93:703-8.

7. Oliveira SDS, et al. Vasopressores em raquianestesia para cesariana. Efedrina versus metaraminol. Rev Bras Anestesiol. 2003;53(Supl31):CBA067A.
8. Rosen MA. Anesthesia for fetal surgery and other intrauterine procedures. In: Chestnut's Obstetric Anesthesia – Principles and Practice. 6th ed. 2020.
9. Society for Obstetric Anesthesia and Perinatology. Statement on Sugammadex during pregnancy and lactation. Disponível em: https://www.soap.org/assets/docs/SOAP_Statement_Sugammadex_During_Pregnancy_Lactation_APPROVED.pdf. Acesso em: 24 jan. 2024.
10. Van de Velde M, De Buck F. Fetal and maternal analgesia/anesthesia for fetal procedures. Fetal Diagn Ther. 2012;31:201-9.
11. Yoo KY, et al. The effects of volatile anesthetics on spontaneous contractility of isolated human pregnant uterine muscle: a comparison among sevoflurane, desflurane, isoflurane and halothane. Anesth Analg.2006;103:443-7.

7 Anestesia na gestante com síndromes hemorrágicas

Alberto Vasconcelos
Fernanda Cristina Paes
Guilherme Haelvoet Correa
Rebeca Beatriz Lucena do Vale
Monica Maria Siaulys

INTRODUÇÃO

A hemorragia na paciente obstétrica é uma das principais causas de mortalidade materna no Brasil e no mundo. A padronização do atendimento, por meio de protocolos, uniformiza o cuidado, otimiza a utilização dos recursos institucionais, promove maior agilidade no atendimento das pacientes, proporcionando melhores resultados clínicos. Ao atender uma paciente obstétrica, é crucial considerar que o fluxo sanguíneo uteroplacentário, ao final do terceiro trimestre da gestação, pode atingir 700-900 mL/min de sangue, correspondendo a 20% da volemia. Isso implica que a gestante pode potencialmente perder uma grande parte de sua volemia em minutos. A rapidez no reconhecimento e tratamento da causa da hemorragia são os fatores que mais contribuem para o melhor prognóstico dessas pacientes, permitindo que as ações de controle do quadro sejam tomadas antes mesmo que as alterações hemodinâmicas sejam evidentes, reduzindo, assim, tanto a morbidade quanto a mortalidade materna e neonatal.

Existem dois tipos principais de hemorragia obstétrica: a anteparto e a pós-parto. A hemorragia pós-parto (HPP) habitualmente é definida como uma perda de sangue cumulativa maior ou igual a 500 mL para pacientes submetidas a parto vaginal e de 1.000 mL para pacientes submetidas a cesárea. Para maior facilidade de abordagem e implantação do protocolo, nas maternidades do Grupo Santa Joana, definimos hemorragia como perdas sanguíneas iguais ou superiores a 1.000 mL, independentemente da via de parto.

PROTOCOLO DE HEMORRAGIA

O protocolo de hemorragia estabelece a sequência de ações a serem seguidas no atendimento de uma paciente no período periparto até 42 dias de puerpério, incluindo medidas de prevenção, preparo e tratamento de um quadro de hemorragia. Inicia-se durante a primeira abordagem da paciente, independentemente da idade gestacional, mesmo que o planejamento e o momento do parto ainda não estejam estabelecidos. Nesse contexto, o diagnóstico precoce e o tratamento adequado da anemia desempenham papel crítico na redução da morbidade e da mortalidade dessas pacientes, já que a anemia pré-operatória é, na atualidade, uma das principais causas de transfusão no puerpério.

O protocolo pode ser didaticamente dividido em quatro fases que são progressivas de acordo com o volume de perdas sanguíneas crescentes. Em cada uma das fases existem pacotes de medidas que devem ser realizadas, incluindo critérios objetivos de inclusão e alta. A paciente pode mudar a sua condição clínica ao longo de sua internação, podendo entrar e sair do protocolo de hemorragia várias vezes durante a mesma hospitalização. A cada progressão nas fases, é fundamental verificar se as ações das fases anteriores foram realizadas.

Para facilitar a compreensão de cada uma das quatro fases, foram definidos três verbos que intencionalmente descrevem as ações a serem realizadas, conforme ilustrado nas Figuras 1 a 4.

FASES DO PROTOCOLO DE HEMORRAGIA

Fase 1 (classificar, preparar, quantificar)

Classificar

Assim que a paciente é internada deve ser realizada a classificação do risco hemorrágico de acordo com a Tabela 1.

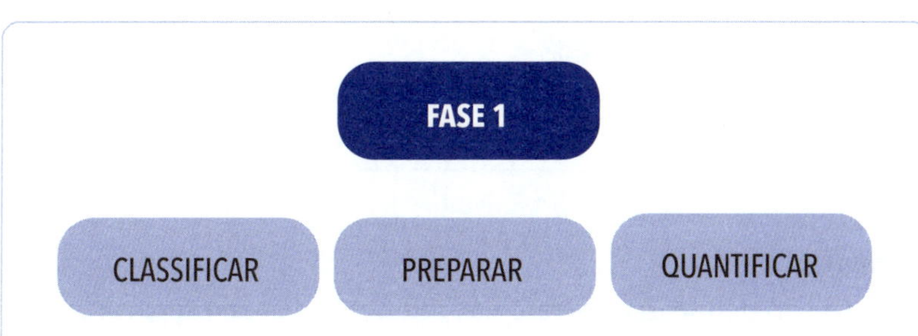

Figura 1 Ilustração da Fase 1 do protocolo de hemorragia.

Tabela 1 Classificação do risco hemorrágico.

Risco habitual	Médio risco	Alto risco
Pacientes que não apresentarem condições de médio ou alto risco hemorrágico	Macrossomia fetal	Placenta prévia
	Polidrâmnio	Espectro acretismo placentário (suspeito ou confirmado)
	Pré-eclâmpsia sem sinais de gravidade	Pré-eclâmpsia com sinais de gravidade
	Corioamnionite	Síndrome HELLP
	Mioma uterino	Sangramento ativo
	Multíparas (≥ 3 cesáreas ou ≥ 4 partos vaginais)	História de HPP prévia
	Plaquetas 50.000 – 100.000/mm^3	Plaquetas < 50.000/mm^3
	Hb < 11 g/dL; Ht < 33%	Hb ≤ 8 g/dL; Ht < 24%
	Cirurgia uterina anterior	2 ou mais fatores de risco médio
	Trabalho de parto prolongado (> 24 h)	Gemelaridade
	Idade gestacional < 37 sem ou > 41 sem	Sangramento intraoperatório > 1.000 mL
	Uso de anticoagulante	
	Atonia uterina prévia	
	Doenças hematológicas	Coagulopatia
	Varizes pélvicas	
	Obesidade (IMC > 40 kg/m^2) Anemia	

Preparar

Nessa fase, são delineadas estratégias diferenciadas de preparo, conforme definido na Tabela 2.

Após a classificação do risco hemorrágico, identifica-se o prontuário das pacientes de médio e alto risco de hemorragia com um sinalizador diferenciado no prontuário, além de sinalizar a necessidade de cuidado especial na transição de cuidados durante a passagem entre setores e entre profissionais da equipe multiprofissional.

Quantificar

A quantificação das perdas sanguíneas deve ser realizada para todas as pacientes assim que for observado qualquer sangramento e ser atualizada de modo cumulativo e contínuo até a resolução do quadro hemorrágico.

A quantificação do volume deve ser realizada de forma objetiva, pesando-se todos os materiais embebidos em sangue, descontando-se o peso seco dos mesmos e somando o volume sanguíneo coletado nos diferentes coletores ou frascos de aspiração, ou ainda volumes intrauterinos e cavitários estimados por exames de imagem (ultrassonografia e tomografia).

A grande dificuldade na paciente obstétrica é de se quantificar com exatidão o volume de sangue perdido, principalmente nas pacientes que são submetidas a parto com bolsa amniótica integra, já que o volume adicional desse líquido pode interferir na soma total do volume de sangue efetivamente perdido.

Existem diferentes dispositivos no mercado que, baseando-se em colorimetria, podem tornar essa medição mais precisa, cada um deles com vantagens e desvantagens. No entanto, uma dica prática importante é lembrar que a maior parte do sangramento ocorre após a dequitação da placenta. Portanto, descontando-se do volume total de líquido contido no aspirador, o volume de líquido amniótico presente após a realização da amniotomia e antes da dequitação da placenta, é possível quantificar o

Tabela 2 Estratégias diferenciadas de preparo.

Risco habitual	Médio risco	Alto risco
Acesso venoso calibroso (16G ou 18G)	Acesso venoso calibroso (16G) Solicitar exames laboratoriais (hemoglobina, plaquetas, fibrinogênio) Tipagem sanguínea	2 acessos venosos calibrosos (14G ou 16G) Solicitar exames laboratoriais (hemoglobina, plaquetas, fibrinogênio) Tipagem sanguínea Reserva de 2 concentrados de hemácias

volume de sangue efetivamente perdido com maior precisão. O que definitivamente não se recomenda é a avaliação subjetiva da perda sanguínea utilizando-se o método visual, já que com frequência superestima as pequenas perdas e subestima as grandes perdas.

Exemplo prático: ao término do parto, foram pesadas 10 compressas (peso total de 500 g) e o volume total de líquido no frasco de aspiração era de 700 mL (sendo de 300 mL após a aspiração do líquido amniótico e 400 mL após a dequitação da placenta).

Cálculo do volume de sangue perdido: cada 1 g equivale a 1 mL de sangue. Portanto, 500 g equivalem a 500 mL de perda sanguínea. Cada compressa seca, habitualmente, pesa 20 g. Como foram utilizadas 10 compressas, deve-se descontar do volume total o valor de 200 mL (peso seco das compressas). Então, o volume de sangue perdido em compressas é de 300 mL. Como após a dequitação da placenta houve o acréscimo de 400 mL no frasco de aspiração, deve-se somar esse volume ao volume de sangue contido nas compressas, totalizando uma perda de 700 mL.

A quantificação das perdas sanguíneas deve-se estender principalmente incluindo o puerpério imediato, ou seja, no quarto período pós-parto (período que se inicia com a dequitação da placenta e se estende por 60 minutos). Como a atonia uterina é uma das principais causas de hemorragia pós-parto. Deve-se adotar rotinas bem estabelecidas e rigorosas de administração de ocitocina e supervisão da contratilidade uterina. A ocitocina é uma medicação que, quando administrada por via venosa, obrigatoriamente deve ser por meio de bomba de infusão já que é uma das medicações mais frequentemente envolvidas em eventos adversos.

A rotina de administração de ocitócicos para cesariana e parto vaginal no Grupo Santa Joana está descrita a seguir.

Conduta ativa de prevenção da hemorragia no puerpério imediato

O cuidado ativo do puerpério imediato (período de observação de 60 minutos após a dequitação da placenta), deve incluir a administração profilática de uterotônicos para todas as pacientes e monitoração em sala de recuperação pós-anestésica (SRPA) com atenção especial para monitorização da contratilidade uterina.

Nas Maternidades do Grupo Santa Joana, a ocitocina é administrada por via venosa, em bomba de infusão, inicialmente com um *bolus* seguido da dose de manutenção.

Para cesariana eletiva: administrar ocitocina em *bolus* de 1 U a cada 30 segundos, até 3 unidades, seguida da infusão por 2 h de 10 unidades de ocitocina, diluídas em 500 mL de ringer lactato na velocidade de 250 mL/h, em bomba de infusão.

Pacientes submetidas à cesárea pós-tentativa de parto vaginal ou que desenvolveram hemorragia pós-nascimento: administrar ocitocina em *bolus* de 1 U a cada 30 segundos, até 3 unidades, seguida da infusão por 2 horas de 20 unidades de ocitocina, diluídas em 500 mL de ringer lactato na velocidade de 250 mL/h, em bomba de infusão.

Critérios de alta da FASE 1 do protocolo de hemorragia ou de progressão para a próxima fase:

- Perdas sanguíneas cumulativas inferiores a 1000 mL, com útero contraído, loquiação fisiológica e sinais vitais dentro da normalidade: alta do protocolo de hemorragia e encaminhamento para a unidade de destino específica.
- Perdas sanguíneas cumulativas superiores a 1000 mL: inclusão nas FASES 2, 3 ou 4, de acordo com o volume de perdas sanguíneas e a condição clínica da paciente.

Fase 2 (eliminar, medicar, acompanhar)

A fase 2 inclui todas as pacientes obstétricas que apresentaram perdas sanguíneas superiores a 1.000 mL e inferiores a 1.500 mL. Essa fase também é conhecida como "fase de ouro", pois o pacote de medidas correspondente deve ser realizado em tempo inferior a uma hora. Nessa fase, é fundamental o trabalho em equipe multiprofissional.

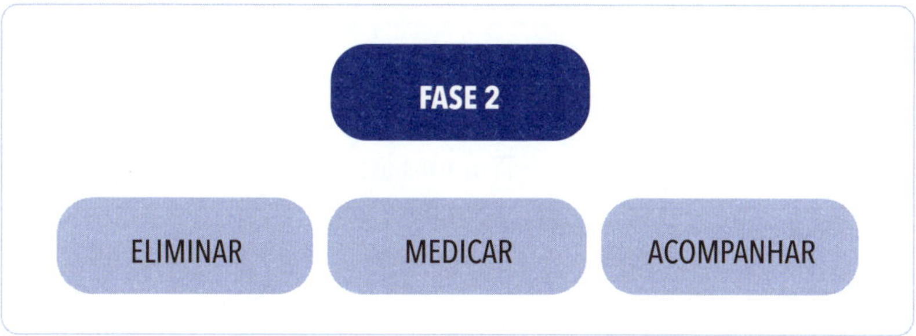

Figura 2 Ilustração da Fase 2 do protocolo de hemorragia.

Eliminar

Reconhecer e eliminar a causa do sangramento são essenciais. Nunca se afaste do paciente até ter certeza de que a causa foi identificada e eliminada.

Para facilitar a identificação da causa, utilizamos o método mnemônico dos **4Ts**:

- Tônus (atonia)
- Tecido (restos placentários)
- Trajeto ou trauma (prolongamento da incisão uterina, lesão de vasos)
- Trombina (distúrbio de coagulação)

Medicar

Medicar apropriadamente e em tempo adequado as pacientes, a fim de evitar a piora clínica e a evolução para a disfunção orgânica, envolve a seguinte abordagem:

1. Fornecer oxigênio adicional.
2. Administrar 1 g de ácido tranexâmico em 100 mL de solução fisiológica, em 10 minutos. Pode ser repetido mais 1 g, se o sangramento persistir após 30 minutos.
3. Administrar precocemente uterotônicos de segunda linha (ergometrina 0,2 mg intramuscular e/ou misoprostol 800 mg via retal).

Tabela 3 Respostas hemodinâmicas decorrentes de perdas crescentes da volemia.

	Classe 1	Classe 2	Classe 3	Classe 4
Perda sanguínea (%)	< 15	Até 30	Até 40	> 40
Frequência cardíaca (bat/min)	< 100	> 100	> 120	> 140
Pressão arterial	Normal	Normal	Baixa	Muito baixa
Frequência respiratória	Normal	Normal	Diminuída	Diminuída
Estado mental	Pouco ansioso	Pouco ansioso	Ansioso ou confuso	Confuso ou letárgico
Índice de choque (FC/PAS)	< 0,6	≥ 0,6 e < 1,0	≥ 1,0 e < 1,4	21,4
Excesso de bases (mmol/L)	< -2,0	-2,0 a -6	-6 a -10	4–10

4. Aumentar a concentração da solução de infusão de ocitocina para 20 U em 500 mL de ringer lactato administrados na velocidade de 250 mL/h, se a solução inicial for de 10 U, em bomba de infusão.
5. Nos casos de persistência de sangramento por atonia uterina, pensar em realizar medidas de preservação uterina, como sutura hemostática (técnica de B-Lynch) e uso do balão intrauterino que utilizam o princípio da compressão por distensão da parede uterina ou da aspiração, promovendo colabamento da mesma, antes da realização da histerectomia.
6. Administrar concentrado de fibrinogênio se menor que 200 mg/dL (pelo método de CLAUSS) ou com Fibtem A5 < 12 mm (pelo ROTEM).
7. Repetir antibiótico (2 g de cefazolina) se a cirurgia ainda estiver em curso e com a cavidade abdominal aberta.
8. Administrar 1 g de cloreto de cálcio em 100 mL de soro fisiológico em 10 minutos.

Acompanhar

Acompanhar as pacientes de maneira diferenciada (alta vigilância) durante todo atendimento da paciente, incluindo as ações a seguir:

1. Chamar ajuda e trabalhar com os princípios de equipe de alto desempenho, mantendo ativamente a presença de um líder; participação ativa e respeitosa de todos os membros da equipe, comunicação em alça fechada, pausas para revisar o que já foi feito e determinar as próximas etapas de atendimento. Na Figura 4, encontra-se um *checklist* de acompanhamento das ações realizadas no intraoperatório durante o atendimento de um caso de hemorragia pela equipe multiprofissional.
2. Monitorizar os sinais vitais a cada 5 minutos e atentar ao Índice de Choque (Frequência Cardíaca/Pressão Arterial Sistólica). É um marcador de comprometimento hemodinâmico mais precoce que os sinais vitais convencionais. De maneira geral, quanto maior o valor, maior a gravidade do caso. Índices de Choque superiores 0,9 estão associados a maior risco de transfusão maciça e perdas volêmicas superiores a 40% da volemia.
3. Acompanhar a perfusão sistêmica com exames seriados e avaliar a necessidade de reposição volêmica. Solicitar esses exames a cada 30 minutos até o controle do sangramento. Os exames a serem colhidos são: hemoglobina, plaquetas, fibrinogênio, TP, TTPA, cálcio iônico, gasometria venosa, gasometria arterial e ácido láctico.

4. Manter a quantificação das perdas sanguíneas de maneira contínua e cumulativa. A quantificação, quando realizada em intervalos regulares, pode auxiliar na reposição volêmica da paciente.
5. Solicitar apoio técnico do banco de sangue e do laboratório, notificando a emergência.
6. Iniciar medidas ativas de aquecimento (manta térmica e utilização de equipamentos para aquecimento de fluidos).
7. Manter a paciente e seus familiares sempre informados. Delegar a função "helicóptero" a um profissional da sala operatória a fim de proteger emocionalmente a paciente e seus acompanhantes, que são vulneráveis e extremamente sensíveis aos comentários que são frequentemente realizados pela equipe multiprofissional. Evitar comentários como "a paciente está grave", "está difícil o controle do sangramento", entre outros. Lembrar que um número considerável dessas pacientes evolui com transtorno de estresse pós-traumático (TEPT) no pós-operatório.
8. Planejar o acompanhamento da paciente nas primeiras 24 horas pós-sangramento, com manutenção da infusão de ocitocina (quando apropriada). Suspender nos casos em que as pacientes evoluem para histerectomia. Os controles de sangramento e exames laboratoriais pós-controle do caso devem ser frequentes (primeiras 3 e 6 horas e, a seguir, de acordo com a rotina da unidade de encaminhamento).
9. Após a alta do centro cirúrgico/obstétrico, realizar a transição de cuidados para o setor de destino (unidade de cuidados diferenciados ou unidade de internação, conforme o caso), de maneira verbal e documentada no prontuário.

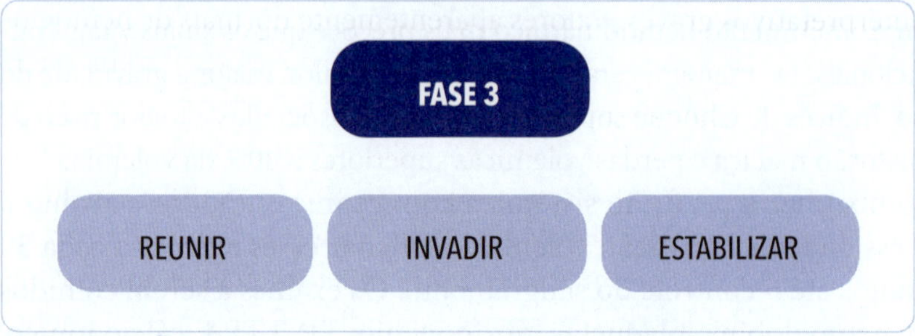

Figura 3 Ilustração da Fase 3 do protocolo de hemorragia.

Fase 3 (reunir, invadir, estabilizar)

Estão incluídas nessa fase todas as pacientes que apresentarem sangramento maior que 1.500 mL ou sangramento não quantificado que cause repercussão hemodinâmica. Nem sempre existe uma boa correlação entre volume de sangue perdido e grau de comprometimento hemodinâmico para perdas volêmicas que giram em torno de 20 até 30% da volemia (1.500 a 2.000 mL de sangue). Outros fatores como peso e altura da paciente, valores de hemoglobina prévios, velocidade da perda entre outros, podem facilitar ou dificultar o restabelecimento do equilíbrio hemodinâmico, utilizando-se tanto os mecanismos que são próprios da paciente, como aqueles que são fornecidos pela equipe multiprofissional. No entanto, vale lembrar que para perdas volêmicas iguais ou superiores a 30%, ou seja, 2.000 mL, frequentemente as repercussões hemodinâmicas passam a ser evidentes e, nessas condições, a reposição volêmica é desafiadora. Se a paciente não for adequadamente tratada, essa condição pode levá-la a óbito em poucos minutos.

Nessas condições, a falha mais comum no atendimento da paciente obstétrica é subestimar perdas, levando a paciente ao déficit volêmico e à baixa perfusão tecidual. Como o volume de sangue que passa no território útero-placentário é muito elevado, é extremamente difícil manter a paciente normovolêmica (em algumas situações pode ser inclusive necessária a administração de hemocomponentes com infusores rápidos de fluidos que permitem a administração de grandes volumes em curto espaço de tempo).

Os profissionais que não praticam a anestesia obstétrica no seu dia a dia, inicialmente, podem questionar a necessidade de reposição volêmica agressiva com a administração de grandes volumes infundidos. Nessas situações, o resultado de hemoglobina/hematócrito, quando analisados de maneira isolada e no contexto do sangramento agudo, podem induzir a erros interpretativos graves. Valores aparentemente normais de hemoglobina e hematócrito somente terão valor, se tivermos a certeza de que a volemia da paciente foi adequadamente corrigida. Portanto, o princípio básico do tratamento engloba: manter o volume intravascular, assegurar o equilíbrio ácido-base/hidroeletrolítico, garantir a perfusão tecidual adequada e a normotermia. Isso somente é possível quando se utilizam diversos monitores que permitem analisar em tempo real os sinais vitais e os parâmetros fisiológicos de resposta hemodinâmica; sequenciamento de exames laboratoriais e ações assistências coordenadas por uma equipe multiprofissional. O conjunto de parâmetros clínicos e exames laboratoriais com seus respectivos valores que devem ser seguidos durante o atendimento de paciente com hemorragia estão descritos na Tabela 4.

Para facilitar o acompanhamento do caso e interpretação de todas as informações que estão sendo coletadas no atendimento de uma paciente com hemorragia, criamos um *checklist* de acompanhamento (Figura 4).

Reunir

1. Reunir a equipe – solicitar apoio de um segundo anestesista e manter ativamente o trabalho das equipes que atuam, com o princípio de alto desempenho conforme citado anteriormente.
2. Manter equipe de apoio informada sobre a evolução do caso: banco de sangue e laboratório.
3. Reunir recursos para que o atendimento seja ágil, com fácil acesso aos materiais necessários para a instalação da pressão arterial invasiva, pressão venosa central, conversão para anestesia geral, instalação do infusor rápido de fluidos e dispositivos para o controle do sangramento uterino

Invadir a paciente

1. Obter o segundo acesso venoso calibroso – preferencialmente, com cateter calibre 14 ou 16, se ainda não obtidos.
2. Considerar a instalação precoce de pressão arterial invasiva e acesso venoso central.
3. Considerar IOT precoce nos casos com repercussão hemodinâmica / indicação de histerectomia.
4. Solicitar exames laboratoriais seriados (Protocolo Hemorragia – Controle Seriado de Sangramento) – Hb, plaquetas, fibrinogênio, TP, TTPA, cálcio iônico, gasometria venosa, ácido láctico venoso/lactato venoso – a cada 30 min até controle do sangramento.
5. Iniciar medidas ativas de aquecimento (manta térmica e utilização de equipamentos para aquecimento de fluidos).

Estabilizar: evitar a tríade letal do choque (acidose, coagulopatia e hipotermia)

1. Avaliação da volemia e da hemodinâmica minuciosa para garantir adequada perfusão para tecidos maternos, preferencialmente guiada

Grupo Santa Joana

Santa Joana · Pro Matre · Santa Maria

FASE 3 – Protocolo de Hemorragia – Painel Alerta Vermelho

CHECKLIST DE VERIFICAÇÃO PRIMÁRIA

☐ PERDA SANGUINEA > 1.500 ML   Horário: ______:___

ENFERMEIRA RESPONSÁVEL:

CAUSA: ☐ ATONIA ☐ TRAJETO ☐ COAGULOPATIA ☐ PLACENTA

☐ OUTRA: ____________________

☐ SANGRAMENTO CONTROLADO   Horário: ______:___

☐ SOLICITADO BANCO DE SANGUE   Horário: ______:___

☐ ATIVAÇÃO PROTOCOLO TRANSFUSÃO MAÇICA

CHECKLIST DE VERIFICAÇÃO SECUNDÁRIA

☐ CONTROLE SERIADO DE PERDAS SANGUÍNEAS

☐ KIT MASTER HEMORRARIA NA SO

☐ EXAMES LABORATORIAIS IDENTIFICADOS E ENVIADOS

☐ ESPECIALISTAS ACIONADOS: O UROLOGIA O VASCULAR

☐ CIRURGIA GERAL

EQUIPAMENTO ADICIONAL

☐ I-STAT ☐ USG ☐ Aquecedor de fluidos ☐ Monitor hemodinâmico

☐ Manta térmica ☐ Infusor rápido fluídos ☐ Cell Saver

Horário	Perdas			Volume infundido						Hemoderivados	Diurese	Medicações	Resultados exames críticos	Evento Intraoperatório
	Aspirador/ Campo	Compressas	Total	Cristaloide	Coloide	Hemácias	Plasma	Crio	Plaquetas					

Figura 4 Ficha de *checklist* de acompanhamento da hemorragia.

por medidas objetivas da resposta ao volume infundido, como avaliação do volume da veia cava, variação da pressão de pulso entre outros, conforme mencionado anteriormente.

2. Considerar ativar protocolo de transfusão maciça. A maioria das pacientes com perdas volêmicas superiores a 40% necessitarão de transfusão sanguínea.
3. Escolher soluções cristaloides com características (como pH e osmolaridade) mais próximas à do plasma, como o Plasma Lyte.
4. Administrar pelo menos 1-2 mL de cristaloide para cada mL de sangue perdido. Considerar o uso precoce de albumina para perdas volêmicas iguais ou superiores a 2.500 mL (aproximadamente perda de 40% da volemia).
5. Obter normalização da coagulação; corrigir a hipocalcemia se presente.
6. Quando nível sérico de fibrinogênio for menor que 200 mg/dL, administrar concentrado de fibrinogênio, sabendo-se que 3 frascos aumentam a concentração sérica em 90 a 100 mg/dL.
7. Solicitar avaliação do obstetra mais experiente de plantão ou do coordenador da equipe obstétrica caso o sangramento não esteja sob controle.

Protocolos de transfusão: transfusão maciça x transfusão guiada por metas

No atendimento inicial de uma paciente obstétrica que está perdendo a sua volemia em poucos minutos, não postergar a decisão de transfusão, aguardando-se por exames laboratoriais. Nesse contexto, pode-se optar pelo uso da transfusão maciça, que consiste na administração empírica de hemocomponentes na proporção de 2:1 (2CH:1PFC) ou 2:1:1 (2CH:1PFC:1Plaqueta) até a obtenção dos resultados de exames e o controle do sangramento, quando, então, se iniciará a transfusão guiada por metas, que se refere à prática de realizar a reposição de hemocomponentes com base nos resultados de exames laboratoriais.

Dessa maneira, durante a condução de um caso de hemorragia, pode ser necessário, na mesma paciente, alternar entre a transfusão maciça e a guiada por metas, dependendo da magnitude e da velocidade do sangramento.

Enquanto o plasma é descongelado, pode-se usar albumina humana a 5%, na dose de 12 mL/kg, ou albumina a 20%, na dose de 3 mL/kg de peso, diluindo a albumina em solução de ringer lactato, em infusão livre controlada pela VPP (variação de pressão de pulso – monitorização hemodinâmica invasiva), até atingir níveis de normalidade e o plasma estar descongelado, apto para infusão, se ainda for necessário.

No contexto da paciente obstétrica com hemorragia aguda, também deve-se considerar a administração precoce do concentrado de fibrinogênio, já que seu consumo é bastante acentuado.

Critérios de alta do protocolo de hemorragia das Fases 2 e 3

- Tempo mínimo de observação: 3 h pós-sangramento sob os cuidados do anestesista (o anestesiologista é o melhor profissional para avaliar a hemodinâmica da paciente).
- Útero contraído, loquiação fisiológica.
- Sinais vitais e exames laboratoriais (Tabela 4).

Critérios de alta do protocolo de hemorragia após 24 h do sangramento

1. Solicitar coleta de exames após 24 h do término do sangramento (hemoglobina, plaquetas, fibrinogênio, TP, TTPA, cálcio iônico, gasometria venosa, gasometria arterial e ácido láctico).
2. O atendimento do anestesiologista não se encerra com a alta da recuperação pós-anestésica. Idealmente, ele deve continuar com o seguimento da paciente até o restabelecimento completo da mesma.

Fase 4

Estão incluídas nessa fase todas as pacientes que evoluíram com disfunção orgânica secundária à hemorragia, conforme descrito na Tabela 6.

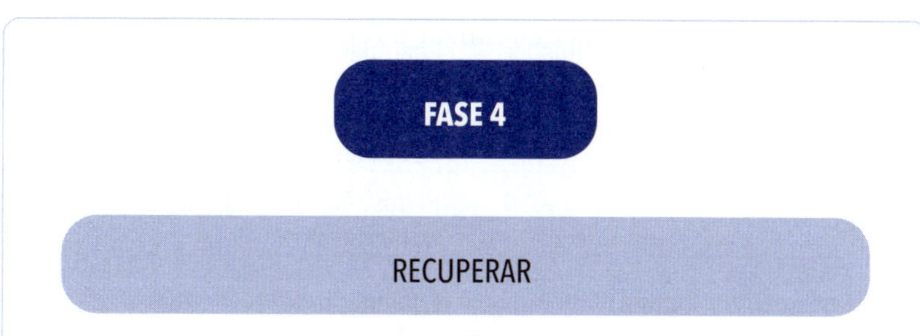

Figura 5 Ilustração da Fase 4 do protocolo de hemorragia.

As pacientes incluídas nessa fase devem ser encaminhadas para a unidade de terapia intensiva (UTI) até sua recuperação clínica e laboratorial, por pelo menos 24 h da admissão nessa unidade. O transporte da sala operatória para a UTI só deverá ocorrer segundo os critérios de alta apresentados na Tabela 4.

Particularidades no atendimento da paciente com diagnóstico de espectro de acretismo placentário

O espectro de acretismo placentário (EAP) é uma condição clínica na qual a placenta não descola espontaneamente da parede uterina ao nascimento e não pode ser removida sem que ocorra um sangramento anormal e potencialmente danoso à vida. Os principais fatores de risco são a inserção placentária anômala (placenta prévia) e a cicatriz uterina prévia (não restrito somente às cesarianas, mas incluindo outros procedimentos, como histeroscopia e miomectomia). Nos casos de suspeita de espectro de acre-

Tabela 4 Critérios de alta: sinais vitais e exames laboratoriais.

Parâmetros	Ideal	Motivo
FC	< 100 bat/min	Reposição volêmica adequada - oferta de O_2 aos tecidos
PAS	90 - 100 mmHg	Reposição volêmica adequada - oferta de O_2 aos tecidos
Hb/Ht	8 g/dL / 24%	Oferta de O_2 aos tecidos
Plaquetas	>75.000/mm	Coagulação
TP/TTPA	< 1,5 X controle	Coagulação
Lactato	≤ 25 mg/dL	Reposição volêmica adequada - oferta de O_2 aos tecidos
Base excess	≤ -2	Reposição volêmica adequada - oferta de O_2 aos tecidos
Cálcio	1,1 nmol	Coagulação
Temperatura	> 35 °C	Coagulação

tismo placentário (Tabela 5), o atendimento segue um fluxo específico com ações complementares obrigatórias, conforme descrito a seguir.

Linha de cuidado da paciente com suspeita de acretismo placentário

Preparo no pré-natal

- Avaliação com especialistas da equipe multidisciplinar: obstetra, radiologista, anestesista, hematologista, intensivista, urologista, psicólogo e cirurgião geral com *expertise* em acretismo.
- Realização de exames de imagem direcionados para acretismo, como ultrassonografia obstétrica e transvaginal com bexiga cheia, no período de 24 a 28 semanas de idade gestacional, e ressonância magnética, no período de 30 a 32 semanas de idade gestacional.
- Consulta com hematologista para controle e otimização dos níveis de ferro e hemoglobina no período pré-operatório.
- Programação do parto para o período entre 34 e 36 semanas de gestação, com internação antecipada da paciente para avaliação pré-anestésica, confirmação e otimização de seu preparo.

Tabela 5 Principais achados da USG de rastreamento em acretismos confirmados no intraoperatório.

Perda da clear zone plano hipoecoico	90,9%
Bridging vessels	90,9%
Afilamento miometrial	81,8%
Lacunas placentárias	77,3%
Hipervascularização subplacentária	72,7%
Hipervascularização útero-vesical	68,1%
Interrupção da parede vesical	40,9%
Placental bulge	36,3%
Vasos miometriais	27,2%
Invasão parametrial	4,5%

Fonte: Grupo Santa Joana, 2023.

Exames e reservas pré-operatórias

- Reserva de hemocomponentes: 2 U de concentrado de hemácias.
- Reserva de UTI adulto e neonatal.
- Coleta de exames na internação (Hb, plaquetas, fibrinogênio, TP, TTPA, cálcio iônico, gasometria venosa, ácido lático venoso/lactato venoso).
- Disponibilidade, no dia da cirurgia, de especialistas em cirurgia vascular, urologia e cirurgia geral, além de técnico de raio- X.
- Disponibilidade e aprovação de materiais especiais (cateteres endovasculares).
- Uso de estratégias conservadoras de sangue como o *Cell Saver*.

Preparo de sala e disponibilidade de equipe multiprofissional.

- Sala preparada com arco cirúrgico, caixa de cesariana e histerectomia, cateter vascular, manta térmica.
- Recepção do recém-nascido em berço aquecido, com material de reanimação neonatal (presença de enfermeira obstetra, técnico de enfermagem e neonatologista).
- Sala com mesa cirúrgica radiopaca.

Anestesia e preparos da anestesia

- Dois acessos venosos calibrosos, preferencialmente calibre 14G, aceitável 16G.
- Bloqueio de neuroeixo com conversão para anestesia geral após o nascimento, preferencialmente. Hoje em dia, entende-se que a conversão precoce em momento "eletivo", sem que o sangramento tenha se iniciado de maneira abundante, protege a paciente não somente em relação a uma intubação de urgência não programada, mas também psicologicamente. A vivência da hemorragia intraparto em pacientes conscientes com acretismo placentário aumenta substancialmente a probabilidade de desenvolver transtorno de estresse pós-traumático que pode ocorrer em até 40% dos casos. Portanto, a intubação, após o primeiro contato com o RN, atua como medida protetiva para a mãe.
- Material de via aérea difícil (VAD) em sala.
- Acesso venoso central ou pressão arterial invasiva: não é recomendado rotineiramente.
- Medidas de aquecimento ativo.
- Infusor de alto fluxo: 6.000 – 30.000 mL/h.

- Caixa do protocolo de hemorragia:
  - Agulha descartável 30 x 7 (5); agulha descartável 30 x 8 (5); agulha descartável 40 x 12 (5); cateter arterial 20G (1); cateter de segurança Insyte 14G (2); cateter de segurança Insyte 16G (2); cateter de segurança Insyte 18G (2); cateter venoso central duplo lúmen; conector valvulado; equipo para aquecimento fluído/sangue (1); equipo para soro (2); equipo para administração de solução (1); manta térmica MMSS; Plasma Lyte 500 mL (2); seringa descartável 10 mL (3); seringa descartável 20 mL (3); soro fisiológico 0,9% 100 mL (1); soro fisiológico 0,9% 500 mL (1); torneira 3 vias (2); ácido tranexâmico 50 mg/mL - amp 5 mL (4); transdutor de pressão descartável adulto (1); cloreto de cálcio 1 ampola.

Intervenções obstétricas

Pausa intraoperatória:

- Objetivo: avaliar a região uterina mais segura para a incisão e estimar o risco de sangramento imediato.
- Momento: pré-histerectomia.
- Execução:
  - Avaliação da equipe cirúrgica:
    - Identificação da área de acretismo.
    - Delimitação da zona de incisão uterina segura.
    - Estimativa da severidade da aderência placentária.
    - Previsão do grau de sangramento durante a remoção do concepto.
  - Comunicação clara:
    - Informação à equipe sobre os achados da avaliação.
    - Discussão do plano cirúrgico e das estratégias de manejo do sangramento.

Incisão fúndica:

- Objetivo: evitar a região do acretismo, minimizando o risco de hemorragia e extração transplacentária do concepto.
- Localização: fundo uterino, distante da área de aderência placentária.

Medidas progressivas para contenção do sangramento:

- B-Lynch:
  - Descrição: sutura uterina compressiva que promove hemostase e preserva a fertilidade.

    - Indicação: acretismo placentário focal ou parcial, sem invasão profunda.
    - Eficácia: reduz o sangramento e preserva o útero em casos selecionados.

Dispositivos de compressão interna:

- Balão de Bakri
    - Descrição: inserido na cavidade uterina para tamponar e comprimir o leito placentário.
    - Indicação: acretismo placentário com sangramento localizado.
    - Eficácia: controle temporário do sangramento, facilitando a histerectomia.

Histerectomia:

- Descrição: remoção cirúrgica do útero, indicada em casos de acretismo grave ou de sangramento incontrolável.
- Tipos:
    - Histerectomia subtotal: preserva o colo uterino.
    - Histerectomia total: remove útero e colo uterino.
- Indicação:
    - Acretismo placentário extenso ou com sangramento incoercível.
    - Falha das medidas de contenção do sangramento.
    - Risco de vida para a mãe.

Solicitação de anatomopatológico direcionado:

- Objetivo: confirmar o diagnóstico de acretismo e determinar a extensão da invasão placentária.
- Importância:
    - Orienta o planejamento cirúrgico e a escolha da técnica de histerectomia.
    - Permite o estudo da histopatologia da placenta e do útero.
- Procedimento:
    - Sinalização da área de maior suspeição de acretismo no espécime cirúrgico.
    - Solicitação de análise histopatológica específica para acretismo.

Observações adicionais:

- A escolha da intervenção mais adequada depende de diversos fatores, como a extensão do acretismo, a experiência da equipe cirúrgica e a disponibilidade de recursos.
- A comunicação eficaz entre a equipe multidisciplinar é fundamental para o sucesso do manejo do acretismo placentário.
- O acompanhamento pré-natal, detecção precoce do acretismo e de sua extensão e planejamento cirúrgico são essenciais para minimizar as complicações e melhorar o prognóstico materno.

Dinâmicas de equipe

- Helicóptero: delegar a um profissional, preferencialmente que não esteja prestando assistência direta, a responsabilidade de controle da comunicação verbal na sala operatória.
- Trabalhar com o conceito das equipes de alto desempenho com comunicação em alça fechada, liderança que coordena e delega funções para a equipe multiprofissional e pausas em intervalos regulares para resumir o caso e ações realizadas e programar as etapas subsequentes de atendimento

Cuidados e condutas no pós-operatório

- Acompanhamento psicológico: a incidência de TEPT em pacientes com acretismo placentário pode chegar a 40%.
- Acompanhamento nutricional.
- Exames seriados pós-hemorragia: o desenvolvimento de anemia é muito frequente nesse grupo de pacientes, seja qual for a fase do protocolo de hemorragia que foi incluída. De acordo com o controle da hemoglobina, deve-se avaliar a necessidade de administração de ferro intravenoso e orientar a paciente em relação aos cuidados pós-alta.
- Em caso de balonamento arterial e curativo compressivo no local da retirada do cateter, não movimentar os membros inferiores por 8 a 12 horas.
- Medidas de profilaxia para TEV.

Tabela 6 Critérios de morbidade e disfunção orgânica.

Cardiovascular	Necessidade de suporte de droga vasoativa para manutenção de pressão de perfusão adequada por mais de 24 horas ou parada cardiorrespiratória
Respiratória	Necessidade de IOT que não seja por conta da anestesia e de duração maior que 24 horas
Renal	Creatinina maior ou igual a 1,2 mg/dL
Hepática	TGO e TGP 2x o valor da normalidade e por mais de 24 horas
Hematológica	TP/TTPa > 1,5x o valor da normalidade Plaquetopenia < 100.000/mm^3 e por mais que 24 horas
Neurológica	Crises convulsivas e coma (de acordo com escala de Glasgow)

REFERÊNCIAS

1. American College of Obstetricians and Gynecologists; Society for Maternal-Fetal Medicine. Obstetric Care Consensus No. 7: Placenta Accreta Spectrum. Obstet Gynecol. 2018;132:e259-e275.
2. Collins SL, et al. Evidence-based guidelines for the management of abnormally invasive placenta: recommendations from the International Society for Abnormally Invasive Placenta. Am J Obstet Gynecol. 2019;220:511-26.
3. Grupo Santa Joana, 2023.
4. Henriquez DDCA, et al. Association of timing of plasma transfusion with adverse maternal outcomes in women with persistent postpartum hemorrhage. JAMA Net Open. 2019;2:e1915628.
5. Jauniaux E, et al. FIGO consensus guidelines on placenta accreta spectrum disorders: prenatal diagnosis and screening. Int J Gynaecol Obstet. 2018;140:274-80.
6. Kumaraswami S, Butwick A. Latest advances in postpartum hemorrhage management. Best Pract Res Clin Anaesthesiol. 2022;36:123-34.
7. Lagrew D, et al. Improving Health Care Response to Obstetric Hemorrhage, a California Maternal Quality Care Collaborative Toolkit, 2022.
8. Lee SY, et al. Use of the shock index to predict maternal outcomes in women referred for postpartum hemorrhage. Int J Gynaecol Obstet. 2019;144:221-4.
9. Scavone B. Antepartum and postpartum hemorrhage. In: Chestnut D, Wong C, Tsen L, et al. Chestnut's obstetric anesthesia: principles and practice. 6th ed. Philadelphia: Elsevier; 2020. p. 881-913.

10. Sohn CH, et al. Blood lactate concentration and shock index associated with massive transfusion in emergency department patients with primary postpartum haemorrhage. Br J Anaesth. 2018;121:378-83.
11. Sullivan IJ, Ralph CJ. Obstetric intra-operative cell salvage: a review of an established cell salvage service with 1170 re-infused cases. Anaesthesia. 2019;74:976-83.
12. Tol ID, et al. Post traumatic stress disorder (PTSD): The psychological sequelae of abnormally invasive placenta (AIP). Placenta. 2019;81:42-5.
13. Vallera C, et al. Uterotonic medications: oxytocin, methylergonovine, carboprost, misoprostol. Anesthesiol Clin 2017;35:207-19.
14. Vermeulen T, et al. The role of fibrinogen in postpartum hemorrhage. Best Pract Res Clin Anaesthesiol. 2022:36,399-410.
15. Waters JH, Bonnet MP. When and how should I transfuse during obstetric hemorrhage? Int J Obst Anesth. 2021;46:102973.
16. WHO, UNICEF, UNFPA, World Bank Group and UNDESA/Population Division. Trends in maternal mortality: 2000 – 2020: estimates by WHO, UNICEF, UNFPA, World Bank Group and UNDESA/Population Division.
17. WOMAN Trial Collaborators. Effect of early tranexamic acid administration on mortality, hysterectomy, and other morbidities in women with post-partum haemorrhage (WOMAN): an international, randomised, double-blind, placebo-controlled trial. Lancet. 2017;389(10084):2105-16.
18. Ansami J, Yarmas A, Michel G, Lyell D, Hedlin H, Cornfield D, Carvalho B. Intravenous calcium to decrease blood loss during intrapartum cesarean delivery. Obstet Gynecol. 2024;143(1):104-112.
19. Cruz CZ de la, Coulter M, O'Rourke K, Mbah AK, Salihu HM. Post-traumatic stress disorder following emergency peripartum hysterectomy. In: Arch Gynecol Obstet. 2016 Oct;294(4):681-8. doi: 10.1007/s00404-016-4008-y. PMID: 26781263.

8 Anestesia na gestante com pré-eclâmpsia

Francinni Mambrini Pires Rego
João Francisco Ferreira de Souza
Leandro Gustavo de Oliveira
Marina Cestari de Rizzo
Rejiane Caldeira Pinto

INTRODUÇÃO

A pré-eclâmpsia (PE) incide em cerca de 5% de todas as gestações, sendo responsável por 60.000 mortes maternas e por mais de 500.000 mortes perinatais todos os anos. Não há estimativa sobre a quantidade de pacientes que acumulam morbidades clínicas após a recuperação da doença.

No Brasil, a pré-eclâmpsia é a principal causa de morte materna e partos prematuros por indicação médica, principalmente antes de 28 semanas de idade gestacional. Trata-se de uma doença sistêmica extremamente polimórfica, determinada por intensa resposta inflamatória e lesão endotelial difusa. Alterações no desenvolvimento placentário, determinadas por fatores genéticos, imunológicos e condições clínicas de base, que levam ao comprometimento endotelial crônico e à síndrome metabólica, determinam a fisiopatologia da pré-eclâmpsia, marcada principalmente por estresse oxidativo do sinciciotrofoblasto. A placenta disfuncional passa, então, a liberar uma série de fatores necróticos, inflamatórios e antiangiogênicos, que caem na circulação materna e determinam o comprometimento endotelial característico da pré-eclâmpsia.

O espectro mais comum da doença cursa com hipertensão arterial (PA ≥140 x 90 mmHg) e inicia-se após 20 semanas de idade gestacional, associada ou não ao comprometimento de órgãos-alvo. Fenótipos de doença que divergem deste (hipertensão associada a proteinúria) têm uma elevada taxa de não diagnóstico em função da baixa suspeição clínica e investigação.

PREVENÇÃO DA PRÉ-ECLÂMPSIA

Ao longo do pré-natal, as pacientes com risco moderado ou alto de desenvolver pré-eclâmpsia são identificadas (Quadro 1). No entanto, ainda existem muitas dúvidas sobre quais populações realmente se beneficiam das formas de prevenção da doença.

Quadro 1 Fatores de risco para determinar a prevenção da pré-eclâmpsia.

Risco considerado	Apresentação clínica e/ou obstétrica
ALTO (um fator de risco)	História de pré-eclâmpsia, principalmente acompanhada de desfechos adversos
	Gestação múltipla
	Obesidade (IMC > 30)
	Hipertensão arterial crônica
	Diabete melito tipos 1 ou 2
	Doença renal
	Doenças autoimunes (p. ex.: lúpus eritematoso sistêmico, síndrome antifosfolípide)
	Gestação decorrente de reprodução assistida
MODERADO (≥ 2 fatores de risco)	Nuliparidade
	História familiar de pré-eclâmpsia (mãe e/ou irmãs)
	Idade ≥ 35 anos
	Gravidez prévia com desfecho adverso (descolamento prematuro de placenta, baixo peso ao nascer com > 37 semanas, trabalho de parto prematuro)
	Intervalo > 10 anos desde a última gestação

São recomendações de profilaxia:

- Exercício físico: recomenda-se a realização de pelo menos 140 minutos por semana de atividade física regular.
- Ácido acetilsalicílico (AAS), 100 mg/dia.
- Cálcio (500 mg a 1 g de cálcio/dia).

Embora essas recomendações determinem a redução do risco de desenvolver pré-eclâmpsia, elas não eliminam a possibilidade de a gestante apresentar a doença.

DIAGNÓSTICO

O diagnóstico da pré-eclâmpsia deve ser oportuno. Atrasos ou desvalorizações de manifestações clínicas podem levar a desfechos extremamente desfavoráveis. A Figura 1 apresenta os critérios para o diagnóstico da PE. A presença de um ou mais critérios associados à elevação da pressão arterial determinam o diagnóstico da doença.

MANEJO DAS PACIENTES COM PRÉ-ECLÂMPSIA

Uma vez que a paciente recebe o diagnóstico de PE, a internação deve ser recomendada para que se possa avaliar a necessidade de anti-hipertensivos, realizar avaliações por especialistas clínicos, em caso de disfunções iniciais de órgãos-alvo, identificar critérios de gravidade (apresentados a seguir) e estimar a velocidade de evolução da doença com o uso de biomarcadores, quando disponíveis.

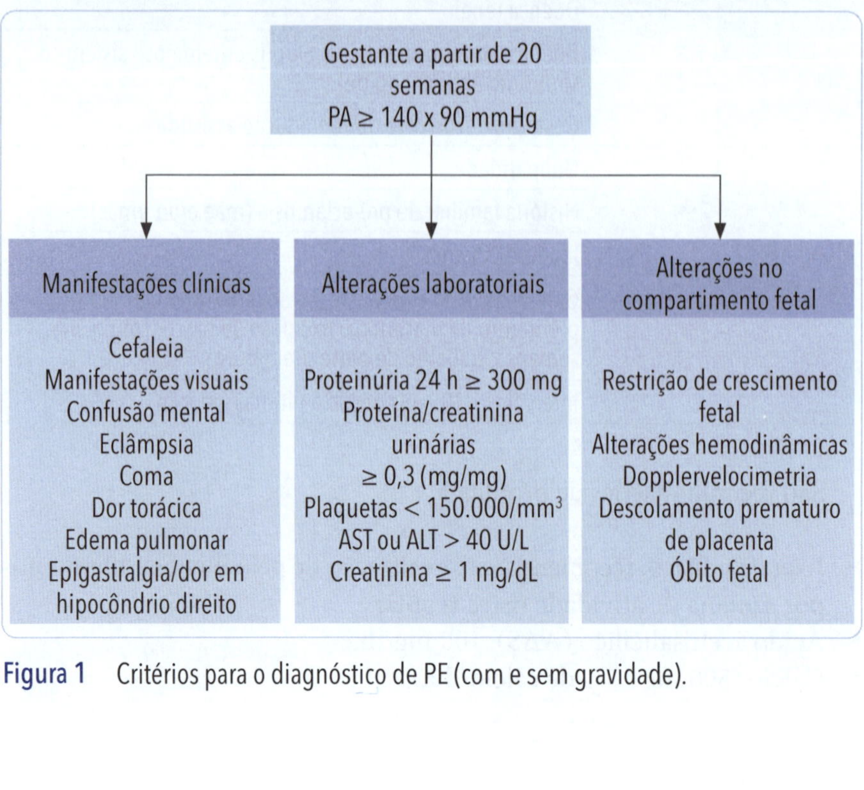

Figura 1 Critérios para o diagnóstico de PE (com e sem gravidade).

TRATAMENTO ANTI-HIPERTENSIVO

O Quadro 2 apresenta as principais medicações e suas respectivas doses para o tratamento anti-hipertensivo durante a gestação. Medicações como inibidores de enzima de conversão de angiotensinogênio (IECA) e bloqueadores de receptores de angiotensina (BRA) são contraindicados em razão da feto-toxicidade e do potencial para displasia renal fetal.

O objetivo do tratamento é manter a pressão arterial diastólica em torno de 85 mmHg. Essa meta reduz o risco de crise hipertensiva (pressão arterial sistólica ≥ 160 ou pressão arterial diastólica ≥ 110mmHg). A identificação de níveis de pressão arterial diastólica < 70 mmHg determina a redução das doses ou a suspensão dos medicamentos.

CRITÉRIOS DE GRAVIDADE DA PRÉ-ECLÂMPSIA

Os critérios de gravidade da PE podem ser determinados por manifestações clínicas e/ou laboratoriais. O monitoramento clínico, evidentemente, deve

Quadro 2 Principais anti-hipertensivos indicados durante a gravidez.

Classe do agente	Agente	Posologia
Simpatolíticos de ação central, β2-agonistas	Metildopa Comprimidos de 250 e 500 mg	750 a 2.000 mg/dia 2 a 4x/dia
Bloqueadores de canais de cálcio	Nifedipino retard Comprimidos de 10 e 20 mg	20 a 120 mg/dia 1 a 3x/dia
	Nifedipino de liberação rápida Comprimidos de 10 e 20 mg	20 a 60 mg/dia 2 a 3x/dia
	Anlodipino Comprimidos de 2,5, 5 e 10 mg	5 a 20 mg/dia 1 a 2x/dia
Vasodilatador periférico	Hidralazina Drágeas de 25 e 50 mg	50 a 150 mg/dia 2 a 3x/dia
β-bloqueadores	Metoprolol Comprimidos de 25, 50 e 100 mg	100 a 200 mg/dia 1 a 2 x/dia
	Carvedilol Comprimidos de 6,25 e 12,5 mg	12,5 a 50 mg/dia 1 a 2 x/dia Recomenda-se iniciar com 12,5 mg/dia por dois dias e, a partir de então, aumentar a dose

ser diário, e a paciente deve ser orientada sobre os sinais e sintomas de gravidade para que contribua com o seu automonitoramento. O monitoramento laboratorial pode ser feito 1 a 2 vezes por semana ou até diariamente, dependendo da evolução do caso. O Quadro 3 apresenta os critérios de gravidade da PE.

TRATAMENTO DA CRISE HIPERTENSIVA

O Quadro 4 apresenta as principais medicações e respectivas doses para o tratamento da crise hipertensiva (PAS ≥1 60 ou PAD ≥ 110 mmHg) na gestação ou no puerpério. Salienta-se que o tratamento deve ser realizado independentemente de manifestações clínicas.

Quadro 3 Critérios clínicos e laboratoriais para o diagnóstico de pré-eclâmpsia grave.

Parâmetros clínicos
Cefaleia
Manifestações visuais
Confusão mental
Eclâmpsia
Coma
Dor torácica
Edema pulmonar
Epigastralgia/dor em hipocôndrio direito
Parâmetros laboratoriais
Hemograma: plaquetopenia (< 100.000 /mm³) Obs.: atentar para reduções de níveis de plaquetas durante o acompanhamento (reduções > 20% devem ser valorizadas)
Creatinina: ≥ 1,2 mg/dL
ALT, AST: > 70 U/L ou > 2x o valor de normalidade
Bilirrubinas: ≥1,2 mg/dL
DHL: > 600 U/L
Coagulograma se riscos para coagulopatia – muito importante em pacientes com comprometimento hepático

Quadro 4 Principais medicações recomendadas para o tratamento da crise hipertensiva.

Agente	Dose inicial	Repetir, se necessário	Dose máxima
Hidralazina Ampola de 20 mg/mL	5 mg, via intravenosa	5 mg, a cada 20 min	30 mg
A ampola de hidralazina contém 1 mL, na concentração de 20 mg/mL. Diluir uma ampola (1 mL) em 19 mL de água destilada; assim, obtém-se a concentração de 1 mg/mL			
Nifedipino Comprimido de 10 mg	10 mg, via oral	10 mg, a cada 20-30 min (via oral)	30 mg
Hidralazina em infusão contínua	5 mg/hora Diluir 80 mg (4 mL de hidralazina) em 500 mL de soro fisiológico e manter infusão de 30 mL/hora		
Nitroprussiato de sódio Ampola 50 mg/2 mL	0,5 a 10 µg/kg/min Infusão intravenosa contínua		
A ampola de nitroprussiato de sódio contém 2 mL, na concentração de 50 mg/2 mL. Diluir uma ampola (2 mL) em 248 mL de soro glicosado 5%, obtendo, assim, a concentração de 200 µg/mL			

O uso do sulfato de magnésio

Está indicado para todas as pacientes com sintomas (sejam múltiplos ou único) o que determina gravidade da doença, a proteção materna contra o desenvolvimento ou recorrência dos quadros de eclâmpsia. A Figura 2 demonstra as principais indicações da medicação e as condutas obstétricas em cada caso.

A forma de administração preconizada é a endovenosa sempre que disponível, em detrimento da intramuscular, considerando a atuação do anestesiologista em ambiente hospitalar. Sendo assim, o esquema recomendado encontra-se no Quadro 5.

O sulfato de magnésio é uma medicação com potencial de toxicidade muito baixa, sendo esta de maior risco entre pacientes com injúria renal. De qualquer forma, recomenda-se o monitoramento de sinais de intoxicação em todas as pacientes, a partir da identificação de manutenção de

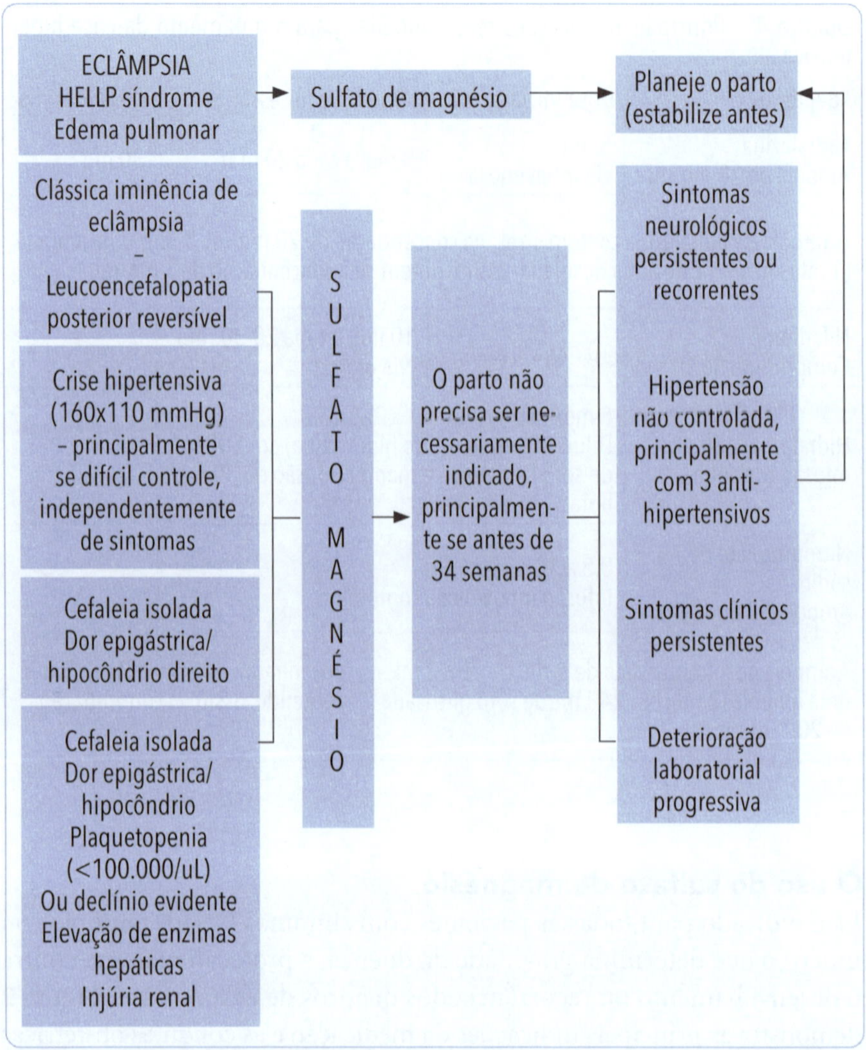

Figura 2 Principais indicações de sulfato de magnésio para PE com critérios de gravidade.

reflexos tendinosos, frequência respiratória ≥12 irpm e diurese de pelo menos 12 mL/h.

A suposta dose terapêutica de magnésio sérico é de 4,8 – 8,4 mg/dL. Entretanto, estudos apontam que a manutenção contínua da medicação é o principal determinante para o sucesso terapêutico e não a manutenção dos níveis acima. Sendo assim, a dosagem de magnésio sérico tem seu

Quadro 5 Esquema terapêutico recomendado para o sulfato de magnésio.

Dose de ataque = 4 g IV	Dose de manutenção = 1 g/h
SF - 12 mL	SF - 100 mL
$MgSO_4$ 50% - 8 mL	$MgSO_4$ 50% - 25 mL
Volume total - 20 mL	Volume total - 125 mL
Programação em BIC	Programação em BIC
Volume total = 20 mL	Volume total = 125 mL
Vazão total = 120 mL/h	Vazão total = 10 mL/h
Tempo de infusão = 10 min	Tempo de infusão desta solução = 12 horas
	*Tempo total de infusão total = 24 horas

valor apenas na suspeita de intoxicação pela medicação, e níveis a partir de 10 mg/dL passam a oferecer risco.

Para infusão de sulfato de magnésio endovenoso, é obrigatório o uso de bomba de infusão contínua e via única e exclusiva de venóclise calibrosa (g18, g16 ou g14). Durante o período de sulfatação, a paciente deve ter monitorização multiparamétrica contínua instalada, sendo alocada em leito de setor crítico como a sala de urgência, sala cirúrgica, recuperação pós-operatória, semi-intensiva ou unidade de terapia intensiva.

Períodos de manutenção de mais de 24 horas demonstram poucos benefícios clínicos para as pacientes.

Os efeitos colaterais mais comuns na aplicação do sulfato de magnésio são sensação de calor intenso e flushing cutâneo, náuseas, vômitos, fraqueza e sonolência. Esses devem ser explicados à paciente durante o início da aplicação.

A sondagem vesical é recomendada, pois a constatação de manutenção de diurese adequada (>25 mL/h) se apresenta como fator protetor contra a possibilidade de intoxicação e ainda permite o monitoramento da paciente com critérios de gravidade.

O tratamento da intoxicação por magnésio é feito com o interrompimento da sulfatação, furosemida EV e a infusão de gluconato de cálcio na dose de 15 mg/kg (10 a 20 mL de gluconato de cálcio a 10% em 3 minutos), podendo ser necessárias doses maiores de acordo com o comprometimento que tenha ocorrido.

A única contraindicação para o uso do sulfato de magnésio é a miastenia gravis. Pacientes miastênicas podem receber levetiracetam 1 g via oral para prevenção de convulsão, ainda que não haja evidências claras para o seu uso. Os quadros de eclâmpsia devem ser tratados com fenil-hidantoína.

A indicação do parto

O acompanhamento das pacientes com PE visa o controle pressórico e de lesões de órgãos alvo, o diagnóstico oportuno dos casos com critérios de gravidade e definição objetiva do melhor momento para o parto.

Todas as pacientes com diagnóstico de PE devem receber indicação do parto a partir de 37 semanas, ou antes se houver descompensação clínica. Partos cesáreos devem ser indicados quando existe instabilidade clínica e laboratorial que não permita aguardar o tempo necessário para a indução do trabalho de parto.

A sulfatação de pacientes antes do termo não indica resolução imediata da gestação. Essas pacientes devem ser criteriosamente avaliadas, e a indicação de parto apenas se dará em casos de deterioração clínica associada ao evento de gravidade. Deve-se atentar para a administração de corticoides para maturação pulmonar pela equipe de obstetrícia nesse momento.

Caso a gestante apresente um segundo episódio de criticidade antes do parto ou eventualmente durante o puerpério, deverá receber nova sulfatação e ter sua conduta obstétrica individualizada.

NEUROPROTEÇÃO FETAL

Dada a elevada frequência de partos prematuros associados à PE, convém destacar a solicitação de sulfatação para neuroproteção do feto.

Desde a idade gestacional tida como viabilidade até 32 semanas, idealmente, todos os RNs prematuros devem receber a dose de neuroproteção, com a função de estabilizar a membrana cerebral do feto e diminuir o risco de convulsões e sangramentos intracranianos.

Os protocolos de neuroproteção variam muito de acordo com a instituição e os recursos disponíveis, mas a sua administração é mandatória.

Atualmente, está indicado para quaisquer situações de parto prematuro abaixo de 32 semanas, tenha a mãe ou não o diagnóstico de PE. Nestes casos, administra-se a dose de ataque e de manutenção até o momento do nascimento, que se dará idealmente após 3 a 4 horas de manutenção sempre que possível. Caso não esteja indicada a manutenção da medicação por critérios maternos, o sulfato deixa de ser administrado após o nascimento.

Anestesia da paciente com pré-eclâmpsia sem sinais de gravidade

As técnicas de neuroeixo são consideradas padrão ouro para a anestesia obstétrica de pacientes com pré-eclâmpsia (PE), inclusive daquelas sem sinais de gravidade. As contraindicações nesse subgrupo de pacientes seguem as mesmas utilizadas em pacientes obstétricas em geral. As rotinas de anestesia regional para o parto vaginal e cesárea estão descritas nos nossos Capítulos 2 e 3.

Recomenda-se que o anestesiologista, durante a visita pré-anestésica, avalie as pacientes com PE quanto a sinais e sintomas clínicos da doença. Para tal, a coleta de exames laboratoriais com validade de 24 horas deve ser realizada. São avaliados: hemograma, contagem de plaquetas, ureia sérica, creatinina sérica, transaminases (TGO, TGP), desidrogenase láctica, coagulograma completo e fibrinogênio sérico. Preconiza-se que a anestesia de pacientes com PE seja realizada após disponibilização destes resultados.

Quanto ao manejo volêmico dessas pacientes no intraoperatório, vale destacar que elas são habitualmente pouco fluido-tolerantes. Por apresentarem alterações de glicocálix, são mais susceptíveis a extravasamento capilar. Por esse motivo, é recomendado que, durante a anestesia, seja realizado o mínimo de cristaloides possível (de 250 a 500 mL, incluindo a ocitocina e o magnésio). Para trabalhos de parto, a infusão não deve ultrapassar 100 mL/hora. Essas pacientes são tolerantes à oligúria, e estudos mostraram que, quando comparadas a pacientes com pré-eclâmpsia que receberam 1.500 mL de cristaloides na cesariana, as que receberam 250 mL tiveram menos disfunção renal e menores aumentos de creatinina no período pós-operatório.

A resposta ao uso de vasopressores nessas pacientes pode também ser exacerbada. Em caso de cesariana por raquianestesia, o uso de metaraminol deverá ser cauteloso. A medição de PA, quando realizada a cada 1 minuto, pode adiar a administração de *bolus* da medicação. Não é recomendada a realização de dose teste no cateter peridural de analgesias de parto, visto que 15 μg de adrenalina podem desencadear picos hipertensivos.

A maioria das pacientes pré-eclâmpticas em trabalho de parto apresentará sinais de gravidade no decorrer do parto. Por isso, a fim de diminuir catecolaminas circulantes, recomenda-se analgesia precoce, além de sulfatação como profilaxia de convulsões quando existirem sinais de gravidade.

Anestesia da paciente com pré-eclâmpsia com sinais de gravidade

O planejamento de cuidados para pacientes com pré-eclâmpsia e sinais de gravidade é sempre desafiador, exposto a diversos fenótipos da doença com variados níveis de lesões de órgãos-alvo. Como regra geral, as técnicas de anestesia regional são preferíveis em relação à anestesia geral, visto que a principal causa de mortalidade materna relacionada a anestesia nesse grupo específico de pacientes é o sangramento cerebral por pico hipertensivo durante a intubação orotraqueal. Portanto, a indicação e contraindicação da técnica anestésica raquiana e/ou peridural seguem os princípios universais aplicados à população geral, sem necessidade de adaptação nas doses de anestésicos locais e opioides.

Para garantir a segurança da paciente, a anestesia deverá ser realizada idealmente 2 a 3 horas após o aparecimento dos sintomas de gravidade, diagnóstico e início do protocolo de sulfatação. Durante esse período, a paciente deve ser estabilizada clinicamente pelo anestesiologista, e os exames laboratoriais devem estar disponíveis. Recomenda-se que todas as pacientes com sinais de gravidade tenham colhida e disponibilizada uma reserva de 2 concentrados de hemácias antes do início do procedimento anestésico.

No caso de acompanhamento ao longo da indução e do trabalho de parto, antes e após a analgesia, é essencial a coleta de exames de gravidade a cada 6 horas, juntamente com reavaliação clínica e monitorização hemodinâmica contínua.

O controle de picos pressóricos deve ser feito agressivamente, podendo ser utilizado nifedipino VO ou hidralazina EV (5 mg a cada 15 minutos até a dose máxima de 20 mg). As metas para controle de PA são as mesmas utilizadas ambulatorialmente (PAD em torno de 85 mmHg, mas não abaixo de 70). Em casos de hipertensão refratária, está indicada a introdução de nitroglicerina endovenosa, paralelamente à administração de dose de manutenção do sulfato de magnésio. Pacientes com essa condição se beneficiam da pressão arterial invasiva para controle mais fino de infusões de vasopressores e coleta de exames seriados, no mínimo a cada 6 horas.

Não há um valor de pico pressórico teto que contraindique a anestesia do neuroeixo. Em pacientes com importante descompensação clínica no momento da anestesia, pode-se ponderar a realização de duplo bloqueio, mesmo para cesariana, gerando menor variação pressórica em curto espaço de tempo e mantendo a circulação materna e placentária mais estáveis. Pacientes muito descompensadas do ponto de vista cardiovascular podem apresentar agitação psicomotora e algum grau de dessaturação, sendo necessário avaliar a realização de raquianestesia.

Para pacientes que desenvolvem a síndrome HELLP, com sinais de disfunção hepática em graus variáveis, há um aumento do risco de coagulopatias, e a transfusão de hemoderivados deve ser guiada preferencialmente por testes viscoelásticos. A realização de *Point of Care Ultrasound* (POCUS) nessas pacientes pode fornecer informações valiosas sobre a volemia e possibilitar um manejo volêmico mais refinado. Achados como congestão pulmonar, derrame pericárdico e hipovolemia em grandes vasos podem ser identificados. O uso de ultrassonografia para determinar a localização da punção de neuroeixo pode ser crucial em pacientes muito edemaciadas.

Trombocitopenia em pacientes com pré-eclâmpsia grave

O planejamento anestésico para pacientes com pré-eclâmpsia e trombocitopenia se divide em técnica de anestesia geral ou neuroeixo. Não há dados na literatura que considerem aumentado o risco de complicações de punções por agulha de peridural versus raquidiana.

- Em pacientes com contagem de plaquetas acima de 70.000 por dL em câmara de Neubauer, não há restrição para o uso da técnica *gold standard* preconizada de neuroeixo.
- Em pacientes com contagem abaixo de 50.000 plaquetas por dL, a indicação é de anestesia geral.
- Em pacientes com contagem limítrofe, entre 50-70.000 plaquetas por dL, deve-se ponderar a curva de diminuição das plaquetas, a existência de outros sinais de disfunção hepática ou hematológica que contribuam para estados de hipocoagulabilidade, a gravidade global da doença, a possibilidade de jejum completo, o exame físico criterioso das vias aéreas, o possível estado de edema de vias aéreas ao longo do trabalho de parto e as condições de segurança locais para realização de anestesia

geral ou técnica de neuroeixo. Quando disponível, a tromboelastometria pode ser realizada, uma ferramenta cada vez mais disponível, que pode ter seu papel na individualização das condutas.

- Em pacientes com plaquetopenia ou plaquetas em curva de redução (mais de 20% entre dois exames), a validade da contagem universal é de 6 horas. Em centros de excelência, a disponibilização deste exame é muito rápida (cerca de 10 minutos), e usualmente considera-se a validade de 2 horas para casos de gravidade.

Anestesia geral em pacientes com pré-eclâmpsia grave

A manutenção da segurança da paciente é fundamental em casos de indicação de anestesia geral. Essas pacientes são extremamente graves, e a estabilidade hemodinâmica deve ser mantida não apenas após a indução, mas durante todo o parto. Habitualmente, utiliza-se a sequência rápida de intubação. A baixa reserva pulmonar das pacientes gestantes também deve ser lembrada, sendo fundamental a desnitrogenação até EtO_2 acima de 90% antes de iniciar a administração de anestésicos.

É crucial evitar picos pressóricos associados à laringoscopia, e para tanto, podem ser utilizados betabloqueadores associados aos indutores, opioides e bloqueadores neuromusculares habituais. Isso se justifica pelo aumento do risco de sangramento no sistema nervoso central nessa população.

Em pacientes com disfunção cardíaca secundária à pré-eclâmpsia, a administração de fluidos deve ser preferencialmente guiada por parâmetros objetivos da função cardíaca.

Deve-se estar atento ao edema da pré-eclâmpsia, que ocorre também em vias aéreas e orofaringe, tornando-as friáveis e propensas a sangramento fácil, aumentando a probabilidade de intubação difícil e ventilação difícil (optando-se por sondas orotraqueais menores que o habitual).

A extubação de pacientes em regime de sulfatação que receberam rocurônio como bloqueador neuromuscular requer atenção e descurarização cuidadosa, com obrigatório uso de TOF (*train-of-four*) já que o bloqueio muscular pode ser prolongado por ação sinérgica da medicação, e doses mais altas dos agentes descurarizantes podem ser necessárias. Deve haver também atenção especial para possíveis casos de recurarização parcial ou residual na sala de recuperação pós-anestésica (RPA).

A descrição detalhada da técnica anestésica encontra-se no Capítulo 3 – "Anestesia para cesariana".

Manejo de uterotônicos em pacientes com pré-eclâmpsia

Pacientes pré-eclâmpticas apresentam maior risco de sangramento durante o parto, exigindo doses maiores de ocitocina em comparação com pacientes não pré-eclâmpticas. Alcaloides de ergot estão relativamente contraindicados em pacientes, com ou sem gravidade, devido ao risco de infarto agudo do miocárdio e picos hipertensivos graves. Portanto, como segunda classe de uterotônicos, utiliza-se habitualmente o misoprostol via retal na dose de 800 mg para o manejo de hipotonia ou atonia uterina.

O uso de sulfato de magnésio, bem como de nifedipino via oral, não está claramente relacionado à piora da contração uterina nessas pacientes.

PERÍODO PÓS-OPERATÓRIO

O anestesista deve estar atento à pré-eclâmpsia que ocorre no pós-parto. Há uma redistribuição de volume que pode levar a picos hipertensivos, especialmente nas primeiras 72 horas. Nessa fase, qualquer anti-hipertensivo é compatível com a amamentação, sendo a primeira escolha os inibidores da enzima conversora de angiotensina, como enalapril. Essa fase requer atenção especial, pois cerca de 50% das eclâmpsias e dos acidentes vasculares encefálicos (AVEs) acontecem nos primeiros dias após o pós-parto, geralmente até 7 dias.

REFERÊNCIAS

1. Abdul Sultan A, et al. Risk of first venous thromboembolism in pregnant women in hospital: population-based cohort study from England. BMJ. 2013;347:f6099.
2. Alfirevic Z, et al. Fetal and umbilical Doppler ultrasound in high-risk pregnancies. Cochrane Database Syst Rev. 2010:CD007529.
3. Beardmore-Gray A, et al. Two-year follow-up of infant and maternal outcomes after planned early delivery or expectant management for late preterm pre-eclampsia (PHOENIX): A randomised controlled trial. BJOG. 2022;129:1654-63.
4. Beardmore-Gray A, et al. Planned delivery or expectant management in preeclampsia: an individual participant data meta-analysis. Am J Obstet Gynecol. 2022;227:218-30.
5. Bernardes TP, et al. Caesarean section rates and adverse neonatal outcomes after induction of labour versus expectant management in women with an unripe cervix: a secondary analysis of the HYPITAT and DIGITAT trials. BJOG. 2016;123:1501-8.
6. Chappell LC, et al. Planned early delivery or expectant management for late preterm preeclampsia (PHOENIX): a randomised controlled trial. Lancet. 2019;394:1181-90.
7. Dowswell T, et al. Antenatal day care units versus hospital admission for women with complicated pregnancy. Cochrane Database Syst Rev. 2009;CD001803.
8. Gestational Hypertension and Preeclampsia: ACOG Practice Bulletin, Number 222. Obstet Gynecol. 2020;135:e237-e260.

9. Gordon A, et al. Sleep position, fetal growth restriction, and late-pregnancy stillbirth: the Sydney stillbirth study. Obstet Gynecol. 2015;125:347-55.
10. Gui J, et al. In vitro fertilization is associated with the onset and progression of preeclampsia. Placenta. 2020;89:50-7.
11. Koopmans CM, et al. Induction of labour versus expectant monitoring for gestational hypertension or mild pre-eclampsia after 36 weeks' gestation (HYPITAT): a multicenter, open-label randomized controlled trial. Lancet. 2009;374:979.
12. Langenveld J, et al. Neonatal outcome of pregnancies complicated by hypertensive disorders between 34 and 37 weeks of gestation: a 7-year retrospective analysis of a national registry. Am J Obstet Gynecol. 2011;205:540.e1-7.
13. Magee LA, et al. Diagnosis, evaluation, and management of the hypertensive disorders of pregnancy: executive summary. J Obstet Gynaecol Can. 2014;36:416-41.
14. McCarthy FP, et al. Multicenter cohort study, with a nested randomized comparison, to examine the cardiovascular impact of preterm preeclampsia. Hypertension. 2021;78:1382-94.
15. Seidler AL, Askie L, Ray JG. Optimal aspirin dosing for preeclampsia prevention. Am J Obstet Gynecol. 2018;219:117-118.
16. Tong S, et al. Pravastatin, proton-pump inhibitors, metformin, micronutrients, and biologics: new horizons for the prevention or treatment of preeclampsia. Am J Obstet Gynecol. 2022;226:S1157-70.
17. Tran K, et al. Home blood pressure monitoring in the diagnosis and treatment of hypertension in pregnancy: a systematic review and meta-analysis. CMAJ Open. 2021;9:E642-50.
18. von Dadelszen P, et al. Prediction of adverse maternal outcomes in pre-eclampsia: development and validation of the fullPIERS model. Lancet. 2011;377:219-27.

Anestesia na gestante com sepse/choque séptico

9

Camila de Almeida Silva
Cecilia Rosa Cravo
Monica Maria Siaulys

INTRODUÇÃO

As infecções virais ou bacterianas geralmente desencadeiam uma série de reações inflamatórias. Quando não tratadas adequadamente ou em função das características individuais de cada pessoa, essas reações podem se amplificar, resultando em prejuízo às funções de órgãos e sistemas. Isso caracteriza um quadro de sepse, que pode evoluir para uma situação mais grave conhecida como choque séptico. Nessa condição, além da disfunção de órgãos e sistemas, há a necessidade de administrar fármacos vasoativos para manter uma pressão de perfusão adequada para a manutenção da oxigenação tecidual, mesmo após a adequação da volemia.

Portanto, os quadros infecciosos podem ser classicamente divididos em:

- Infecção não complicada: presença de um quadro infeccioso com ou sem sinais da síndrome da resposta inflamatória sistêmica (SIRS).
- Sepse: presença de disfunção orgânica potencialmente fatal, causada por uma resposta imune desregulada diante de uma infecção.
- Choque séptico: sepse com hipotensão refratária à reposição volêmica adequada e necessidade de administração de droga vasoativa para manter a adequada perfusão tecidual.

Resumidamente, a diferença entre a sepse/choque séptico e a infecção não complicada durante a gravidez reside na presença de disfunção orgânica materna, que pode ser clínica ou laboratorial. No caso do choque séptico a gravidade é ainda maior que na sepse, já que há a necessidade de administrar vasopressores para manter uma pressão arterial média igual ou superior a 65 mmHg, mesmo após a adequada reposição volêmica. À medida que a doença se agrava, progredindo de infecção não complicada, sepse e choque séptico a probabilidade de óbito materno aumenta progressivamente, sendo de 7, 16 e 46% respectivamente. Portanto, a sepse durante a gravidez é considerada uma emergência médica. O reconhecimento precoce e a instituição imediata do tratamento, preferencialmente com pacotes de medidas específicas para cada fase da doença, são fatores determinantes para a redução da morbidade e mortalidade associadas à sepse. O tratamento visa controlar a infecção, estabilizar as funções vitais da mãe e garantir o bem-estar do feto, prevenindo a evolução para choque séptico, uma vez que as alterações circulatórias, celulares e metabólicas associadas a essa condição podem culminar com prejuízo da oxigenação de órgãos e tecidos, levando à morte materna e possivelmente fetal.

É fundamental que todos os profissionais assistenciais envolvidos no tratamento das pacientes com sepse sejam capazes de reconhecer os sintomas e sinais de gravidade e forneçam atendimento imediato para iniciar o tratamento. O diagnóstico da sepse materna pode ser desafiador, pois muitos dos sinais que indicam a resposta inflamatória secundária a uma infecção podem ser confundidos com as alterações fisiológicas normais da gestação. Além disso, nem sempre há uma correspondência direta entre o quadro clínico e as alterações nos exames laboratoriais, e os marcadores de disfunção orgânica laboratorial podem aparecer antes de qualquer manifestação clínica. Também é importante considerar os possíveis diagnósticos diferenciais (Tabela 1).

A melhor ferramenta para o diagnóstico de sepse em gestantes ainda não está definitivamente estabelecida. Existem escores adaptados para a população obstétrica, cada um com vantagens e desvantagens específicas.

No Grupo Santa Joana, seguindo a mesma abordagem adotada em outros protocolos integrantes do programa de redução da mortalidade materna, que inclui hemorragia, sepse e pré-eclâmpsia, é dada grande ênfase às medidas de prevenção e ao diagnóstico precoce das doenças e complicações que mais contribuem para o óbito de pacientes obstétricas. Os critérios de inclusão no protocolo de sepse são altamente sensíveis, enfatizando a importância da fase de suspeita do diagnóstico. Nos protocolos, são utilizados verbos que intuitivamente orientam as ações a serem tomadas pela equipe multiprofissional no atendimento às pacientes, incluindo suspeitar, agir e decidir.

Tabela 1 Condições não infecciosas que podem simular sepse na gravidez.

Embolia de líquido amniótico
Pancreatite aguda
Fígado gorduroso agudo da gravidez
Embolia pulmonar
Reações adversas medicamentosas, febre medicamentosa
Insuficiência hepática aguda
Insuficiência adrenal aguda
Insuficiência hipofisária aguda
Condições autoimunes
Hemorragia oculta, incluindo gravidez ectópica
Malignidade disseminada
Trombose pélvica
Reações transfusionais

SUSPEITAR

Deve-se suspeitar de um quadro de sepse na gestação sempre que a paciente apresentar um foco infeccioso confirmado ou suspeito e tiver 2 ou mais critérios de SIRS (síndrome de resposta inflamatória sistêmica) e/ou sinais de disfunção orgânica (clínica ou laboratorial).

A seguir, estão listados os sinais de SIRS, que são diferentes em pacientes gestantes e não gestantes, a lista de focos infecciosos mais comuns em gestantes e os critérios objetivos de disfunção clínica ou laboratorial.

Atenção, pois os sinais de SIRS são diferentes em pacientes gestantes e não gestantes.

Sinais de SIRS para gestantes

- Febre (temperatura ≥ 37,8 °C) ou hipotermia (temperatura ≤ 35 °C).
- Frequência cardíaca ≥ 120 bpm.
- Frequência respiratória ≥ 22 incursões/min.
- Leucocitose ≥ 15.000 ou leucopenia ≤ 4.000 ou formas jovens (bastões) ≥ 10%.

  OBS.: os critérios de FC e PA foram ajustados para a população obstétrica.

Sinais de SIRS para não gestantes

- Febre (temperatura ≥ 37,8 °C) ou hipotermia (temperatura ≤ 36 °C).
- Frequência cardíaca ≥ 90 bpm.
- Frequência respiratória ≥ 20 incursões/min.
- Leucocitose ≥ 12.000 ou leucopenia ≤ 4.000 ou formas jovens (bastões) ≥ 10%.

Focos infecciosos suspeitos ou confirmados em gestantes e puérperas

- Mastite.
- Aborto infectado.
- Corioamnionite.
- Endometrite.
- Infecção do trato urinário/pielonefrite.
- Infecção da ferida operatória.
- Infecção de pele e partes moles.
- Infecção de corrente sanguínea.
- Infecção pulmonar (pneumonia bacteriana).
- Infecção de via aérea superior (IVAS).
- Infecção do trato gastrointestinal (GECA).
- Infecção abdominal.
- Doença inflamatória pélvica aguda (DIPA).

Alterações laboratoriais de disfunção orgânica

- Renal: creatinina > 1.1 mg/dL.
- Hematológica: plaquetas < 100.000.
- Hematológica: coagulopatia (INR > 1,5 ou TTPA > 60 s).
- Hepática: bilirrubina > 2 mg/dL.
- Metabólica: lactato acima de 2x o valor de referência.

Sinais clínicos de disfunção orgânica para gestantes e não gestantes

- Hipotensão: PAS < 90 mmHg (para gestantes, PAS < 85 mmHg ou PAM < 65 mmHg).
- Redução da diurese (diurese < 0,5 mL/kg/hora sem história prévia de disfunção renal).
- Alteração aguda do estado mental (rebaixamento do nível de consciência, *delirium*, agitação psicomotora).
- Dispneia ou dessaturação (relação PaO_2 < 300 ou necessidade de O_2 para manter SpO_2 > 90%).

AGIR

Nessa fase, é fundamental iniciar prontamente as ações mencionadas a seguir. Todas as ações devem ser concluídas em até 1 hora.

1. Acesso venoso periférico

Ele será útil para coleta de exames, administração de medicação e ajuste da reperfusão sistêmica. Se a paciente apresentar hipotensão (PAS < 85 mmHg para gestante; PAS< 90 mmHg para não gestante), iniciar imediatamente reposição volêmica com cristaloide (20 mL/kg para gestantes e 30 mL/kg para não gestantes) durante 1 hora com reavaliação posterior. Caso não atinja pressão arterial média alvo de 65 mmHg, iniciar a infusão de vasopressor.

2. Exames

Solicitar exames laboratoriais: hemograma completo com plaquetas, TGO/TGP, creatinina, PCR, lactato, bilirrubinas totais e frações, TP/TTPa, coleta de hemocultura (1 par de hemoculturas – 1 aeróbio e 1 anaeróbio – de sítios diferentes) e urocultura (assepsia adequada antes da coleta), cultura de foco infeccioso (abscessos, líquidos cavitários, ferida operatória, entre outros).

- Atenção aos resultados dos exames laboratoriais: identificar sinais laboratoriais de disfunção. O resultado do lactato deve estar disponível em até 30 min da coleta; se seu valor estiver 2 vezes acima do valor na normalidade, já é considerado disfunção orgânica laboratorial. Os demais exames devem estar prontos em 60-90 minutos, e são consideradas disfunções orgânicas as alterações laboratoriais descritas no tópico "Alterações laboratoriais de disfunção orgânica".

3. Terapia antimicrobiana

Iniciar a administração dos antibióticos conforme o foco infeccioso confirmado ou suspeito. Seguir as sugestões de prescrição de antimicrobianos, conforme descrito na Tabela 2. Esta etapa é fundamental e deve ser iniciada em até 1 hora. Caso ocorra dificuldade de coleta de hemocultura, o início da antibioticoterapia não deverá ser postergado. A prescrição sugerida na tabela é uma sugestão direcionada para cada foco, mas o médico deve estar atento a possíveis casos de alergia ao antimicrobiano sugerido. Os agentes etiológicos mais comuns que desencadeiam sepse em gestantes estão descritos na Tabela 3.

Reavaliação da paciente

As pacientes sob protocolo devem ter os sinais vitais avaliados a cada 30 minutos até a obtenção dos resultados laboratoriais para confirmar ou descartar a presença de disfunção orgânica.

Atenção: se a paciente apresentar 2 ou mais sinais de SIRS, foco infeccioso confirmado ou suspeito, hipotensão (PAS < 85 mmHg para gestante; PAS < 90 mmHg para não gestante) ou outro sinal de disfunção orgânica clínica, deve ser encaminhada diretamente para a UTI adulto, pois esses sinais por si só já permitem o diagnóstico minimamente de sepse, hipotensão e de choque séptico.

Tabela 2 Sugestão de antimicrobianos conforme foco infeccioso suspeito ou confirmado: se paciente alérgica ao esquema sugerido ou situação não contemplada pelo protocolo, discutir com equipe de infectologia/CCIH.

Foco suspeito ou confirmado	Antimicrobiano proposto
Sem foco inicialmente identificado	Ceftriaxone 1g IV 12/12 h
Infecção do trato urinário/ pielonefrite	1° opção – Ceftriaxone 1 g IV 12/12 h
Celulite/erisipela	1° opção – Clindamicina 600 mg IV 6/6 h Se paciente diabético, associar ceftriaxone 1 g IV 12/12 h
Pneumonia comunitária	Ceftriaxone 1g IV 12/12 h + Azitromicina 500 mg IV 1 x dia
Mastite	Clindamicina 600mg IV 6/6 h + Gentamicina 240 mg IV 1x/dia

(Continua)

Tabela 2 Sugestão de antimicrobianos conforme foco infeccioso suspeito ou confirmado: Se paciente alérgica ao esquema sugerido ou situação não contemplada pelo protocolo, discutir com equipe de infectologia/CCIH (continuação).

Foco suspeito ou confirmado	Antimicrobiano proposto
Infecção de sítio cirúrgico	Clindamicina 600 mg IV 6/6 IV + Gentamicina 240 mg IV 1x/dia OU Ceftriaxone 1 g IV 12/12 h + Clindamicina 600 mg IV 6/6h
Corioamnionite/ endometrite	Ampicilina sulbactan 3 g IV 6/6h + Gentamicina 240 mg IV 1x/dia OU Clindamicina 600 mg IV 6/6 h + Gentamicina 240 mg IV 1x/dia
Doença inflamatória pélvica	Ceftriaxone 1g IV 12/12 h + Azitromicina 500 mg IV 1x/dia + Metronidazol 500 mg IV 8/8h
Abortamento infectado	Ampicilina /sulbactan 3 g IV 6/6h + Gentamicina 240 mg IV 1x/dia OU Clindamicina 600 mg IV 6/6 h + Gentamicina 240 mg IV 1x/dia
Infecção de corrente sanguínea relacionada a cateter venoso central	Vancomicina 1 g IV 12/12 h + Cefepime 2 g IV 8/8h
Apendicite/peritonite	Ceftriaxone 1 g IV 12/12 h + Metronidazol 500 mg IV 8/8h
Síndrome gripal (influenza A/B)	Tamiflu 75 mg VO 12/12h
GECA	Ceftriaxone 1 g IV 12/12h + Metronidazol 500 mg IV 8/8 h

Tabela 3 Agentes etiológicos mais comuns de sepse em gestantes.

Gram-negativos	*Escherichia coli, Hemophilus influenzae, Klebisiellas sp, Enterobacter sp, Proteus sp, Pseudomonas sp, Serratias sp*
Gram-positivos	*Pneumococcus, Streptococcus* (grupos A, B e D), *Enterococus, Staphylococcus aureus, Listeria monocytogenes*
Anaeróbios	*Bacteroides sp, Clostridium perfringens, Fusobacterium sp, Peptococcus, Peptostreptococcus*

DECIDIR

A continuidade do plano terapêutico depende de se confirmar se a paciente tem um quadro de infecção não complicada, sepse ou choque séptico, ou se foi descartada a existência de processo infeccioso.

Infecção não complicada

Se a paciente possui confirmação de foco infeccioso e não apresenta critérios clínicos ou laboratoriais de disfunção orgânica, ela será diagnosticada com infecção não complicada. A conduta passa a ser individualizada de acordo com as necessidades clínicas de cada paciente, podendo-se optar por internação hospitalar ou seguimento ambulatorial. Fatores decisórios que podem ser citados são: presença de comorbidades, idade gestacional, entre outros.

Sepse e choque séptico

Se a paciente apresentar confirmação de foco infeccioso e critério de disfunção orgânica, o diagnóstico de sepse será confirmado. Se a paciente evoluir com a necessidade de uso de droga vasoativa, apesar da reposição volêmica adequada, o diagnóstico de choque séptico será confirmado.

Nessas duas situações, a paciente deverá ser internada em uma unidade de terapia intensiva e iniciar o tratamento das disfunções orgânicas:

- Providenciar acesso venoso periférico calibroso, caso a paciente ainda não possua. O acesso venoso central deverá ser realizado nos casos de uso de droga vasoativa, quando não houver resposta adequada à ressuscitação volêmica (PAM < 65 mmHg, lactato arterial > 36 mg/dL). O cateter central também pode ser utilizado para medidas de pressão venosa central e saturação venosa central de oxiemoglobina ($ScvO_2$). Não postergar o início da administração de droga vasoativa por dificuldade de obtenção de acesso venoso central.
- Ressuscitação volêmica: restaurar a perfusão tecidual precocemente. Nas pacientes hipotensas, administrar 20 mL/kg para gestantes e 30 mL/kg para não gestantes, utilizando cristaloide (ringer ou soro fisiológico 0,9%) na primeira hora. Atentar para o volume que a paciente já tenha recebido na unidade de origem e para a congestão pulmonar nos casos de necessidade de maior volume. Objetiva-se manter PAS ≥ 85 mmHg,

PAM ≥ 65 mmHg, SvO_2≥ 70%, PVC 8-12 mmHg e débito urinário ≥ 0,5 mL/kg/hora.

- Iniciar uso de vasopressor: se a paciente permanecer com PAM < 65 mmHg após infusão de volume inicial. Fármaco de primeira escolha: noradrenalina (na dose de 0,1–1,2 µg/kg/min), com associação de outros medicamentos se necessário (vasopressina, adrenalina, dobutamina). Uma dose baixa de hidrocortisona (200 mg/dia EV) também pode ser considerada nas pacientes com choque séptico e necessidade contínua de vasopressor. Um baixo débito cardíaco associado à hipoperfusão, apesar da ressuscitação volêmica adequada e da otimização da pós-carga, pode indicar a necessidade de um agente inotrópico, sendo a dobutamina o fármaco de escolha.
- Coletar exames laboratoriais e culturas: caso ainda não tenham sido coletados. Outros exames podem ser coletados adicionalmente, frente ao quadro clínico da paciente e julgamento médico (p. ex.: raio-X de tórax, ultrassom de abdome, ultrassom transvaginal, tomografia, PCR influenza, PCR, covid-19, sorologias, cultura de sítio cirúrgico, outras culturas conforme sítio infeccioso pertinente).
- Nos casos de alteração do lactato venoso inicial: após medidas iniciais de controle de lactato, novo lactato de controle deverá ser coletado em 4 horas e monitorado até que o valor de normalidade seja restabelecido. O cálculo de depuração do lactato (lactato inicial – lactato atual/lactato inicial x 100) é realizado, e espera-se uma depuração de lactato > 10% nas primeiras 4 horas. Atenção: hiperlactatemia residual isolada, sem outros sinais clínicos de hipoperfusão, não precisa ser tratada. Não está indicado o uso de bicarbonato nos casos de acidose lática em pacientes com pH > 7,15, pois o tratamento dessa acidose é o restabelecimento da adequada perfusão tecidual; avaliar apenas em situação de acidose grave (pH < 7,15).
- Administrar terapia antimicrobiana: conforme foco infeccioso confirmado ou suspeito, seguindo as sugestões de acordo com a Tabela 2. Caso a paciente já esteja em terapia antimicrobiana, avaliar necessidade de troca de esquema com infectologista.
- Respiratório: avaliar a necessidade de coleta de gasometria arterial; monitorar continuamente com oximetria de pulso. Deve-se corrigir/evitar hipoxemia (saturação de O_2 deve ficar acima de 94%). De acordo com a necessidade/gravidade, pode-se indicar cateter de O_2,

máscara de Venturi, máscara com reservatório, VNI (ventilação não invasiva), e intubação orotraqueal com ventilação mecânica (nas situações de hipoxemia refratária/hipercapnia e/ou instabilidade hemodinâmica grave e/ou RNC com Glasgow < 8). Não postergar a intubação orotraqueal em pacientes sépticos com insuficiência respiratória aguda e evidências de hipoperfusão tecidual; manter em ventilação protetora com baixos volumes correntes (6 mL/kg de peso ideal) e limitação da pressão de platô abaixo de 30 cmH_2O; manter PaO_2 70-90 mmHg e PEEP < 15 cmH_2O (adequar conforme avaliação de complacência e gravidade do quadro respiratório). Em pacientes com síndrome do desconforto respiratório agudo há menos de 48 horas, com relação PaO_2/FiO_2 < 150 e FiO_2 de 60% ou mais, discutir posição prona.

- Se houver sinais de hipoperfusão e com níveis de hemoglobina abaixo de 7 mg/dL: devem receber transfusão, mantendo a hemoglobina alvo entre 7-9 mg/dL. Em pacientes com coagulação intravascular disseminada (CIVD) e sangramento ativo ou com alto risco de sangramento, deve-se administrar plasma fresco congelado (10-15 mL/kg). A transfusão de plaquetas deve ser considerada para pacientes com sangramento ativo ou com alto risco de sangramento e que tenham contagem de plaquetas < 50.000/mm^3.
- Identificado um foco de sepse: o controle da fonte é uma prioridade (p. ex.: drenagem de abscesso) e pode envolver também a realização do parto. O momento e o tipo de parto serão determinados por:
  - Suspeita de foco infeccioso uterino.
  - Resposta às medidas de ressuscitação.
  - Período da gestação e da condição fetal.

Se o foco for uterino, o parto deve sempre ser considerado, independentemente do período da gestação. Deve-se suspeitar de sepse de origem intrauterina na presença de febre materna, ruptura de membranas ou procedimentos recentes (p. ex., amniocentese), taquicardia materna, taquicardia fetal, sensibilidade uterina e corrimento vaginal. Não há contraindicação ao uso de corticoides para a maturação pulmonar fetal. Se a suspeita for foco extrauterino, os esforços devem ser feitos para estabilizar a mãe e prolongar a gestação. A vitalidade fetal deve ser criteriosamente avaliada ao longo do tratamento da sepse materna.

Papel do anestesista no cuidado da sepse materna

A administração de anestesia a uma paciente com sepse é uma situação complexa e requer uma abordagem cuidadosa e individualizada (Tabela 4). A seguir, algumas considerações importantes para cada etapa do processo:

Avaliação pré-operatória: é fundamental realizar uma avaliação completa da paciente antes da administração da anestesia, com foco na identificação de disfunção orgânica. Pacientes com sepse/choque séptico podem necessitar de otimização individualizada da função de diferentes órgãos e sistemas.

Estabilização do paciente: antes da anestesia, é importante otimizar o estado clínico da paciente, buscando a adequada perfusão tecidual. Isso pode envolver a administração de fluidos intravenosos, vasopressores, oxigenação e correção de desequilíbrios eletrolíticos.

Escolha da anestesia: a anestesia geral, anestesia regional, local ou sedação consciente podem ser utilizadas. O anestesiologista deve tomar essa decisão com base na avaliação da condição clínica da paciente, tipo de procedimento cirúrgico proposto e tempo de início da terapia antimicrobiana.

Anestesia geral: é a opção mais segura para procedimentos cirúrgicos em pacientes com sepse, especialmente se o procedimento for complexo e exigir imobilidade completa do paciente. A anestesia geral pode ser ajustada para atender às necessidades do paciente e proporcionar a estabilidade necessária durante a cirurgia.

A paciente obstétrica séptica frequentemente apresenta instabilidade hemodinâmica e tem uma maior necessidade de suporte de oxigênio. Na prática, questões relevantes para a administração de anestesia geral incluem:

- Via aérea: gestante tem esvaziamento gástrico retardado com risco aumentado de refluxo e aspiração. Realize a intubação orotraqueal com indução em sequência rápida e preferencialmente utilizando o videolaringoscópio.
- Respiração: a pré-oxigenação antes da indução anestésica é mandatória e confirme com a monitorização da fração expirada de oxigênio. Há redução da capacidade residual funcional com aumento da ventilação e aumento do consumo de oxigênio, levando à hipoxemia mais rapidamente frente aos períodos de apneia.
- Cardiovascular: recomenda-se evitar compressão aortocava usando o deslocamento uterino lateral, garantir ressuscitação volêmica adequada

incluindo o uso apropriado de hemoderivados e se necessário, suporte inotrópico. Pacientes em choque apresentam maior sensibilidade aos agentes anestésicos, sendo necessária menor dose anestésica para exercer o efeito desejado. A titulação da dose é fundamental para identificar a menor dose eficaz e limitar os efeitos hemodinâmicos adversos. A cetamina e o etomidato são os agentes indutores de escolha pelos seus efeitos hemodinâmicos limitados em comparação com outras drogas anestésicas. O midazolam pode ser um agente de indução alternativo. Os opioides de ação curta (fentanil e remifentanil) também são utilizados. Em pacientes com hemodinâmica instável, o uso do propofol deve ser avaliado com cautela, por seu maior impacto no sistema cardiovascular. Em relação à técnica de escolha para a manutenção da anestesia geral, pode-se optar tanto pela anestesia inalatória ou intravenosa. Além da monitorização padrão, os pacientes com sepse/choque devem ter monitorização arterial invasiva e cateter venoso central.

Anestesia regional: a anestesia regional com utilização de bloqueios nervosos periféricos, tronculares ou de neuroeixo, podem ser utilizadas em situações específicas. Isso depende fundamentalmente do procedimento e da condição do paciente. Pacientes com alteração hemodinâmica toleram muito mal o bloqueio simpático e a vasodilatação associada à anestesia espinhal. Além disso, é importante avaliar cuidadosamente se a paciente apresenta algum distúrbio de coagulação, o que pode contraindicar a realização do bloqueio.

Outra grande preocupação é a possibilidade de desencadear infecção no neuroeixo, levando a um quadro de meningite ou abscesso peridural. Embora não se consiga precisar com exatidão tal risco, sabe-se que, em pacientes com infecção sistêmica e que já estejam em tratamento com terapia antimicrobiana, as anestesias regionais, incluindo as de neuroeixo, o risco parece ser extremamente baixo e, caso a condição clínica da paciente permita, as anestesias regionais podem ser realizadas com relativo grau de segurança. No que se refere à colocação de um cateter peridural ou intratecal, o assunto ainda é controverso.

Sedação consciente: a escolha da sedação consciente depende do procedimento, da tolerância da paciente e da estabilidade hemodinâmica. Utilizar sempre com cautela, especialmente na paciente obstétrica. A anestesia geral é sempre a melhor opção.

O resumo das etapas na anestesia da gestante séptica encontra-se na Tabela 4.

CONSIDERAÇÕES FINAIS

A sepse é definida como uma resposta desregulada do hospedeiro à infecção, causando disfunção orgânica.

- As alterações fisiológicas, imunológicas e mecânicas da gestação aumentam o risco de as gestantes desenvolverem infecção e podem retardar a detecção precoce do quadro de sepse/choque séptico.
- Triagem, diagnóstico precoce e tratamento adequado são fundamentais para reduzir ou evitar a mortalidade materna por sepse (uma das principais causas morte materna).
- Pielonefrite, corioamnionite, endometrite e mastite são as infecções mais comuns durante a gestação e o período pós-parto, podendo evoluir para sepse e choque séptico.
- Intervenções da "primeira hora" incluem:
    1. Coleta de exames, incluindo lactato.
    2. Coleta de hemocultura antes da administração do antibiótico.
    3. **Administração do antibiótico em até 1 hora.**
    4. Estabilização hemodinâmica com reposição volêmica e vasopressor, quando recomendado.
    5. Abordagem multidisciplinar, protocolos gerenciados e atendimento padronizado melhoram o desfecho materno e fetal.

Tabela 4 Etapas fundamentais durante a anestesia da gestante séptica.
1. Avaliação criteriosa da paciente, levando em consideração a gravidade da sepse/choque séptico e a presença de disfunção de órgãos.
2. Estabilizar a paciente antes da administração da anestesia, garantindo hidratação, pressão arterial adequada, oxigenação, controle de distúrbios eletrolíticos e perfusão tecidual otimizada.
3. Monitorar rigorosamente os sinais vitais durante o procedimento e os horários da administração de antibioticoterapia.
4. Monitorar o bem-estar fetal durante a anestesia e o procedimento cirúrgico.
5. Organizar a equipe multidisciplinar, incluindo intensivistas, obstetras, pediatras, anestesiologistas e cirurgiões, para melhor tomada de decisão em relação ao cuidado da paciente obstétrica com diagnóstico de sepse ou choque séptico.

REFERÊNCIAS

1. Abir G, Bauer ME. Maternal sepsis update. Curr Opin Anaesthesiol. 2021;34:254-9.
2. Bakhtawar S, et al. Risk factors for postpartum sepsis: a nested case-control study. BMC Pregnancy Childbirth. 2020;20:297.
3. Bughrara N, et al. Perioperative Management of Patients with Sepsis and Septic Shock, Part I: Systematic Approach. Anesthesiol Clin. 2020;38:107-22.
4. Carsetti A, et al. Good clinical practice for the use of vasopressor and inotropic drugs in critically ill patients: state-of-the-art and expert consensus. Minerva Anestesiol. 2021;87:714-32.
5. Escobar MF, et al. Maternal sepsis. Am J Obstet Gynecol MFM. 2020;2:100149.
6. Filetici N, et al. Maternal sepsis. Best Pract Res Clin Anaesthesiol. 2022;36:165-77.
7. Giouleka S, et al. Sepsis in pregnancy and the puerperium: a comparative review of major guidelines. Obstet Gynecol Surv. 2023;78:237-48.
8. Greer O, et al. Sepsis: precision-based medicine for pregnancy and the puerperium. Int J Mol Sci. 2019;20:5388.
9. Guarino M, et al. Update on Sepsis and septic shock in adult patients: management in the Emergency Department. J Clin Med. 2023;12:3188.
10. Jain V, Arora A, Jain K. Sepsis in the Parturient. Indian J Crit Care Med. 2021;25(Suppl 3):S267-72.
11. Mohr NM, et al. Etomidate use is associated with less hypotension than ketamine for emergency department sepsis intubations: A NEAR cohort study. Acad Emerg Med. 2020;27:1140-9.
12. Roberts E, et al. Current key challenges in managing maternal sepsis. J Perinat Neonatal Nurs. 2021;35:132-141.
13. Shields A, et al. Top 10 Pearls for the recognition, evaluation, and management of maternal sepsis. Obstet Gynecol. 2021;138:289-304.
14. Stephens AJ, et al. Maternal sepsis: a review of national and international guidelines. Am J Perinatol. 2023;40:718-30.
15. World Health Organization. Statement on Maternal Sepsis. 2017. Disponível em: https://www.who.int/publications/i/item/WHO-RHR-17.02. Acessado em: 24 jan. 2024.

PARTE 2

Anestesia para gestantes com comorbidade

10 Obesidade

Cecilia Rosa Cravo
André Braha Stoll

INTRODUÇÃO

A Organização Mundial da Saúde (OMS) define obesidade como a concentração excessiva de gordura que pode prejudicar a saúde do indivíduo. É uma doença multifatorial, que envolve diversos fatores genéticos, metabólicos, sociais e comportamentais. Por meio do cálculo do IMC (índice de massa corpórea – peso (em quilos)/altura (em metros)^2), a obesidade pode ser subdividida em categorias de acordo com a Tabela 1.

Tabela 1 Classificação de obesidade de acordo com a OMS.

IMC	Classificação
18,5 - 24,9 kg/m²	Peso normal
25 - 29,9 kg/m²	Sobrepeso
30 - 34,9 kg/m²	Obesidade grau 1
35 - 39,9 kg/m²	Obesidade grau 2
> 40 kg/m² 40 - 49,9 kg/m² 50 - 59,9 kg/m² > 60 kg/m²	Obesidade grau 3 Obesidade mórbida Superobesidade Super superobesidade

Não há consenso quanto à classificação da obesidade durante a gestação, sendo comumente utilizados os mesmos valores estabelecidos para a população não gestante. A prevalência da obesidade tem aumentado progressivamente tanto na população geral quanto entre mulheres em idade reprodutiva e gestantes.

A obesidade é uma condição multissistêmica, e está associada a diversas patologias, tais como apneia obstrutiva do sono, hipertensão arterial, doença coronariana, hipertensão pulmonar, tromboembolismo, entre outras. Durante a gestação, a obesidade emerge como uma das principais comorbidades, correlacionando-se com um aumento significativo no número de complicações tanto para a mãe quanto para o feto. Estima-se que até 25% de todas as complicações gestacionais, como doença hipertensiva, diabetes, prematuridade, entre outras, estejam direta ou indiretamente relacionadas à obesidade.

Estudos indicam que o grau de obesidade está diretamente associado ao aumento do risco de complicações materno-fetais graves, como hemorragia pós-parto, complicações cardiorrespiratórias, eventos tromboembólicos, sepse e complicações relacionadas à anestesia. Complicações neonatais incluem macrossomia, natimorto, distocia de ombro, defeitos do tubo neural, morte neonatal e internação em UTI neonatal. A frequência e a gravidade dessas complicações são mais acentuadas em gestantes com IMC acima de 40 kg/m^2 e, portanto, a partir desse valor, são estabelecidas diferentes abordagens de cuidado.

CONSIDERAÇÕES ANESTÉSICAS

A anestesia em gestantes obesas representa um desafio constante, uma vez que a obesidade pode dificultar significativamente muitos dos procedimentos associados ao ato anestésico. Os anestesistas enfrentam a necessidade de antecipar e gerenciar os desafios específicos apresentados por essas pacientes de alto risco. Além das alterações anatômicas e fisiológicas naturais da gestação, a anestesia em mulheres obesas apresenta dificuldades adicionais.

O reconhecimento precoce das possíveis complicações e o planejamento cuidadoso são elementos indispensáveis para garantir o êxito no manejo dessas pacientes. A anestesia do neuroeixo, embora represente um desafio particular na gestante obesa, é considerada a técnica preferencial. Essa escolha visa a evitar a manipulação da via aérea, reduzir o risco de aspiração, prevenir a exposição aos anestésicos inalatórios e minimizar o risco de hemorragia pós-parto. A abordagem estratégica, baseada no reconhecimento prévio das dificuldades potenciais, é fundamental para garantir a segurança e a eficácia do procedimento anestésico em gestantes obesas (Figura 1).

Avaliação pré-anestésica

Idealmente, todas as gestantes com IMC superior a 40 kg/m^2 devem passar por uma avaliação com um anestesista no início do terceiro trimestre. Essa avaliação é crucial para a estratificação de risco, a otimização clínica e o fornecimento de orientações sobre as opções anestésicas disponíveis. Na eventualidade de não haver tempo suficiente para a avaliação no terceiro trimestre, é imperativo que ela seja realizada o mais cedo possível, preferencialmente no momento da internação da paciente.

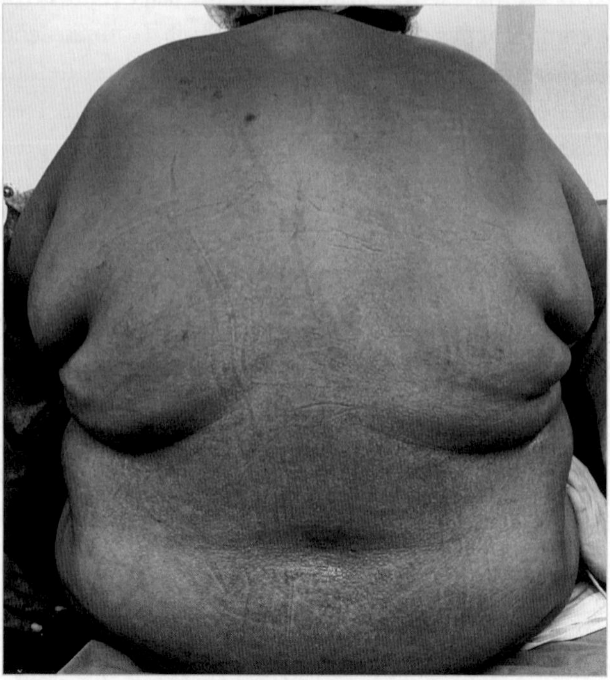

Figura 1 Dificuldade técnica na gestante obesa.
Fonte: acervo pessoal dos autores.

Durante essa avaliação, é essencial informar a paciente sobre os riscos e limitações associados, como possíveis dificuldades e falhas no bloqueio do neuroeixo, prolongamento do tempo cirúrgico, entre outros. Essas informações devem ser comunicadas de maneira clara e registradas de forma adequada na documentação médica.

Além da avaliação rotineira, deve-se atentar para os aspectos descritos na Tabela 2.

Tabela 2 Considerações pré-anestésicas na gestante obesa.

Sistema/risco	Considerações específicas
Via aérea Aumento do risco de via aérea difícil	Exame detalhado, incluindo Mallampati, distância tireomentoniana, abertura de boca e protrusão de mandíbula
Respiratória Aumento do risco de apneia obstrutiva do sono	História detalhada, explorando apneia obstrutiva e suas consequências Encaminhamento para pneumologia ou medicina do sono, se apropriado
Cardiovascular Aumento do risco de HAS, isquemia e cardiomiopatias	Histórico cardíaco detalhado: dor torácica, palpitações, tolerância ao exercício, ortopneia Exame físico: edema de MMII, crepitações pulmonares, estase jugular Solicitar ECG, ecocardiograma e encaminhar ao cardiologista para otimização quando necessário
Gastrointestinal Aumento do risco de broncoaspiração associado ao refluxo gastroesofágico e hérnia de hiato	Enfatizar tempos apropriados de jejum para procedimentos eletivos Considerar o uso de antiácidos e pró-cinéticos
Metabólico Aumento da resistência à insulina e risco de diabetes gestacional	Explorar histórico de possíveis complicações multissistêmicas da diabetes Encaminhar ao especialista para manejo quando necessário
Locomotor Aumento da possibilidade de alterações anatômicas na coluna lombar	Exame físico da coluna Solicitar exames prévios (radiografia) de pacientes com alterações existentes Considerar avaliação com ultrassonografia

Fonte: adaptado de Patel SD, Habib AS. *Anaesthesia for the parturient with obesity. BJA Educ. 2021;21(5):180-186.*

PLANEJAMENTO

É crucial realizar uma avaliação antecipada das necessidades de equipamentos especiais ao lidar com gestantes obesas. Isso inclui:

- Dispor de manguitos e compressores pneumáticos de membros inferiores dimensionados para obesos.
- Verificar a necessidade de instrumental cirúrgico e afastadores específicos, além de considerar os cuidados no transporte (macas e cadeiras de transporte adaptadas para obesos).
- Garantir uma mesa cirúrgica adequada ao peso da paciente.

O uso de manguitos de pressão não invasiva de tamanho apropriado é essencial, evitando superestimações significativas da pressão arterial em pacientes obesas. O comprimento do manguito deve ser de 80% da circunferência do braço, com uma largura de pelo menos 40%. Em situações em que não houver dispositivo de tamanho adequado para o braço, o manguito pode ser colocado no antebraço. Em casos de alto risco para complicações cardíacas e hemorragia, pode ser necessário recorrer à medida da pressão arterial invasiva.

Outros aspectos importantes a serem considerados incluem:

- Avaliação da possibilidade de aumento do sangramento no intra e no pós-parto, com a coleta antecipada de exames basais e tipagem sanguínea em gestantes com IMC superior a 40 kg/m^2 (no Grupo Santa Joana, essas pacientes são classificadas como médio risco e incluídas no protocolo de hemorragia).
- Antecipação de dificuldades na obtenção de acessos venosos, considerando o uso de ultrassonografia e, se necessário, obtenção de acesso venoso central.
- Reconhecimento das alterações farmacodinâmicas, como aumento do volume sanguíneo e de distribuição para fármacos lipofílicos e redução de massa magra e água, tornando as pacientes obesas mais suscetíveis a doses sub e supraterapêuticas.
- Prevenção de broncoaspiração, especialmente em razão da associação da obesidade com taxas elevadas de refluxo gastroesofágico.
- Prevenção de tromboembolismo, seguindo os protocolos institucionais e utilizando compressores pneumáticos de membros inferiores, deambulação precoce e profilaxia medicamentosa quando indicado.

- Prevenção de infecção de sítio cirúrgico, implementando cuidados convencionais de antissepsia e assepsia, além de otimizar o controle glicêmico perioperatório em pacientes diabéticas e administrar antibióticos na dose correta ajustada ao peso da paciente:
  - cefazolina 2 g IV (3 g para pacientes >120 kg); ou
  - clindamicina 600 mg (900 mg para pacientes >120 kg) + gentamicina 240 mg em pacientes alérgicas a cefalosporinas;
  - adicionar azitromicina 500 mg IV para pacientes em trabalho de parto ou com rotura de membranas.

ESCOLHA DA TÉCNICA ANESTÉSICA

As técnicas de bloqueio do neuroeixo (peridural, raqui ou combinada raqui-peridural) são sempre preferíveis à anestesia geral em pacientes obesas, especialmente pela possibilidade de dificuldades no manejo das vias aéreas dessas pacientes. Vale ressaltar que a obesidade em si não é um fator preditivo de dificuldade na realização do bloqueio do neuroeixo.

Embora a principal complicação do bloqueio do neuroeixo na paciente obstétrica obesa seja o bloqueio alto (de extensão maior do que aquele inicialmente planejado), com os cuidados apropriados, esses bloqueios não afetam adversamente a função cardiorrespiratória, proporcionando uma analgesia/anestesia confiável, segura e mantendo a paciente consciente. Devido à dificuldade na palpação da coluna e na identificação de parâmetros anatômicos, é comum que um maior número de tentativas seja necessário para realizar os bloqueios de neuroeixo nessas pacientes. No entanto, a taxa de sucesso do procedimento não difere daquela observada em pacientes eutróficas. A utilização prévia de ultrassonografia para identificação e marcação da anatomia da coluna pode ser valiosa nos casos em que há previsão de dificuldades.

Deve-se considerar que a obesidade está associada a trabalho de parto prolongado e maior incidência de cesárea.

Parto vaginal

Assim como em pacientes não obesas, a anestesia regional com duplo bloqueio é considerada padrão ouro. A realização precoce desse procedimento é crucial para obter um posicionamento ideal e a colaboração completa da paciente, garantindo um controle eficaz da dor. A instalação precoce do cateter peridural também permite assegurar o seu correto funcionamento e a utilização segura no caso de uma eventual indicação de cesariana de urgência. Embora não haja consenso sobre a superioridade do duplo bloqueio em comparação com a peridural convencional em pacientes obesas, observa-se que o duplo bloqueio proporciona analgesia rápida, com uma taxa mais assertiva de correto posicionamento do cateter peridural.

É fundamental prestar especial atenção à fixação do cateter peridural em pacientes obesas. Antes da fixação, é recomendável solicitar que a paciente retorne à posição neutra, uma vez que a mobilização da coluna pode ocasionar grandes alterações na distribuição do tecido adiposo, tracionando o cateter se já estiver fixado.

O risco de punção inadvertida da dura-máter é consideravelmente maior em pacientes obesas (4% *versus* 1%), justificado pela dificuldade técnica do procedimento. Em casos de pacientes com IMC muito elevado e punções particularmente desafiadoras, pode-se considerar a passagem de um cateter subaracnóideo em situações de punção acidental da dura-máter. No entanto, esses casos excepcionais requerem cuidados intensivos e comunicação aberta de toda a equipe para evitar erros de dosagem.

Em caso de contraindicação ou impossibilidade de realização de bloqueios de neuroeixo, outras modalidades de analgesia devem ser oferecidas. Além das técnicas não farmacológicas, que devem ser iniciadas desde o início do trabalho de parto, o uso de óxido nitroso é uma opção sem efeitos adversos significativos para a mãe ou o feto. No entanto, deve-se ressaltar que o seu uso vem decrescendo principalmente pelo risco de contaminação ambiental. O uso de opioides deve ser realizado com extrema cautela em virtude do aumento substancial do risco de depressão respiratória em pacientes obesas.

Cesariana

Deve-se sempre posicionar a paciente de maneira adequada, utilizando uma "rampa" para elevar o tórax e a cabeça, com o objetivo de melhorar a dinâmica respiratória e facilitar a ventilação com máscara facial e a intubação orotraqueal, se necessário para a realização de anestesia geral (Figura 2).

Associado ao posicionamento em rampa, deve-se realizar o deslocamento uterino para a esquerda, seja manualmente ou com a utilização de cunhas sob o quadril da paciente. Isso alivia a compressão aortocava, melhorando o retorno venoso e a condição hemodinâmica da gestante. É crucial utilizar coxins em áreas de pressão, uma vez que o maior tempo de procedimento e o próprio peso da paciente aumentam o risco de desenvolvimento de lesões por pressão.

A retração cefálica do panículo adiposo é frequentemente realizada para otimizar a exposição cirúrgica, utilizando fitas ou dispositivos de fixação. Monitorizar cuidadosamente a hemodinâmica e a função respiratória após essa manobra é fundamental.

Anestesia do neuroeixo

A escolha da técnica de bloqueio neuroaxial dependerá de cada caso. De modo geral, é preferível utilizar uma técnica com cateter, pois o tempo adicional necessário para o posicionamento, o preparo e a duração prolongada da cirurgia podem exigir a extensão do bloqueio durante o procedimento.

A raquianestesia com dose única pode ser vantajosa em casos de emergência em virtude de sua execução mais fácil e da instalação rápida e

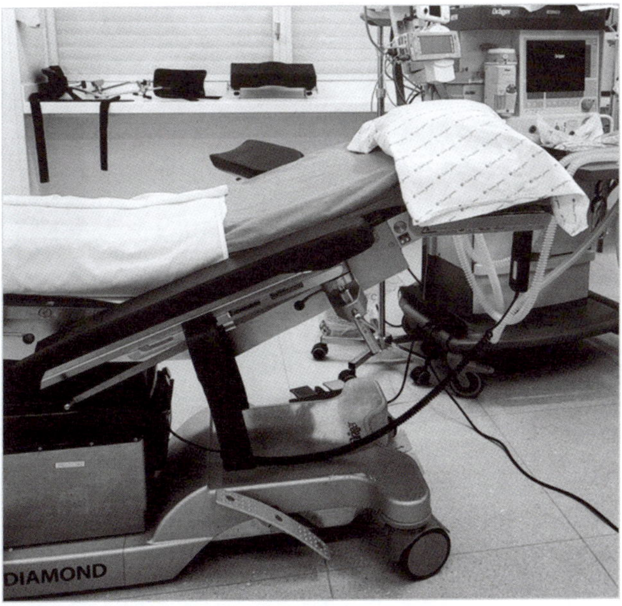

Figura 2 Posicionamento da mesa cirúrgica em rampa.
Fonte: acervo pessoal dos autores.

confiável do bloqueio. A dose de bupivacaína necessária para realizar uma cesariana (ED95) é de 11,2 mg e não parece ser afetada pela obesidade. Portanto, deve-se ter muito cuidado ao realizar raquianestesia com dose reduzida nesses casos. A exceção ocorre em pacientes com IMC acima de 50 kg/m^2, nas quais o risco de bloqueio alto com as doses usuais é significativo. A escolha mais prudente é a realização de um duplo bloqueio, utilizando uma dose subaracnóidea menor e complementando com o cateter peridural, caso necessário.

Em função da maior possibilidade de bloqueio alto, é essencial ter disponível material para via aérea difícil e vasopressores preparados antes de iniciar a raquianestesia (Figura 3).

A recomendação é que, em pacientes com obesidade grau 3 (IMC > 40), a técnica de escolha seja a anestesia combinada raqui-peridural, que associa a vantagem do bloqueio rápido e profundo da raqui com a possibilidade de estender a altura e a duração do bloqueio, especialmente em cirurgias

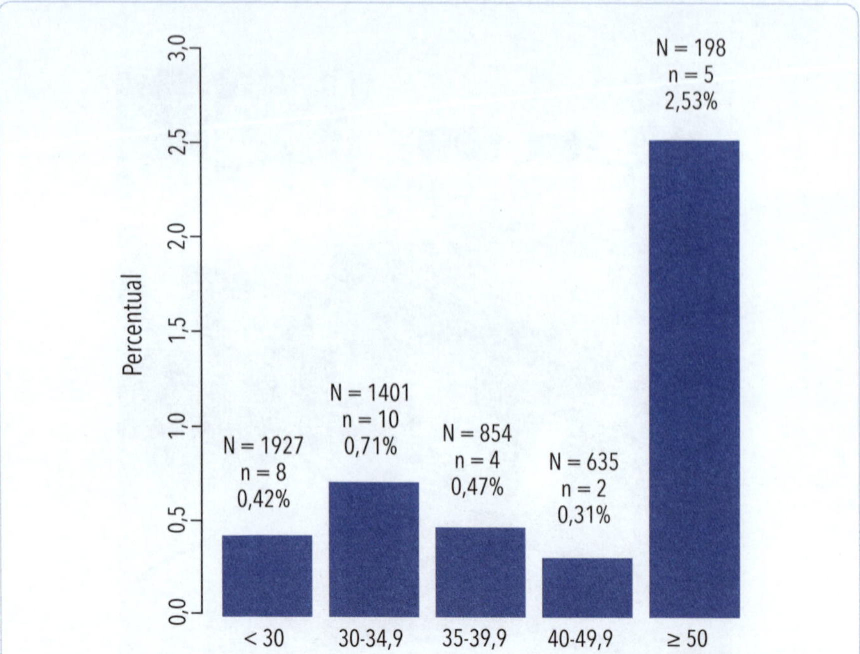

Figura 3 Probabilidade de ocorrência de bloqueio espinhal alto conforme IMC.
Fonte: adaptada de Lamon AM et al., 2017.

prolongadas, com menor probabilidade de instabilidade hemodinâmica. Além disso, estudos indicam que a anestesia combinada pode resultar em um menor número de tentativas de punção do que a raquianestesia simples em pacientes com obesidade mórbida.

Em pacientes com IMC > 40 kg/m^2, utilizar entre 1/2 e 1/3 da dose de anestésico local utilizada na raquianestesia (5 a 7,5 mg de bupivacaína pesada), associada a fentanil 20 mg e morfina 80 mg.

Anestesia geral

Nos casos em que a anestesia geral é recomendada, seja por contraindicação ou pela incapacidade da realização de bloqueios de neuroeixo, é imprescindível o máximo preparo e cuidado com a via aérea.

Recomendações

- Utilização de videolaringoscópio para intubação orotraqueal.
- Presença de 2 anestesistas conduzindo o caso e todo o material de via aérea difícil prontamente disponível. Posicionamento adequado.
- Pré-oxigenação adequada (até FeO_2 > 90%) preferencialmente com o uso cateter nasal de oxigênio de alto fluxo. Essa técnica retarda a dessaturação frente ao período de apneia, que tende a ser mais importante em gestantes devido à redução da capacidade residual funcional e ao aumento do consumo de oxigênio nas obesas.
- Material de broncoaspiração montado e funcionante.
- Dose dos agentes anestésicos, considerando o peso corporal ideal para a maioria dos fármacos. No entanto, a dose de succinilcolina que fornece condições ótimas de intubação é de 1 mg/kg de peso corporal total.

Tanto a gestação quanto a obesidade são considerados fatores de risco independentes para a memória intraoperatória, destacando-se a necessidade de cuidados adicionais na manutenção da anestesia em gestantes obesas. É fundamental considerar os aspectos farmacocinéticos e utilizar monitores de plano anestésico durante o procedimento.

Após a conclusão da cirurgia, o planejamento da analgesia pós-operatória deve priorizar técnicas multimodais, visando à redução da dose de opioides.

A extubação deve ser realizada somente quando a paciente apresentar consciência, reversão completa do bloqueio neuromuscular e reflexos protetores das vias aéreas. Recomenda-se também a realização do esvaziamento gástrico com o uso de sonda orogástrica.

Cefaleia pós-punção dural

A obesidade pode ter um efeito protetor sobre o desenvolvimento de cefaleia pós-punção dural, relacionado ao aumento da pressão intra-abdominal, ao ingurgitamento do plexo venoso peridural e à presença de gordura, que podem tamponar o vazamento de líquor.

COMPLICAÇÕES E CUIDADOS PÓS-OPERATÓRIOS

Os desafios do cuidado da paciente obesa não se encerram com o parto, pois o índice de complicações pós-operatórias é significativamente maior nessa população. Deve-se prestar atenção especial a duas delas: eventos tromboembólicos e depressão respiratória.

Eventos tromboembólicos

Para prevenir eventos tromboembólicos, é fundamental incluir todas as pacientes nos protocolos institucionais para estratificação do risco. A obesidade, por si só, constitui um fator de risco isolado; e quando combinada com a gestação e o puerpério, o risco dessa complicação aumenta significativamente. Portanto, é crucial adotar medidas de profilaxia mecânica, como deambulação precoce, uso de meias elásticas compressivas e compressores pneumáticos em casos selecionados. Além disso, a profilaxia medicamentosa com enoxaparina deve ser implementada.

Depressão respiratória

Com o uso de opioides, que são quase sempre empregados no período perioperatório, há o risco de ocorrer depressão respiratória e dessaturação. Essa complicação pode surgir com o uso sistêmico de opioides, sendo mais preocupante com o uso neuraxial, uma vez que os efeitos podem ser tardios (após 2 horas para fentanil e até 12 horas para morfina).

Estudos indicam que idade materna avançada, obesidade mórbida, hipertensão crônica e ronco são fatores de risco significativos para apneia obstrutiva do sono durante a gestação.

Portanto, é crucial ter especial cuidado com as pacientes que apresentam fatores de risco prévios para depressão respiratória. Essas pacientes devem ser identificadas e monitoradas por um período mais prolongado (Tabela 3).

CONSIDERAÇÕES FINAIS

- A obesidade é um problema de saúde global e uma doença cada vez mais prevalente, tanto na população geral quanto entre mulheres em idade fértil e gestantes. Ela vem acompanhada de diversas comorbidades e dificuldades técnicas, tornando o cuidado dessas pacientes bastante complexo e desafiador, principalmente em pacientes com IMC > 40 kg/ m^2.
- Todas as unidades obstétricas devem ter protocolos para o atendimento da paciente obesa com IMC > 40 kg/m^2.
- É extremamente importante que, ao receber uma paciente obesa, seja feita uma avaliação completa pré-operatória, levando em consideração todas as particularidades e riscos e garantindo que todo o material adequado esteja disponível. Idealmente, essa avaliação deve ser feita ainda durante o pré-natal.
- O atendimento deve ser realizado por um anestesiologista experiente, e dificuldades no manejo das vias aéreas e de intubação devem ser antecipadas. Recomenda-se a instalação precoce de cateter peridural para analgesia de parto, o que permitirá ao anestesiologista identificar o mau funcionamento do cateter e, se não funcionante, reposicioná-lo mesmo ou eventualmente estender o bloqueio, caso seja necessária a

Tabela 3 Depressão respiratória no perioperatório.

Fatores de risco para depressão respiratória no perioperatório	
Associados à anestesia	Anestesia geral
	Dessaturação na RPA
	Uso de opioide venoso
	Uso de sedativos
	Uso de magnésio
Associados à paciente	Obesidade grau 3
	Apneia obstrutiva do sono
	Uso crônico de opioides
	Comorbidades neurológicas ou cardiopulmonares

Fonte: adaptada de *Society for Obstetric Anesthesia and Perinatology Guidelines.*

realização de cesariana, evitando-se, assim, os riscos da anestesia geral nessa paciente. Dá-se preferência à técnica de duplo bloqueio para cesárea em pacientes com IMC > 40 kg/m^2.

- Toda obesa mórbida submetida a parto deve receber tromboprofilaxia e receber heparina de baixo peso molecular, em dose apropriada, juntamente com a utilização de meias compressivas.
- O posicionamento adequado destas pacientes pode facilitar tanto a anestesia regional, como o acesso a via aérea, nas situações em que é necessário a realização da anestesia geral.
- Equipamentos e materiais próprios para o atendimento de pacientes obesas devem estar prontamente disponíveis: manguitos de tamanho apropriado, coxim para facilitar posicionamento, mesas cirúrgicas e macas de transporte que suportem o peso das pacientes entre outros.
- A aferição da pressão arterial pelo método não invasivo pode ser difícil, por isso, a cateterização intra-arterial pode ser uma alternativa útil.
- Obesas com IMC > 40 kg/m2 apresentam risco de apneia obstrutiva do sono e são mais vulneráveis a depressão respiratória, principalmente após o uso de morfina espinhal. A monitorização pós-operatória deve ser realizada em unidade de cuidados diferenciados.

O cuidado integrado de equipe multidisciplinar envolvendo anestesia, obstetrícia, clínica, nutrição e fisioterapia em todo período perioperatório é recomendado.

REFERÊNCIAS

1. Eipe, N. Anesthesia for the patient with obesity. In: UpToDate, Post, TW (Ed), UpToDate, Waltham, MA, 2023.
2. Lamon AM, et al. The impact of body mass index on the risk of high spinal block in parturients undergoing cesarean delivery: a retrospective cohort study. J Anesth.2017;4:552-8.
3. Patel SD, Habib AS. Anaesthesia for the parturient with obesity. BJA Educ. 2021;21:180-6.
4. Ramsey, PS. Obesity in pregnancy: Complications and maternal management. In: UpToDate, Post, TW (Ed), UpToDate, Waltham, MA, 2023.
5. Tan HS, Habib A S. Peri-operative anaesthetic management of women with obesity. Best Pract Res Clin Obst Gynaecol.2023;89:102335.

Asma 11

Heloisa Souza Del Frari

CONSIDERAÇÕES CLÍNICAS

A asma é uma condição respiratória crônica que afeta milhões de pessoas em todo o mundo, incluindo grávidas. Caracterizada por inflamação crônica das vias aéreas, é definida pela história de sintomas respiratórios intermitentes associados à limitação do fluxo aéreo expiratório com variação de intensidade, como sibilos, falta de ar e tosse. Sua prevalência no Brasil é estimada em 3 a 8% das gestantes, sendo considerada a doença do aparelho respiratório mais frequente na gestação. As alterações fisiológicas gestacionais podem impactar a apresentação e o cuidado da asma, apresentando implicações clínicas significativas que demandam abordagem especializada e cuidadosa.

FISIOPATOLOGIA E APRESENTAÇÃO CLÍNICA

Durante a gestação, alterações hormonais e mecânicas podem influenciar a gravidade e o curso da doença. A elevação dos níveis de estrogênio, progesterona e corticosteroides endógenos pode contribuir para uma melhora dos sintomas asmáticos em algumas gestantes, mas, em outras, a asma pode persistir ou até mesmo piorar. As mudanças no centro de gravidade por causa do crescimento uterino podem afetar a mecânica respiratória, pressionar o diafragma e comprimir os pulmões. Isso pode tornar a respiração mais difícil e agravar os sintomas da asma.

Na gestação a termo, o útero em expansão força cefalicamente o diafragma e cria uma redução de 20% na capacidade residual funcional (CRF), reduzindo igualmente tanto o volume de reserva expiratório (VRE) quanto o volume pulmonar residual (VR). Entretanto, a capacidade de oclusão (CO) permanece inalterada e implica uma razão CRF/CO reduzida. Isso cria o fechamento mais rápido das pequenas vias aéreas com reduzidos volumes pulmonares e, na posição supina, dá origem à atelectasia.

Além disso, o aumento da relação ventilação minuto e do consumo de oxigênio pode desencadear sintomas como tosse, dispneia e aperto torácico, especialmente se a asma for uma condição pré-existente. Essas manifestações podem ser erroneamente atribuídas a sintomas normais da gravidez, ressaltando a importância da avaliação médica precisa.

O diagnóstico correto da asma na gestante baseia-se em avaliação minuciosa, considerando a história clínica, o exame físico e testes diagnósticos. A espirometria com reversibilidade da obstrução de fluxo após o uso de broncodilatador pulmonar é fundamental para estabelecer o diagnóstico e monitorar a função pulmonar.

Embora a espirometria seja minimamente afetada pela gravidez, algumas medidas dos testes de função pulmonar mudam. A capacidade vital (CV) e a capacidade pulmonar total (CPT) são geralmente preservadas em função do aumento da mobilidade e alargamento das costelas e da excursão diafragmática intacta, embora a CPT possa diminuir ligeiramente no último trimestre. O volume de reserva expiratória (VRE), o volume residual (VR) e a capacidade residual funcional (CRF) diminuem ao longo do segundo e terceiro trimestres em virtude da elevação do diafragma por aumento do volume uterino.

EXACERBAÇÃO ASMÁTICA

As exacerbações asmáticas são comuns na gestação, principalmente no segundo trimestre, e são caracterizadas por sintomas intermitentes de hiper-responsividade brônquica, como dispneia, tosse e sibilância, em resposta a estímulos (infecciosos, alergênicos e/ou mecânicos de vias aéreas). Estudos apontam um aumento estatisticamente significativo de complicações gestacionais relacionadas ao controle inadequado da asma e a exacerbações, como pré-eclâmpsia, parto prematuro e restrição de crescimento fetal.

No ambiente hospitalar, faz-se necessária a classificação da gravidade da exacerbação e a avaliação da necessidade de atendimento de urgência ou emergência (Tabela 1). Taquidispneia, uso de musculatura acessória para respiração, dificuldade de falar frases completas, intolerância ao decúbito horizontal, agitação ou rebaixamento do nível de consciência, cianose e tórax silente indicam gravidade e possível evolução para insuficiência respiratória.

As exacerbações durante a gestação devem ser tratadas de forma agressiva, e a administração inalatória da primeira dose de beta-agonista de

Tabela 1 Classificação da gravidade da exacerbação asmática.

Sinais/sintomas	Leve	Moderada	Grave	Iminência de insuficiência respiratória
Estado mental	Normal ou agitado	Agitado	Agitado	Confuso ou sonolento
Capacidade de falar	Normal	Frases	Palavras	Incapaz de falar
Musculatura acessória	Não utiliza	Utiliza	Utiliza	Respiração paradoxal
Sibilos	Expiratórios moderados	Expiratórios difusos	Inspiratórios e expiratórios difusos	Ausentes
Dispneia	Ausente ou leve	Moderada	Moderada	Grave
FR (ipm)	20 a 30	20 a 30	> 30	> 30 ou < 10
FC (bpm)	< 100	100-120	> 120	Bradicardia
Sat O_2	> 95%	> 95%	91-95%	< 90%
PO_2 (mmHg)	normal	> 60	< 60	< 60
VEF1 % do predito	> 80%	50 a 80%	< 50%	< 50%

ação curta (SABA; salbutamol/albuterol) não deve ser retardada. O tratamento da crise inclui ainda o uso de corticoides sistêmicos (metilprednisolona, hidrocortisona) e suplementação de oxigênio, buscando uma saturação de O_2 de 93 a 95%.

Em exacerbações moderadas e graves, a associação da inalação ou nebulização de SABA com ipratrópio pode trazer benefícios nas primeiras três horas de tratamento. O sulfato de magnésio não é indicado de forma rotineira para o manejo das exacerbações; no entanto, a administração intravenosa de 2 g de sulfato infundido em 20 minutos pode ser utilizada em pacientes com falha de resposta ao tratamento preconizado. As principais medicações e suas respectivas dosagens encontram-se descritas na Tabela 2.

Na refratariedade ou se existir suspeita de anafilaxia, a epinefrina (0,01 mg/kg até uma dose máxima de 0,3 a 0,5 mg) pode ser administrada via subcutânea ou intramuscular se a terapia via nebulização não estiver disponível. O relatório de 2023 da GINA (Global Strategy for Asthma Management and Prevention) não menciona o uso de terbutalina.

Se os sintomas não forem controlados, a paciente pode evoluir para insuficiência respiratória, e a ventilação mecânica invasiva deve ser considerada. A decisão de intubação orotraqueal deve ser baseada no quadro clínico e não deve ser postergada.

Tabela 2 Principais medicações para manejo das exacerbações asmáticas.

Oxigênio	Buscar saturação de oxigênio > 92%
β2-agonista de longa duração (LABA) Agonista de curta duração (SABA)	Salbutamol ou fenoterol inalatórios: 4 a 10 *puffs* (100 μg/*puff*) a cada 20 min, na 1° hora Salbutamol gotas (5 mg/mL): 10 gotas em nebulização com soro fisiológico 0,9% 3 a 5 mL a cada 20 min na 1° hora
Anticolinérgicos de curta ação	Brometo de ipratrópio inalatório: 4 jatos de 20 em 20 min, associado a SABA na 1° hora Brometo de ipratrópio (0,25 mg/mL): 40 gotas nebulização com soro fisiológico 0,9%, 3 a 5 mL a cada 20 min na 1° hora associado a SABA
Corticoide sistêmico	Hidrocortisona: dose inicial 200 a 300 mg IV como ataque e depois manter 100 mg, 8/8 h, por 5 a 7 dias Metilprednisona: 40 mg IV, 12/12 horas, por 5 a 7 dias Prednisona: 40 a 60 mg VO, 24/24h, por 5 a 7 dias
Sulfato de magnésio	2g IV em bomba de infusão continua – administrar em 20 a 30 min.

É importante que todas as equipes envolvidas em casos graves de gestantes asmáticas estejam cientes de sua evolução, já que a piora do quadro clínico pode implicar resolução da gestação, internação prolongada e seguimento especializado do binômio materno-fetal.

ABORDAGEM TERAPÊUTICA

O manejo ambulatorial da asma em gestantes envolve uma abordagem multidisciplinar, integrando obstetras, pneumologistas e, quando apropriado, alergistas e imunologistas. O tratamento deve ser individualizado e guiado de acordo com o controle da doença, visando a controlar os sintomas e prevenir exacerbações, minimizando riscos para a mãe e o feto. O tratamento ambulatorial não difere em relação às pacientes não gestantes, já que são utilizados medicamentos de baixo risco, como corticosteroides inalatórios associados ou não a um β2-agonista de longa duração (LABA). Aconselhamento sobre cessação de tabagismo, técnicas de inalação adequadas e adesão ao tratamento são componentes essenciais.

ANESTESIA EM GESTANTES COM ASMA

Considerações clínicas e abordagem anestésica

A realização segura de anestesia em gestantes asmáticas é um aspecto crucial do cuidado médico, visando a garantir o bem-estar da mãe e do feto durante procedimentos cirúrgicos obstétricos e não obstétricos.

Avaliação pré-operatória

A obtenção de um histórico médico detalhado, incluindo a gravidade e o controle da asma, é essencial para determinar o risco anestésico. A avaliação da função pulmonar por meio de testes, como a espirometria, pode auxiliar na estratificação do risco e na decisão sobre a técnica anestésica mais apropriada.

Escolha da técnica anestésica

Previamente ao ato anestésico, deve-se considerar a realização de profilaxia da crise asmática com hidrocortisona (4 mg/kg) por via venosa e β2-agonistas (salbutamol) por via inalatória.

A escolha da técnica anestésica dependerá do procedimento em questão, da gravidade da asma e das condições clínicas individuais da paciente. Em gestantes asmáticas bem controladas, as anestesias geral, regional ou combinada podem ser consideradas. A anestesia regional, como a peridural ou raquidiana, pode ser preferida em muitos casos, uma vez que reduz o risco de complicações respiratórias associadas à anestesia geral e à manipulação de vias aéreas.

Todas as pacientes, estejam ou não em crise e independentemente da gravidade da asma, podem receber analgesia peridural ou combinada raqui-peridural para o parto vaginal. A analgesia deve ser instituída precocemente, já que o controle da dor, da ansiedade e da hiperventilação materna facilitará a compensação clínica da paciente. No caso da analgesia para parto vaginal, a preferência geralmente recai sobre a analgesia peridural ou combinada (duplo bloqueio; –raqui+peridural com passagem de cateter peridural), independentemente da presença da exacerbação da doença. O uso de anestésicos locais e opioides epidurais em doses controladas fornece alívio da dor e ajuda a reduzir o estresse e a ansiedade, mantendo as funções motora e ventilatória normais.

A presença de uma peridural estabelecida também minimiza a probabilidade de necessidade de anestesia geral e intubação endotraqueal em situações de cesariana de emergência, já que o nível anestésico pode ser titulado e o nível de bloqueio, ajustado rapidamente com complementos no cateter peridural. Em caso de cesariana, desde que a paciente não se encontre em crise ou não seja portadora de asma severa (ver Tabela 1), dá-se preferência à realização da anestesia combinada raqui-peridural com técnica sequencial, ou seja, utilizam-se 5 a 7,5 mg de bupivacaína hiperbárica 0,5% associada a opioide lipossolúvel (10-20 μg de fentanil), complementando-se o bloqueio pelo cateter peridural após a fixação do anestésico no espaço subaracnóideo, quando necessário. Caso a paciente tenha um bom controle, a anestesia raqui-epidural combinada com técnica sequencial permite um início rápido de bloqueio confiável e a extensão de sua altura e tempo através dos complementos via cateter peridural. A desvantagem dessa técnica passa pela presença de um cateter não testado, com a possibilidade de estar mal locado ou não ser funcional.

Embora acredite-se que a anestesia regional não seja capaz de desencadear ou potencializar a crise asmática, nos casos de pacientes portadoras de asma grave (definida pelo Global Initiative for Asthma como a asma sem controle a despeito de doses altas de corticoide inalatório e β2-agonistas de longa duração, associados a um bom controle dos fatores ambientais), dá-se preferência à realização da anestesia geral, porque o bloqueio simpático alto, secundário à raquianestesia para cesariana, abole os mecanismos de compensação simpática numa eventual crise asmática. Os mecanismos de compensação abolidos incluem:

1. O bloqueio motor da musculatura intercostal, que prejudica a expiração forçada da paciente. A ativação dessa musculatura representa um mecanismo compensatório importante dessas gestantes na vigência da crise.
2. O bloqueio da medula da suprarrenal (fibras simpáticas pré-ganglionares de T-6 a L-2), que diminui a liberação de catecolaminas que podem ter ação benéfica na crise.
3. O bloqueio simpático alto, que determina o bloqueio do simpático pulmonar, com liberação vagal e predomínio do parassimpático.

Caso esteja em crise, a paciente deve ser preferencialmente controlada antes da anestesia geral para minimizar os riscos materno-fetais, utilizando-se β2-inalatório, corticosteroides e anticolinérgicos. O agente indutor de escolha é a cetamina (2 mg/kg), mas o propofol também pode ser utilizado por reduzir a resposta à manipulação das vias aéreas. Nesse caso, a anestesia geral deve ser considerada. Uma vez escolhida como técnica anestésica a anestesia geral, a administração de β2 de curta duração, inalado ou nebulizado 30 minutos pré-indução anestésica, pode diminuir o risco de broncoespasmo. A cetamina é uma boa opção de indutor anestésico considerando seu efeito broncodilatador.

Outras considerações

O uso da morfina subaracnóidea para analgesia pós-operatória não está contraindicado; no entanto, para o controle da dor periparto, a morfina intravenosa deve ser evitada se possível, pois pode induzir a liberação de histamina e estar relacionada à broncoconstrição aguda. É importante notar que o bloqueio regional está associado a uma menor incidência de broncoespasmo em pacientes asmáticas em comparação à anestesia geral, visto que a cânula endotraqueal é um dos principais desencadeadores de broncoespasmo intraoperatório.

Os análogos da prostaglandina F2-alfa (p. ex., carboprost) podem causar broncoconstrição e não devem ser utilizados para interrupção da gravidez, amadurecimento cervical, indução do parto ou controle da hemorragia uterina. Embora seja um evento raro, há relatos de casos de broncoespasmo após a administração de um alcaloide do ergot, como a metilergonovina, para aumentar o tônus uterino, e essa pode ser uma reação idiossincrática.

A prostaglandina E2 (dinoprostona, em forma de gel ou supositório) e a prostaglandina E1 (misoprostol) são consideradas análogos mais seguros, caso seja necessário tratamento com prostaglandinas, em função de seus efeitos broncodilatadores.

Pós-operatório e cuidados perioperatórios

Deve-se otimizar a analgesia pós-operatória, uma vez que a dor inadequadamente controlada pode desencadear exacerbações asmáticas. A orientação adequada sobre medicamentos para a asma, possíveis efeitos colaterais e sinais de alerta é fundamental para o autocuidado da gestante no período pós-operatório.

CONSIDERAÇÕES FINAIS

A avaliação cuidadosa do estado asmático pré-operatório, a seleção adequada da técnica anestésica e a monitorização rigorosa durante e após o procedimento são essenciais para garantir uma abordagem anestésica segura e eficaz. A individualização do plano anestésico, juntamente com a comunicação aberta entre as equipes médicas e a paciente, assegura um resultado bem-sucedido para mãe e feto.

REFERÊNCIAS

1. Adullah K, et al. Effect of asthma exacerbation during pregnancy in women with asthma: a population-based cohort study. Eur Respir J.2020;12:55.
2. Carvalho-Pinto RM, Cançado JED, Pizzichini MMM, Fiterman J, Rubin AS, et al. 2021 Brazilian Thoracic Association recommendations for the management of severe asthma. J Bras Pneumol. 2021;47(6):e20210273.
3. Tata LJ, et al. A comprehensive analysis of adverse obstetric and pediatric complications in women with asthma. Am J Respir Crit Care Med.2007;15;175
4. Global Initiative for Asthma. Global Strategy for Asthma Management and Prevention 2023. GINA, 2023. Disponível em: https://ginasthma.org/2023-gina-main-report/. Acesso em: 17 abr. 2024.

Cardiopatia 12

Ana Cristina Aliman Arashiro
Ana Paula Lima de Queiroz
Elizabeth Lorenz
Eduardo Tsuyoshi Yamaguchi
Monica Maria Siaulys

INTRODUÇÃO

A cardiopatia, continua sendo a principal causa não obstétrica de morte materna em todo o mundo. No entanto, ao longo dos últimos anos, observou-se uma mudança no prognóstico de gestantes com doenças cardiovasculares em razão do aperfeiçoamento de métodos diagnósticos e do surgimento de novas alternativas terapêuticas. Esses avanços são resultado de uma abordagem multidisciplinar e individualizada para cada paciente, guiada pela adoção de protocolos assistenciais bem definidos. Esses protocolos começam durante o período de pré-concepção e se estendem ao longo da gestação, parto e puerpério, com estratégias diferenciadas de acompanhamento baseadas na estratificação dos riscos cardiológicos maternos.

Uma maneira simples de avaliar o grau de comprometimento da função cardiovascular é utilizar a classificação proposta pela NYHA (New York Heart Association), conforme descrito a seguir:

- **Classe I:** presença de doença cardíaca. Sem limitação na atividade física. Atividades físicas rotineiras não causam fadiga, palpitações ou dispneia.

- **Classe II:** cardiopatia com alguma limitação na atividade física. Confortável no repouso. Atividades físicas rotineiras causam cansaço, palpitação ou dispneia.
- **Classe III:** cardiopatia com acentuada limitação na atividade física. Confortável no repouso. Qualquer atividade física, mesmo que menos intensa que as atividades físicas rotineiras, causa cansaço, palpitação ou dispneia.
- **Classe IV:** cardiopatia com incapacidade para exercer qualquer atividade física.

CONSIDERAÇÕES ANESTÉSICAS

A avaliação da paciente que apresenta doença cardíaca prévia à gestação requer que o anestesiologista tenha conhecimento das alterações fisiológicas da gravidez e de quais foram seus impactos sobre a hemodinâmica em um sistema cardiovascular doente, ou seja, como a paciente se comportou clinicamente durante toda a gestação.

Deve-se estar atento ao fato de que diferenciar queixas comuns da gestação e sintomas de cardiopatia nem sempre é uma tarefa fácil. Mulheres grávidas saudáveis podem apresentar dispneia ao esforço, aumento do cansaço e palpitações. É frequente, nessa população, edema de membros inferiores e estase jugular. Na ausculta cardíaca, após o primeiro trimestre, é possível identificar S1 audível, sopro sistólico de ejeção em 90% das gestantes, presença de S3 em 80% e sopro auriculoventricular em 20%. Para diferenciar os sintomas de cardiopatia dos sintomas próprios da gestação, é preciso atenção especial à evolução e à intensidade dos sinais e sintomas, assim como focar na obtenção de dados de história clínica pregressa e atual, antecedentes pessoais e familiares, exame físico e exames complementares, como ECG e ECOTT (eco transtorácico, que é considerado o exame padrão ouro para avaliação da função cardíaca durante a gestação), além dos biomarcadores para casos específicos de cardiopatia. O Holter 24 h pode auxiliar na identificação e na estratificação das arritmias cardíacas, e a realização do mapa para a identificação precoce da hipertensão arterial é um exame importante para o diagnóstico e condução caso a caso. Vale ressaltar que o teste ergométrico não é indicado na investigação de doença isquêmica na gestação. A frequência das avaliações deve ser atrelada ao risco da cardiopatia e à evolução de cada situação clínica. De maneira geral, a avaliação cardiológica deve ser trimestral, mas, para as pacientes de classe funcional III e IV, deve ser realizada a cada 2 a 4 semanas. Idealmente, o planejamento formal da equipe multidisciplinar deve acontecer entre 32 e 34 semanas.

Para o planejamento anestésico, é fundamental que se conheça minimamente as particularidades das principais cardiopatias que acometem gestantes no ciclo gravídico-puerperal, conforme descrito a seguir.

Cardiopatia congênita

Na cardiopatia congênita, deve-se sempre considerar, na avaliação do risco materno, as seguintes condições clínicas: hipertensão arterial pulmonar, presença de cianose, grau de lesão obstrutiva, disfunção ventricular, necessidade de anticoagulação permanente e possibilidade de indicação de intervenção cardiológica na doença de base. A maior parte das cardiopatias com *shunt* da esquerda para a direita são acianóticas, enquanto as de *shunt* da direita para a esquerda são cianóticas e geralmente apresentam piores prognósticos.

A seguir, exemplos de cardiopatias congênitas:

Acianóticas com *shunt* esquerda para direita

- Comunicação interatrial (CIA);
- comunicação interventricular (CIV);
- forâmen oval patente (FOP);
- persistência do canal arterial (PCA);
- defeito do septo atrioventricular (DSAV).

Cianóticas com *shunt* direita para esquerda

- Cetralogia de Fallot (T4F);
- transposição dos grandes vasos da base (TGC);
- atresias pulmonar e tricúspide (AP e TP);
- hipoplasia de ventrículo direito (HVD);
- hipoplasia de ventrículo esquerdo (HVE);
- drenagem anômala das veias pulmonares (DAVP);
- *truncus arteriosus* (TA).

Hipoplasia de ventrículo esquerdo, atresia tricúspide e atresia pulmonar

Pacientes com hipoplasia de ventrículo esquerdo, atresia tricúspide ou atresia pulmonar são, geralmente, submetidos à cirurgia de Glenn, na qual é feito o desvio do fluxo sanguíneo da veia cava superior para a artéria pulmonar. Posteriormente, são submetidos à cirurgia de Fontan, que estabelece um fluxo sanguíneo através da veia cava inferior com a artéria pulmonar. Arritmias pós-cirurgia são comuns em virtude da manipulação cirúrgica atrial prévia.

Comunicação interatrial (CIA)

A comunicação interatrial, muitas vezes, é assintomática até a quarta década de vida, podendo iniciar com sintomas durante a gravidez. O *shunt* esquerda-direita, que ocorre nesse tipo de defeito do septo, pode levar a uma sobrecarga das câmaras direitas, com consequente inversão do fluxo e aumento da resistência pulmonar, caracterizando a Síndrome de Eisenmenger. Nessas condições, aumenta o risco de arritmias e embolia paradoxal.

Comunicação interventricular (CIV)

A comunicação interventricular, também conhecida como perimembranosa, mantém um fluxo da esquerda para a direita e pode ser assintomática. Na eventualidade da inversão do fluxo, ela pode evoluir também com a Síndrome de Eisenmenger.

Ducto arterioso (DA)

Pacientes com ducto arterioso patente costumam apresentar *shunt* esquerda-direita e geralmente são assintomáticos. No entanto, na eventualidade da inversão do fluxo, podem desenvolver hipertensão pulmonar. Deve-se ter um cuidado especial com a presença de ar nas tubulações endovenosas.

Coartação de aorta (CoAo)

Pacientes com correção cirúrgica prévia de coartação de aorta costumam apresentar baixa morbidade durante a gestação. A hipertensão arterial é comum durante o parto, devendo ser controlada. A via de parto deve ser definida de forma multidisciplinar, avaliando-se os riscos e os benefícios de forma individualizada.

Hipertensão pulmonar (HP)

A hipertensão pulmonar (HP) é uma entidade clínica definida como pressão média de artéria pulmonar (PAP) maior que 25 mmHg com pressão de oclusão de artéria pulmonar (PAOP) normal, ou seja, menor que 15 mmHg. A prevenção da sobrecarga volêmica deve ser uma prioridade, e o uso de diurético está indicado, lembrando que a contração uterina e a autotransfusão sanguínea contribuem para essa condição de hipervolemia. Vasodilatador pulmonar seletivo, como o óxido nítrico (NO), é uma opção nos casos de HP, usado sob máscara em pacientes com respiração espontânea ou durante ventilação mecânica, numa concentração de 10-20 ppm. A via de parto e o tipo de anestesia devem ser meticulosamente avaliados e planejados caso a caso, uma vez que ocorre um grande aumento do débito cardíaco durante o terceiro trimestre, o parto e o puerpério, e além de um risco aumentado de tromboembolismo. Condições como dor, hipoxemia, hipercapnia e acidose contribuem para o aumento da resistência vascular pulmonar.

Insuficiência cardíaca congestiva (ICC)

A insuficiência cardíaca (ICC) destaca-se como a principal causa de mortalidade materna em mulheres portadoras de cardiopatia prévia. Sua prevalência é de 0,04% na população geral de gestantes, porém a ICC ocorre em 12,5% nas gestantes com cardiopatia. É preciso salientar que 60% dos casos de ICC ocorrem no pós-parto e no puerpério imediato. É importante considerar que a perpetuação ou progressão dos sintomas deve ser avaliada como uma evolução da classe funcional. Estudos têm confirmado a validade do BNP (*brain natriurentic peptide*) como marcador de ICC também na gestação; valores acima de 100 pg/mL contribuem para dar sustentabilidade clínica no diagnóstico.

Cardiomiopatia

Segundo a Organização Mundial da Saúde (OMS), as cardiomiopatias são consideradas de risco materno aumentado quando a fração de ejeção do ventrículo esquerdo (FEVE) for abaixo de 30%, com manifestações de insuficiência cardíaca, hipertensão pulmonar e arritmia complexa. A cardiomiopatia periparto se manifesta com insuficiência cardíaca secundária à disfunção do ventrículo esquerdo com FEVE < 45%. A fisiopatologia da miocardiopatia periparto apoia-se na hipótese de mecanismo hormonal, inflamatório, autoimune, infeccioso e genético. Estudos têm demonstrado que o aumento do estresse oxidativo da gestação, em combinação com fatores angiogênicos e o aumento de espécies reativas ao oxigênio, propicia a clivagem da prolactina pela catepsina D, formando vasoinibinas, como a 16 kDa prolactina, que apresentam propriedades antiangiogênicas, pró-apoptóticas e pró-inflamatórias, as quais, por sua vez, alteram o metabolismo dos cardiomiócitos, induzindo disfunção ou morte celular.

Infarto agudo do miocárdio (IAM)

Dados da OMS mostram que o infarto agudo do miocárdio (IAM) ocorre com uma frequência de 3,34 eventos para cada 100.000 gestações, sendo mais frequente no terceiro trimestre. Em revisão realizada em 2014, foram identificados mecanismos relacionados à cardiomiopatia isquêmica, como a dissecção espontânea da artéria coronária (43%), aterosclerose (27%), trombose coronária (17%), artérias normais na angiografia (9%), vasoespasmo (2%) e Síndrome de Takotsubo (2%). O IAM é pouco frequente durante a gestação; no entanto, nas últimas décadas, verificou-se um aumento da incidência de IAM e Síndromes coronarianas durante a gestação. Fatores de risco estão associados a essa nova estatística, como sedentarismo, hipertensão arterial sistêmica (HAS), diabetes, obesidade e tabagismo, associados à idade cronológica mais avançada das gestantes na atualidade. Considera-se IAM recente quando o evento ocorre em um período inferior a 6 meses.

Arritmias cardíacas

As recomendações mais atuais propõem que as arritmias durante a gestação sejam classificadas de acordo com o potencial de comprometimento hemodinâmico em baixo, médio e elevado risco de morte súbita. Manifestações clínicas, como dor retroesternal, dispneia progressiva, hipotensão arterial sintomática, taquicardia instável, lipotimia, síncope e edema agudo de pulmão devem ser considerados sinais de alerta. As arritmias são complicações frequentes durante a gravidez, associadas ou não a doença cardíaca estrutural ou elétrica e podem representar a primeira manifestação de uma doença cardiológica ou o seu agravamento.

Estudos realizados em gestantes hospitalizadas mostraram que 60% das arritmias corresponderam a bradicardia ou taquicardia sinusal; 19%, a extrassístoles supraventriculares ou ventriculares; 14%, a taquicardias supraventriculares (TSV); 5%, a taquicardia ventricular ou fibrilação ventricular; e 2%, a outras arritmias. O risco do uso de antiarrítmico durante a gestação, assim como o risco da irradiação ionizante utilizada para ablação, devem ser considerados com critério, dado o risco sobre a organogênese e o desenvolvimento fetal. Entretanto, quando necessário, utilizar o mapeamento eletroanatômico, minimizando a irradiação. Em outros casos, a indicação de implantes, como marca-passo e cardioversor desfibrilador implantável (CDI) com uso do eco bidimensional, pode ser uma opção terapêutica.

Doença de Chagas

No contexto da doença de Chagas no Brasil, estima-se uma prevalência de infecção em gestantes em torno de 1,1%, com uma taxa de transmissão vertical de 1,7% em função da parasitemia materna. Conforme as diretrizes da Sociedade Brasileira de Cardiologia, há pontos importantes a serem considerados em relação à doença cardíaca chagásica:

1. Avaliação sorológica: recomenda-se a avaliação sorológica para todas as gestantes com epidemiologia positiva.
2. Risco cardiológico: o risco cardiológico na gestação depende da forma clínica da doença cardíaca chagásica.
3. Reativação da doença: a gravidez pode propiciar a reativação da doença.
4. Aleitamento materno: o aleitamento materno não deve ser desaconselhado.
5. Tratamento antiparasitário: o tratamento antiparasitário está contraindicado durante a gestação e o aleitamento.

Tromboembolismo venoso

O evento tromboembólico venoso é uma causa significativa de mortalidade materna, podendo ser prevenido com diagnóstico, tratamento e profilaxia adequados. A tromboembolia venosa abrange tanto a trombose venosa profunda (TVP) quanto o tromboembolismo pulmonar (TEP). Cerca de 75 a 80% dos casos de tromboembolismo associados à gravidez são TVP, enquanto 20 a 25% são TEP. A verdadeira incidência da doença tromboembólica na gravidez parece desconhecida, mas estima-se estar entre 7 e 25 em cada 10.000 gestações. O risco materno é significativo no terceiro trimestre, e, no puerpério, o aumento do risco é 20 vezes maior do que em uma mulher não grávida, estendendo-se até a sexta semana pós-parto, especialmente em casos de gemelaridade e eventos tromboembólicos prévios.

Endocardite infecciosa

A endocardite infecciosa é uma complicação séria e potencialmente fatal, e sua etiologia mais comum no Brasil é o *Streptococcus viridans*, que está presente na cavidade oral. A prevalência da endocardite infecciosa é maior em pacientes com prótese valvar, cardiopatias complexas e uso de drogas ilícitas. A taxa de mortalidade materna associada à endocardite infecciosa é elevada, alcançando cerca de 33%.

No que diz respeito à prevenção, o uso de antibióticos profiláticos durante a gravidez segue as mesmas recomendações para pacientes não grávidas. Existem três grupos de antibióticos que são utilizados na prevenção, dependendo do risco: o de baixo risco gestacional inclui ampicilina, penicilina, amoxicilina, oxacilina, eritromicina, daptomicina e cefalosporina; o de médio risco inclui vancomicina, imipenem, rifampicina e teicoplanina; e o de alto risco, que é contraindicado na gestação, inclui aminoglicosídeos, quinolonas e tetraciclinas. Em situações específicas, como prótese valvar, prótese implantada por cateter, material protético valvar e histórico de endocardite infecciosa prévia, a antibioticoprofilaxia é recomendada.

Doença da aorta

Na doença da aorta durante a gestação, a dissecção da aorta ascendente é a mais frequente e ocorre principalmente no terceiro trimestre, durante o parto ou no puerpério, caracterizando-se como uma emergência cirúrgica. É notável que até 30% das dissecções ocorrem em mulheres jovens. O aumento dos níveis circulantes de estrógeno, em conjunto com elastases e relaxinas, predispõe a essa condição clínica. Fatores de risco incluem valva aórtica bicúspide e as Síndromes de Turner, de Ehlers-Danlos e de Marfan.

O manejo anestésico de pacientes com doença aórtica deve incluir a disponibilidade de um cirurgião cardiovascular, pois a dissecção pode ocorrer durante o manejo cirúrgico ou durante o trabalho de parto. Portanto, a anestesia deve ser indicada após uma avaliação detalhada da lesão e das condições hemodinâmicas vigentes no momento da indicação para a resolução do parto.

Valvopatias

De acordo com a Sociedade Brasileira de Cardiologia, na valvopatia com valva nativa, é importante considerar que a lesão valvar estenótica complica mais do que a de regurgitamento. A classe funcional I/II (NYHA) não assegura uma boa evolução materna, e fatores complicadores, como fibrilação atrial, hipertensão pulmonar, disfunção ventricular, antecedente de insuficiência cardíaca, tromboembolismo ou endocardite infecciosa, aumentam significativamente o risco de complicações e desfechos desfavoráveis na gestação.

Quanto à valvopatia com prótese biológica ou metálica, o prognóstico materno está associado a alguns fatores, como o estado funcional da prótese, o ritmo cardíaco e a presença de fibrilação atrial. Considerar o histórico de antecedente de insuficiência cardíaca, tromboembolismo e endocardite infecciosa é essencial. Vale ressaltar que em pacientes com prótese metálica a anticoagulação está sempre presente, contraindicando o bloqueio do neuroeixo, caso o tempo entre a última dose do anticoagulante e a necessidade de realização da anestesia regional seja inferior ao determinado pelos protocolos internacionais.

Doença reumática

A febre reumática (FR) é uma doença com resposta imune que ocorre após a infecção da orofaringe pelo *Streptococo* beta-hemolítico do grupo A de Lancefield. O primeiro surto reumático geralmente acomete crianças na primeira infância e contribui para que um contingente importante de mulheres na idade reprodutiva sejam portadoras de doença valvar mitral e/ou aórtica.

A FR aguda é rara durante a gravidez, mas o seu diagnóstico deve ser considerado em gestantes adolescentes sem profilaxia prévia ou que apresentam quadro grave de insuficiência cardíaca desproporcional ao grau de acometimento valvar. O tratamento é igual ao da população geral.

Cardioversão elétrica (CVE)

A cardioversão elétrica é segura em todas as etapas da gestação e não compromete o fluxo sanguíneo para o feto. A colocação das pás deve ser feita imediatamente abaixo da mama esquerda e na borda superior do esterno, à direita. Deve-se manter contínua a monitorização da frequência cardíaca fetal com a cardiotocografia. Na TSV, a primeira manobra é sempre a vagal; caso não haja sucesso, a adenosina 6 mg em *bolus* IV deve ser utilizada e, se necessário, um segundo *bolus* de 12 mg. Não existe evidência de efeitos negativos sobre o feto. A amiodarona deve ser evitada, pois existem relatos de hipo e hipertireoidismo, retardo de crescimento e prematuridade.

ESCOLHA DA TÉCNICA ANESTÉSICA

Quanto à escolha da técnica anestésica para a analgesia de parto, é importante considerar o conhecimento da fisiopatologia da doença cardíaca, a história clínica da paciente, o exame clínico detalhado e os achados de exames complementares, especialmente do ecodopplercardiograma e do eletrocardiograma, realizados preferencialmente no terceiro trimestre da gestação.

Na atualidade, a anestesia regional pode ser praticada na maioria das pacientes para a analgesia de parto, independentemente da doença cardíaca, dado o uso de doses e concentrações reduzidas de anestésico local associadas a opioides. A contraindicação do bloqueio do neuroeixo limita-se aos casos de uso de anticoagulantes, deformidades na coluna ou recusa da paciente.

A analgesia de parto deve ser instituída o mais precocemente possível para minimizar as alterações hemodinâmicas desencadeadas pela dor e pela ansiedade. Se a paciente estiver em estágio inicial do trabalho de parto, com pequena dilatação, pode-se optar pela anestesia peridural contínua ou pela anestesia combinada raqui-peridural. Se a analgesia for instalada tardiamente, a anestesia combinada raqui-peridural pode ser preferível para evitar doses mais concentradas de anestésico local.

Independentemente da escolha, a manutenção da analgesia deve seguir as práticas atuais, utilizando-se preferencialmente uma solução diluída de anestésico local associada a opioide, com *bolus* intermitentes e possibilidade de ajuste realizado pela própria paciente (PIEB associado ao PCEA).

Quando se trata de cesarianas, a realização da anestesia regional nem sempre é possível em virtude da necessidade de que o bloqueio sensitivo esteja pelo menos ao nível de T-6. Nessas situações, as repercussões hemodinâmicas da anestesia regional incluem uma redução significativa da pré-carga, uma tendência à redução da frequência cardíaca, a manutenção do débito cardíaco e a redução da pós-carga.

Assim, geralmente, contraindica-se a anestesia regional para cesárea em pacientes com estenose pulmonar, estenose aórtica, estenose subaórtica hipertrófica, cardiomiopatia hipertrófica, comunicações intracavitárias com repercussão hemodinâmica e hipertensão pulmonar primária ou secundária. Pacientes que não toleram a anestesia regional para cesariana são aquelas em que a redução da pré-carga compromete ainda mais o equilíbrio hemodinâmico.

Em contraste, a anestesia regional pode ser praticada na maioria das pacientes com estenose mitral, insuficiência mitral, insuficiência aórtica, miocardiopatias dilatadas, cardiopatias isquêmicas estáveis e comunicações intracavitárias sem repercussão hemodinâmica. Nos estágios avançados dessas cardiopatias, quando há comprometimento generalizado da função cardíaca ou presença de hipertensão pulmonar, a anestesia regional pode estar contraindicada em razão da redução da pré-carga e de outras alterações hemodinâmicas desencadeadas pelo bloqueio simpático extenso, que podem não ser bem toleradas.

Além da escolha da técnica anestésica, a condução da anestesia exige cuidados especiais, como uma administração cuidadosa e estudada de volume e a escolha individualizada de vasopressores com base na doença cardíaca subjacente da paciente. O metaraminol pode ser preferido em casos de estenose mitral, enquanto a efedrina pode ser escolhida nos casos de insuficiência mitral.

Um erro bastante comum em anestesia para gestantes cardiopatas é indicar a técnica anestésica (bloqueio do neuroeixo ou geral), com base única e exclusivamente na classe funcional, de acordo com a New York Heart Association (NYHA), em que a paciente se encontra. Existe uma tendência de associar a gravidade da doença com a classe funcional e a possibilidade ou não de realização da anestesia regional. A seguir, citamos dois exemplos práticos:

1. Pacientes portadoras de estenose aórtica moderada ou grave. Como na maioria das vezes essas pacientes são muito pouco sintomáticas, geralmente são alocadas na classe funcional I de acordo com o NYHA. No entanto, não toleram a raquianestesia para cesariana, pois como trabalham o débito cardíaco fixo, dependem da manutenção da pré-carga que invariavelmente cai com a instalação do bloqueio simpático extenso, podendo levar a paciente a óbito por falência cardíaca.
2. Pacientes portadoras de estenose mitral grave sem hipertensão pulmonar. Nesses casos, é comum haver piora da congestão pulmonar durante

a gestação (principalmente pelo aumento da volemia e da frequência cardíaca materna), fazendo com que essas pacientes cheguem ao final da gestação referindo dispneia aos mínimos esforços ou mesmo em repouso (classe funcional III ou IV, de acordo com a NYHA). A anestesia regional permite não só a realização da cirurgia, mas também acaba por tratar a congestão pulmonar dessas pacientes. Com a instalação do bloqueio simpático e a redução importante da pré-carga, alivia-se a congestão pulmonar. A redução da frequência cardíaca (em decorrência do bloqueio das fibras cardioaceleradoras) facilita ainda o escoamento de sangue do átrio esquerdo para o ventrículo esquerdo, pois ocorre aumento do período diastólico, garantindo melhor performance cardíaca. O período de grande risco para a ocorrência de complicações cardíacas nessas pacientes é o pós-parto imediato. A regressão do bloqueio simpático, associada à grande quantidade de líquido que é agudamente absorvida pelo organismo materno em decorrência da involução uterina ao nascimento, pode, potencialmente, sobrecarregar o território pulmonar, novamente sendo necessária a administração de diuréticos para minimizar o risco de edema agudo de pulmão. A monitorização hemodinâmica nesse período é fundamental, associando drogas cardiovasculares que reduzam a pré-carga.

Outro cuidado extremamente importante é minimizar o volume de fluidos que é administrado durante a anestesia.

Em relação à antibioticoprofilaxia, deve-se proceder como em gestações de pacientes hígidas, ou seja, utilizando-se cefalosporina de 1ª geração (habitualmente, cefazolina 2 g antes do parto ou 3 g, caso a paciente tenha mais que 120 kg de peso) para o parto vaginal ou cesariana. A antibioticoprofilaxia para endocardite infecciosa para as pacientes que apresentam prótese valvar, na ausência de infecção, deve ser individualizada.

Portanto, fica claro que a analgesia e a anestesia para as gestantes cardiopatas só podem ser praticadas com segurança quando o anestesiologista envolvido no atendimento da gestante conhece a ação dos diferentes fármacos e das técnicas anestésicas sobre a pré-carga, pós-carga, inotropismo e cronotropismo cardíacos, bem como o que cada uma dessas modificações representa para o equilíbrio cardiovascular de cada doença cardíaca. Um guia prático das principais drogas de ação cardiovascular encontra-se no Quadro 5.

TÉCNICAS ANESTÉSICAS NA GESTANTE CARDIOPATA

Analgesia de parto

Independentemente da patologia da paciente, a analgesia de parto, como praticada na atualidade, utilizando doses e concentrações reduzidas de anestésico local, poderá ser realizada na grande maioria dos casos. A escolha entre as diferentes técnicas de anestesia regional para o parto vaginal segue os mesmos conceitos da gestante sem patologia, a saber:

- analgesia combinada raqui-peridural é adequada a todas as fases do trabalho de parto e sempre realizada da mesma forma no que se refere às doses de anestésico local e opioides.
- anestesia peridural lombar contínua pode ser realizada desde que seja instalada nas fases iniciais do trabalho de parto.
- analgesia sistêmica deve ser realizada nos casos de uso de anticoagulantes e falta de tempo hábil entre o momento de suspensão do fármaco, e do seu término de ação e a necessidade de realização da anestesia regional.

Ver passo a passo das técnicas de analgesia de parto no Capítulo 2 – "Analgesia para o trabalho de parto no contexto da assistência obstétrica atual".

ANESTESIA PARA CESARIANA

A grande maioria das pacientes com diagnóstico de cardiopatia também poderá ser submetida à anestesia regional nos casos de cesárea. Uma regra bastante prática que sugere a indicação de anestesia geral para a paciente cardiopata a ser submetida à cesárea é quando existe dificuldade ou obstrução à saída de sangue do ventrículo direito ou esquerdo. Essa condição pode ser identificada no ecocardiograma, observando se existe a presença de gradiente de pressão entre o ventrículo direito e o pulmão ou entre o ventrículo esquerdo e o dorso. Essas pacientes toleram muito mal a redução da pré-carga, uma das principais alterações desencadeadas pela instalação da anestesia regional. As técnicas de anestesia regional e anestesia geral para cesárea estão descritas no Capítulo 3 – "Anestesia para cesariana". Como particularidade, deve-se dar preferência aos agentes indutores que oferecem maior estabilidade hemodinâmica como o etomidato e fentanil.

Nos Quadros 1 a 13 estão listadas informações úteis no cuidado da gestante cardiopata.

Quadro 1 Pontos a considerar na avaliação pré-anestésica.

Ter uma equipe multidisciplinar
Avaliação clínica criteriosa e regular, verificando a evolução dos sintomas
Avaliação das classificações NYHA e OMS modificadas
Busca ativa de sinais e sintomas de descompensação cardiopulmonar e congestão
Histórico de pneumonias e broncopneumonias de repetição pode estar associado a hiperfluxo pulmonar
Ausculta pulmonar é importante para definir a linha de base e comparar com pós-anestésico
Avaliação de preditores de via aérea difícil
Avaliação dos possíveis sítios para acesso venoso
Avaliação de pulsos arteriais para instalação de possíveis cateteres
Checar ECO do segundo e terceiro trimestre para fazer avaliação evolutiva funcional do coração
Checar ECG, MAPA, Holter
Checar RX de tórax e avaliar congestão pulmonar, caso haja histórico
Checar exames laboratoriais: hemograma, coagulograma, glicemia, teste de função renal e hepática, eletrólitos, urina tipo 1
Reserva de vaga de UTI

Quadro 2 Valores hemodinâmicos normais.

Frequência cardíaca (FC)	60-90 b/min
Pressão arterial sistêmica (PAS)	110-113 mmHg
Pressão arterial diastólica (PAD)	60-80 mmHg
Pressão arterial média (PAM)	70-100 mmHg
Pressão de artéria pulmonar sistólica (PAPS)	15-30 mmHg
Pressão de artéria pulmonar diastólica (PAPD)	8-12 mmHg
Pressão de artéria pulmonar média (PAPM)	9-16 mmHg
Relação entre pressão arterial diastólica e pressão venosa central (PAD/PVC)	4-8 mmHg
Pressão de oclusão da artéria pulmonar (POP)	6-10 mmHg
Índice cardíaco (IC)	3-4,5 mmHg
Índice de resistência vascular sistêmica (IRVS)	1970-2300 Dyn/s/cm^5/m^2
Índice de resistência vascular periférica (IRVP)	225-315 Dyn/s/cm^5/m^2

Quadro 3 Alterações hemodinâmicas da gestação.

Parâmetro	Mudança
Débito cardíaco	Aumento de 30 a 50%
Frequência cardíaca	Aumento de 15 a 20%
Volume sanguíneo	Aumento de 20 a 30%
Pressão arterial média	Redução de 5%
Resistência vascular sistêmica	Redução de 20 a 30%
Resistência vascular pulmonar	Redução de 30%
Pressão venosa central	Inalterada
Pressão venosa MMII	Aumento 15%

Quadro 4 Considerações para monitorização intraoperatória.

A monitorização NÃO INVASIVA deve ser instalada assim que a paciente entrar na sala cirúrgica: ECG contínuo para avaliar ritmo cardíaco, segmento ST e onda T, PANI, oximetria, temperatura e sonda vesical para controle do débito urinário
A monitorização INVASIVA é definida pela condição hemodinâmica da paciente. Assim, pacientes com classes funcionais III e IV pedem monitorização invasiva, como:
• PAM com cateter intra-arterial de longa permanência
• Acesso central em veia jugular interna guiada por ultrassom
• Ranger a 41 graus para aquecimento de cristaloides e coloides
• Manta térmica
• Termômetro nasoesofágico, que oferece um bom reflexo da temperatura cardíaca e torácica
• Capnografia, que oferece *feedback* instantâneo com a relação ventilação-perfusão
• ECOT intraoperatório com dopplerfluxometria, que avalia, em tempo real, função cardíaca, movimentos das paredes ventriculares, ingurgitamento sistólico, trombos, tamponamento cardíaco, dissecção da aorta, escapes valvares, vegetações valvares
• Índice bispectral (BIS), que reflete a profundidade da anestesia geral, variando de zero (EEG isoelétrico) a 100 (paciente acordada)
• *Near Infrared Spectroscopy* (NIRS), que monitora perfusão tecidual e saturação venosa cerebral com base na análise do comprimento de onda do infravermelho, de forma qualitativa e quantitativa, e dos componentes moleculares relacionados à oxigenação, sendo indicado principalmente para as cardiopatias cianóticas

Quadro 5 Fármacos/produtos usados em gestantes cardiopatas.

Medicamentos	Ataque	Solução	Doses
Adrenalina	0,01 a 0,03 mg.kg^{-1}	Diluição para infusão: 1 mg (1 mL, 1:1.000) + 9 mL AD	0,05 a 2 μg.kg^{-1}.min^{-1}
Noradrenalina	Não indicado	1 ampola (4 mL = 4.000 μg) + 246 mL SG (1 mL = 16 μg) ou 1 ampola (4 mL = 4.000 μg) + 96 mL SF0,9% (1 mL = 40 μg)	0,05 a 0,20 μg.kg^{-1}.min^{-1}
Dopamina	Não indicado	(10 mL = 50 mg) + 40 mL SF0,9% (1 mL = 1.000 μg)	2 a 20 μg.kg^{-1}.min^{-1}
Isoproterenol (Isoprel®)	Não indicado	5 ampolas (1 mL = 0,2 mg) + 95 mL SG5% (1 mL = 10 μg)	0,01 a 0,05 μg.kg^{-1}.min^{-1}
Dobutamina (Dobutrex®)	Não indicado	1 ampola (20 mL = 250 mg) + 80 mL SF0,9% (1 mL = 2.500 μg)	2 a 20 μg.kg^{-1}.min^{-1}
Milrinona (Primacor®)	50 μg.kg^{-1} (em 10 minutos)	(20 mL da solução de 20 mL = 20 mg + 30 mL SF0,9%) 400 μg.mL^{-1}	0,2 a 1 μg.kg^{-1}.min^{-1}
Nitroglicerina (Tridil®)	Não indicado	1 ampola (5 mL = 25 mg) + 45 mL SG (1 mL = 500 mg)	0,1 a 20 μg.kg^{-1}.min^{-1}
Nitroprussiato de sódio (Nipride®)	Não indicado	1 ampola (pó liófilo 50 mg) + 250 mL SG (1 mL = 200 μg)	0,5 a 8 μg.kg^{-1}.min^{-1}
PGE1 (alprostadil; Aplicav®, Prostavasin®)	Não indicado	1 a 20 μg.mL^{-1} (pó liófilo)	0,01 a 0,4 μg.kg^{-1}.min^{-1}
Amiodarona	5 mg.kg^{-1}		5 μg.kg^{-1}.min^{-1} (7,2 μg.kg^{-1}.min^{-1} ao dia)
Esmolol	0,5 a 1,0 mg.kg^{-1}	10 mL (2.500 mg) + 240 mL SF 0,9% (10 mg.mL^{-1})	20 a 100 μg.kg^{-1}.min^{-1}
Ácido épsilon-aminocaproico	100 a 150 mg.kg^{-1} em 20 a 30 min	Sem padrão definido	15 a 50 μg.kg^{-1}.min^{-1} até fechamento da pele
Ácido tranexâmico	10 a 20 mg.kg^{-1}	1 mg.kg^{-1}h^{-1}	Sem padrão definido

(Continua)

Quadro 5 Fármacos/produtos usados em gestantes cardiopatas (continuação).

Medicamentos	Ataque	Solução	Doses
Heparina	4 a 5 mg.kg^{-1} ou 4.000 a 5.000 U.kg^{-1}	De acordo com TCA; metade da dose inicial	Sem padrão definido
Protamina	Igual à soma dispensada de heparina, considerando administração na CEC	Repetir metade da dose se TCA permanecer elevado	Sem padrão definido
Plaquetas (filtradas/aferese)	1 U/10 kg de peso	Não se aplica	Sem padrão definido
Hemácias	10 a 20 mL.kg^{-1} de peso	Repetir até hematócrito ideal	Sem padrão definido
Crioprecipitado	1 U para cada 4 kg peso	Repetir conforme testes de coagulação	Sem padrão definido
Complexo protrombínico (Beriplex®)	25 a 30 U.kg^{-1}		
Desmopressina (DDAVP)	0,3 µg.kg^{-1} em infusão lenta	Repetir a dose inicial; risco de taquifilaxia	
Fibrinogênio (Haemocomplettan®)	25 a 50 mg.kg^{-1}	Repetir até corrigir hipofibrinogenemia	1 frasco de pó fiófilo 1 g, diluir com 50 mL de água destilada (20 mg.mL^{-1})

Quadro 6 Preparação da sala cirúrgica.

Checar aparelho de anestesia e circuitos respiratórios
Checar aparelhos de monitorização
Checar material para via aérea, inclusive o de VAD
Checar se equipos intravenosos estão livres de bolhas de ar, para evitar embolia aérea
Montar mesa com fármacos de ressuscitação, diluídos e etiquetados
Montar fármacos de ressuscitação: atropina, cloreto de cálcio, epinefrina, lidocaína, norepinefrina, dopamina e dobutamina
Montar mesa com fármacos para indução da anestesia, diluídos e etiquetados

Quadro 7 Profilaxias e prevenções.

Endocardite infecciosa com uso de antibiótico conforme protocolo
Fenômenos tromboembólicos: • Meia elástica 7/8 • Massageador antitrombótico • Medicação anticoagulante em 12 horas após o procedimento cirúrgico
• Fisioterapia motora e respiratória

Quadro 8 Cuidados intraoperatórios.

Analgesia cirúrgica pós-operatória deve ser avaliada caso a caso, levando-se em conta o risco-benefício, podendo considerar infiltração da cicatriz cirúrgica com anestésico local ou bloqueio anestésico guiado por ultrassom (músculo transverso abdominal e quadrado transverso)
Atenção aos acessos venosos e arteriais; fazer sempre a identificação para evitar erro na administração de medicações
Considerar medicações adjuvantes, como antiemético, protetor gástrico e analgésicos
O uso da ocitocina se faz necessário, mas sempre deve ser feita em bomba de infusão (BIC); considerar que as alterações hemodinâmicas da ocitocina estão relacionadas com dose administrada, repetição da dose, velocidade de administração, presença de comorbidades e *status* volêmico da paciente
Extubação só deve ser realizada se a paciente estiver estável hemodinamicamente e com bom *drive* respiratório; em caso de paciente instável, manter a intubação orotraqueal

Quadro 9 Indicação do uso de fármacos vasoativos.

Hipotensão arterial persistente e de difícil controle
Extremidades frias, com enchimento capilar lento
Bradicardia com hipotensão arterial
Pulso filiforme
Arritmia persistente, com sinais de baixo débito
Arritmia maligna
Estase jugular
Estertores pulmonares com EAP
Hipertensão arterial pulmonar (NO associado)

Quadro 10 Efeitos da ocitocina no sistema cardiovascular.
Vasodilatação periférica
Hipotensão arterial
Isquemia miocárdica
Arritmia cardíaca
Aumento do DC mediado pelo aumento da frequência cardíaca e do volume sistólico
Edema agudo de pulmão por ação no endotélio vascular

Quadro 11 Contraindicações de anestesia regional em gestante cardiopata.
Estenose aórtica ou pulmonar grave com sintomas de baixo débito
Hipertensão pulmonar com gradiente acima de 40 mmHg
Insuficiência aórtica com dispneia (CF III-IV)
Estenose ou insuficiência mitral com dispneia (CF III-IV)
Valvulopatia mitral ou aórtica com HP grave e disfunção VE < 40%
Fração de ejeção < 40%
Válvula mecânica em uso de anticoagulante
Ventrículo único corrigido com função de VE < 40%
Cardiopatia complexa não corrigida
Cianose
Síndrome de Eisenmenger
Transplante cardíaco instável
Anomalia de Ebstein (arritmias)
Síndrome de Marfan (diâmetro Ao > 4,5 cm), com risco de dissecção da aorta
Aneurisma da aorta não corrigida
Coarctação da aorta (CoAo) não corrigido
Cardiomiopatia hipertrófica (FE <40%)
Taquicardia ventricular sem cardioversor-desfibrilador implantável (CDI)
Comunicação interventricular não corrigida

Quadro 12 Pós-operatório.

A UTI deve ser sempre considerada no pós-operatório, por pelo menos 24 horas, para todas as pacientes gestantes cardiopatas, independentemente da técnica anestésica realizada, mesmo nas mais estáveis hemodinamicamente, pois, nesse período após o nascimento, existe sobrecarga volêmica gravídica importante do parto e puerpério, que, associada à fragilidade cardiovascular, é passível de descompensação hemodinâmica
A alta da UTI só deve ocorrer com o correto ajuste hemodinâmico, profilaxia de fenômenos tromboembólicos, massageador antitrombótico, fisioterapia motora e respiratória, antibioticoterapia profilática e boa resposta farmacológica às medicações

Quadro 13 Anestesia do neuroeixo na gestante cardiopata.

Individualizar a indicação da técnica anestésica e avaliar risco-benefício
Lembrar das contraindicações da anestesia regional na gestante cardiopata
Para escolha da técnica, considerar ECO (recente) + coagulograma do dia
Considerar raqui punção única *x* duplo bloqueio *x* peridural contínua
Raquianestesia simples: avaliar massa de anestésico e considerar neocaína pesada 0,5% dose:12,5-15 mg + fentanil 10-20 μg + morfina 80 μg
Peridural contínua: após a colocação do cateter, a administração do anestésico local deve ser lenta até o nível de bloqueio desejado; considerar *bolus* de bupivacaína a 0,5 %
Duplo bloqueio: avaliar com cautela, caso a caso, tanto massa de anestésico local via intratecal como via peridural
Considerar sempre o uso de fentanil e morfina
Atenção à retirada do cateter, reavaliando o último coagulograma

REFERÊNCIAS

1. Anderson RA, Fineron PW. Aortic dissection in pregnancy: importance of pregnancy-induced changes in the vessel wall and bicuspid aortic valve in pathogenesis. Br J Obstet Gynaecol. 1994; 101:1085-1088.
2. Arrigo M et al. Current manegement of patientes with severe acute peripartum cardiomyopathy; EUR J Heart Fail. 2016:181096-105.
3. Asia-Pacific Heart Rhythm Society / APHRS and International Society of Cardiovascular Pharmacotherapy. Europace. 2018;20(5):731-2.
4. Avila Ws, et al. Posicionamento da Sociedade Brasileira de Cardiologia para gravidez e planejamento familiar na mulher portadora de cardiopatia – 2020. Arq Bras Cardiol. 2020;114(5).
5. Bauersachs J, Arrigo M Hifiker-Kleiner, Current manegement of patients with severe acute peripartun cardiomyopathy: Practical guidance from the Heart Failure Association

of the European Society of Cardiology Study Group on peripartum cardiomyopathy. Eur J Heart Fail. 2016:18:1096-105).

6. Baumgartner H et al. ESC guidelines for the management of grown-up congenital heart disease. Eur Heart J. 2010; 31:2915-2957.
7. Bortolotto MRL. Estudo dos fatores relacionados à determinação da via de parto em gestantes portadoras de cardiopatias. Ver Med (SP) 2018 mar-abr.;97(2):177-86.
8. Carlier Y, Sosa-Estani S, Luquetti AO, Buenkens P. Congenital Chagas disease: an update. Mem. Inst Oswaldo Cruz. 2015;110(3):363-8).
9. Drenthen W et al. Pregnancy and delivery in womem after Fontan palliation. Heart. 2006; 92:1290-1294).
10. Elkayam U, Jalnapulkar S, Barakkat MN, Kealey AJ, Mehara A. Pregnancy Associated Myocardial Infarction: A Review of Contemporary Experience in 150 cases Betweem 2006 and 2011. Circulation. 2014; 129(16):1695-702.
11. Hilfinker-Kleiner D, Sliwa K, Drexler H. Peripartum cardiomyopathy: Recent in sight in its pathophysiology. Trends Cardiovasc.Med2008;18(5):173-9.
12. James A, Committee on Pratice Bulletins -Obstetrics. Pactrice Bulletin Não, 123: Thromboembolism Around Pregnancy. Obstet Gynecol .2011; 118(3):718-29.
13. Maia DP, Fonseca PG, Camargo ST, Plannes C, Cunningham MC. Pregnancy in patientes with Sydenhan ´s Chorea. Parkinsonism Relat Disord 2012; 18(5): 458-61.
14. McLaughlin VV et al. ACCF/AHA 2009 expert consensus document on pulmonary hypertension. J Am Coll Cardiol. 2009; 53:1753-1619) (Galie N et al. Guidelines for the diagnosis and treatment of pulmonary hypertension. Eur Heart J. 2009; 30:2493-2537.
15. Royal College of Obstetrician and Gynaecologists. Cardiac Disease and Pregnancy Good Practice Não. 13. London: RCOG;2011).
16. Registz-Zagroek V et al. ESC guideline for the manegement of cardiovascular diseases during pregnancy. Eur Eart J. 2018;39(34):3165-241.
17. Recurrence rates of arrthimas during pregnancy in women with previous tachyarrhythmia. Am J Cardiol.2006;97(8):1206-12.
18. Rohde LE, Montera MW, Bocchi EA, Clausell A. Não. Diretrizes Brasileira de Insuficiência Cardíaca Crônica e Aguda. Arq Bras Cardiol. 2018;111(3):436-539).
19. Ruys TPE, Roos-Hesselink JW, Hall R, Subirana-Domeneche MT, Grando-Ting J, Estensen M. Heart failure in pregnant women with cardiac disease: data fron the ROPAC. Heart. 2014: 100 (3): 231-8. Doi: 10.1136/heartjnl2013-304888.
20. Sanghavi M, Rutherford JD. Cardiovascular Physioloy of Pregnancy. Circulation. 2014; 130:1003-8).
21. Siu SC, Semmer M, Colman JM. Prospective Multicenter study of pregnancy outcomes in women with heart disease. Circulation. 2001; 104:515-21.
22. Tanous D, Siu SC, Mason J, Greutmann M. B-type natriuretic peptide in pregnant women with heart disease. J Am Coll Cardiol. 2010; 2 (1):20-6.
23. Tarasouchi F, Montera MW, GrimbergM, Pineiro DJ. Brasilian Guidelines for Valve Disease. SBC 2011. Arq Bras Cardiol, 2011; 97(5Suppl 1):1-67.
24. Testa CB, Valenise H, Novelli GP, Larcipreti G, editores. Clínica Médica. 2ª ed. Barueri: Manole; 2016. v. 1, p. 648-66.
25. Thorne S, Nelson-Piercy C, MacGregor A, Gibbs S, Pregnancy and contraception in heart disease and pulmonary arterial hypertension. J Fam Reprod Health Care. 2006;32(2):75-81.

26. Vaidya VR, Arora S, Patel N, Badheka MJ, Agnihotri K. Burden of arrhythmia in pregnancy. Circulation. 017;135(6):619-21.
27. Van der Pol LM, Tromeur C, Bistervels IM, NI Ainle. Pregnancy-adapted YEARS Algorithm for Diagnosis of Suspect Pulmonary Embolism. NEngl J Med. 2019;380(12):1139-49.Warnes CA et all. ACC/AHA 2008 guidelines for the managemente of adults with congenital heart disease: a report of the American College of Cardiology/American Heart Association Task Force on Practice guidelines). Circulation. 2008; 118:714-833.

Doença neurológica 13

Cristina Ribeiro Dias Barroso
Lavínia Dantas Cardoso Neiva Lemos
Marina Cestari de Rizzo

INTRODUÇÃO

Os avanços alcançados ao longo dos anos na geração de conhecimento, desenvolvimento de tecnologias, aprimoramento de tratamentos e reabilitação de pacientes com doenças neurológicas vêm possibilitando um aumento na qualidade, na funcionalidade e na expectativa de vida. Dessa maneira, é cada vez mais comum que mulheres em idade fértil convivam com doenças neurológicas e com o desejo de gestar.

Mudanças fisiológicas durante a gestação (consultar o Capítulo 1 – "Alterações fisiológicas da gestação") podem afetar a progressão e o padrão de apresentação clínica de algumas dessas doenças, devendo-se iniciar o planejamento para o melhor controle dessas enfermidades previamente à concepção, objetivando a prevenção de morbidade e mortalidade. Nesse contexto, os anestesiologistas devem estar envolvidos precocemente, a fim de mitigar possíveis complicações perinatais e otimizar os resultados maternos.

Técnicas de anestesia regional ou sistêmica devem ser discutidas caso a caso. Nesse sentido, educar a paciente sobre os riscos e benefícios implicados na escolha de cada uma delas é fundamental, utilizando modelos de decisão compartilhada e documentando o passo a passo da decisão de forma clara e objetiva.

EPILEPSIA

É um distúrbio neurológico comum na gestação e implica aumento de morbidade e mortalidade materna. O tratamento medicamentoso normalmente deve ser alterado durante a gestação, considerando as alterações fisiológicas da gestação e o efeito teratogênico de muitos anticonvulsivantes. É bastante frequente recebermos pacientes em que foi suspenso o uso de medicação ou que estão fazendo uso de subdoses das mesmas. Isso gera dificuldades no atendimento, já que as convulsões do período intraparto e do puerpério podem ser difíceis de ser diferenciadas da pré-eclâmpsia; na impossibilidade de diagnóstico preciso, devem ser tratadas como de origem eclâmptica, sendo o sulfato de magnésio o medicamento de escolha (consultar o Capítulo 8 – "Anestesia na gestante com pré-eclâmpsia").

As convulsões eclâmpticas são geralmente tônico-clônicas generalizadas, de curta duração e autolimitadas. Nas pacientes em que se consegue excluir o diagnóstico de pré-eclâmpsia e com epilepsia mal controlada, a administração de benzodiazepínicos ou de outros convulsivantes pode ser necessária para reduzir a duração da convulsão e prevenir hipóxia materno-fetal, sendo essencial assegurar a proteção das vias aéreas e realizar o realizar suporte ventilatório.

Particularidades

A epilepsia não é contraindicação à administração de analgesia ou anestesia neuraxial. No caso de ser necessária anestesia geral, recomenda-se evitar o uso de meperidina em virtude do seu potencial epileptogênico. Além disso, recomenda-se também evitar o uso de etomidato na indução anestésica, que se relaciona com a redução do limiar convulsivo em indivíduos susceptíveis. Redução na dose de bloqueadores neuromusculares não é recomendada, pois o metabolismo hepático desses fármacos é aumentado pelo efeito de indução enzimática de muitos anticonvulsivantes (exemplo: carbamazepina, fenitoína, fenobarbital), encurtando sua duração de ação.

ESCLEROSE MÚLTIPLA

A esclerose múltipla é uma doença crônica desmielinizante mediada imunologicamente, e é duas a três vezes mais comum em mulheres. Possui apresentações clínicas variáveis, tipicamente em dois padrões: remitente-recorrente (maior parte dos casos), em que os sintomas aparecem abruptamente e desaparecem por vários meses, ou crônica progressiva, com deterioração contínua ao longo dos anos. Os pacientes apresentam uma variedade de sintomas neurológicos, incluindo déficits sensoriais e motores, disfunção vesical, distúrbios visuais, alterações de humor e declínio cognitivo, que devem ser documentados pelo anestesista na avaliação pré-anestésica, com especial atenção à presença de comprometimento respiratório. Os surtos costumam diminuir durante a gestação, especialmente no terceiro trimestre, e tendem a aumentar nos primeiros três meses pós-parto.

Foi sugerido, no passado, que técnicas neuraxiais, especialmente a raquianestesia, poderiam contribuir para aumentar as recidivas da esclerose múltipla, uma vez que a medula espinhal desmielinizada seria exposta a agentes anestésicos locais. No entanto, não existem evidências consistentes que contraindiquem o uso dessas técnicas para analgesia de parto ou anestesia operatória. A paciente deve estar ciente de que há maior incidência de recidiva no pós-parto, mesmo sem o uso desse tipo de anestesia. Alguns estudos ainda sugerem o uso de soluções diluídas de anestésico local (inferiores a 0,25% de bupivacaína) que já são naturalmente utilizadas para analgesia peridural no trabalho de parto. Portanto, a decisão entre indicar anestesia regional ou geral deve ser individualizada e estar bem documentada.

Particularidades

No cenário de uma anestesia geral, deve-se evitar o uso de bloqueadores neuromusculares despolarizantes pelo risco de hipercalemia em função da denervação induzida pela esclerose múltipla. Os bloqueadores adespolarizantes podem ter efeitos prolongados secundários à diminuição da massa muscular, embora já tenha sido relatada resistência ao seu uso, possivelmente como resultado de uma proliferação de receptores extrajuncionais.

MIASTENIA *GRAVIS*

A miastenia *gravis* é uma doença autoimune que ocorre pela produção de anticorpos contra receptores nicotínicos de acetilcolina na junção neuromuscular, levando à fatigabilidade da musculatura esquelética. Com apresentação clínica variável, afeta duas vezes mais mulheres do que homens. O tratamento inclui medicamentos anticolinesterásicos, como a piridostigmina, e imunossupressores, como os corticoides e a azatioprina. As alterações fisiológicas da gestação, como redução na absorção dos fármacos, aumento de volume de distribuição e modificações do *clearance* renal, podem ocasionar a necessidade de ajuste na dosagem das medicações.

A miastenia *gravis* não afeta a primeira fase do trabalho de parto, pois não existe acometimento de músculo liso uterino. No entanto, essas pacientes têm maior probabilidade de desenvolver fadiga na segunda fase do trabalho de parto e são, portanto, mais propensas a necessitar de parto instrumental ou cirúrgico. Lembre-se de que medicamentos administrados no período perioperatório ou periparto podem contribuir para a fraqueza muscular materna e a insuficiência respiratória, como o sulfato de magnésio, utilizado no tratamento de pré-eclâmpsia/eclâmpsia e na neuroproteção neonatal.

Particularidades

O anestesiologista deve avaliar precocemente essas pacientes, observando a extensão do envolvimento respiratório e a força muscular geral. Testes de função pulmonar devem ser realizados quando houver evidência de comprometimento respiratório. Técnicas neuraxiais para analgesia de parto precoce são recomendadas para atenuar o estresse e preservar a força materna para o segundo período do trabalho de parto. Nas cesarianas, essas técnicas também são preferíveis, exceto em pacientes com comprometimento respiratório mais grave. É necessário cuidado redobrado com o nível de sensibilidade e bloqueio motor, pois níveis mais elevados podem ocasionar comprometimento da mecânica ventilatória. O duplo bloqueio com um componente intratecal de baixa dosagem é uma opção interessante para minimizar esse risco.

Em casos em que seja necessária anestesia geral, opioides devem ser administrados com cautela pelo risco de depressão respiratória. Os bloqueadores neuromusculares despolarizantes têm efeito imprevisível nessas pacientes e, usualmente, requerem doses mais elevadas. Pacientes com miastenia *gravis* costumam ser extremamente sensíveis ao uso de bloqueadores neuromusculares adespolarizantes, com maior tempo de recuperação do bloqueio. Esses agentes devem ser administrados criteriosamente e em doses reduzidas (1/10 da dose usual), preferencialmente guiados por monitorização neuromuscular. O sugammadex pode ser utilizado para reverter o bloqueio neuromuscular, com dose titulada guiada de acordo com a monitorização específica.

CEFALEIA NA GESTAÇÃO

A cefaleia está entre os sintomas neurológicos mais frequentemente observados na gestação. Entretanto, cefaleias que surgem no terceiro trimestre de gestação e no puerpério devem ser cuidadosamente avaliadas para causas secundárias. É fundamental que, diante da mudança de padrão da cefaleia primária, sejam excluídas causas mais graves, como pré-eclâmpsia, tumores ou malformações vasculares. São sinais e sintomas de alerta: início súbito, forte intensidade, alteração do estado mental, associação com elevação da pressão arterial, sinais de irritação meníngea, febre, vômitos e alterações visuais e no exame neurológico. As principais cefaleias da gestação estão descritas na Tabela 1.

LESÃO DE MEDULA ESPINHAL

A abordagem clínica de pacientes vítimas de lesões medulares depende essencialmente de dois fatores: tempo e nível da lesão. Na lesão aguda, pode-se desenvolver choque medular, caracterizado como arreflexia/hiporreflexia e disfunção sensório-motora transitória. Pacientes com lesões em nível igual ou acima de T6 podem desenvolver choque neurogênico pela perda da inervação simpática abaixo da lesão. Pode haver perda do tônus vasomotor e regulação da temperatura, sudorese e piloereção nas partes do corpo abaixo da lesão. Após um período variável, a paciente com lesão medular progride para um estágio crônico com atrofia por desuso e recuperação da atividade reflexa também conhecida como hiperreflexia autonômica.

A hiperreflexia autonômica é uma complicação ameaçadora à vida que resulta da ausência de inibição central dos neurônios simpáticos na medula abaixo da lesão. Estímulos nociceptivos, incluindo distensão vesical e contrações uterinas, resultam em hiperatividade simpática exacerbada, com hipertensão sistêmica grave secundária à vasoconstrição abaixo do nível da lesão, bradicardia reflexa e vasodilatação acima do nível da lesão. Portanto, lesões extensas podem levar a dificuldade de obtenção de acesso venoso em função da vasoconstrição intensa. Picos hipertensivos podem ser confundidos com pré-eclâmpsia em pacientes com lesões iguais ou acima de T6, nas quais mecanismos compensatórios são insuficientes para compensar a hipertensão grave, podendo ocorrer hemorragia intracraniana, arritmias e, em alguns casos, infarto do miocárdio.

Lesões abaixo de S2 envolvem principalmente bexiga, intestino e funções sexuais. Essas pacientes apresentam relaxamento da musculatura perineal e sentem as dores do trabalho de parto. Pacientes com lesões acima de T10 não sentem dor no trabalho de parto. As lesões em T6 ou acima podem causar variados níveis de comprometimento respiratório, além do risco de desenvolvimento de hiperreflexia autonômica.

No manejo anestésico de pacientes gestantes com lesões crônicas de medula espinhal sob risco de desenvolverem hiperreflexia autonômica,

Tabela 1 Principais cefaleias da gestação.

Etiologia	Quadro clínico	Padrão	Tratamento
Cefaleia tensional	Cefaleia de intensidade gradual, persistente e holocraniana. Associação com estresse	Aumento no período periparto	Analgésicos simples Antidepressivos tricíclicos AINEs (terceiro trimestre)
Enxaqueca	Pulsátil, latejante, unilateral/ frontotemporal, intensidade forte a incapacitante, duração de horas a dias. Sintomas associados e pródromos	Relaciona-se com mudanças hormonais. Melhora gradual durante a gestação. Piora após o parto	Analgésicos simples, antieméticos e AINEs (terceiro trimestre). Triptanos e alcaloides do ergot CONTRAINDICADOS
Pré-eclâmpsia	Cefaleia holocraniana, escotomas, sintomas associados	Ocorre durante gestação e período pós-parto	Controle pressórico. Sulfato de magnésio. Parto
Irritação meníngea	Cefaleia holocraniana com exame físico compatível	Aumento do risco de HSA durante gestação	Dependente da etiologia: HSA, meningite, etc.
Tumor cerebral	Sintomas variáveis	Incidência não alterada com a gestação. Possível crescimento de tumor preexistente	Dependente da etiologia
Hipertensão intracraniana	Cefaleia holocraniana, sintomas visuais, náuseas e vômitos em jato, tríade de Cushing	Variável	Dependente da etiologia

Fonte: adaptada de Lim G, Bader AM, 2019.

recomenda-se o monitoramento hemodinâmico contínuo durante o trabalho de parto. Essa síndrome é distinguida de outras causas de hipertensão intraparto pela ocorrência de hipertensão cíclica, com aumento da pressão arterial durante as contrações.

Particularidades

Parto vaginal

1. Técnicas neuraxiais realizadas precocemente são preferíveis para a prevenção e o tratamento da hiperreflexia autonômica. A inserção de um cateter epidural permite a titulação cuidadosa do bloqueio.
2. Em paciente sem sensibilidade, a avaliação do bloqueio pode ser realizada por meio da perda de reflexos tendinosos profundos dos membros inferiores e da monitorização da pressão arterial e frequência cardíaca.

Parto cesáreo

1. São preferíveis as técnicas neuraxiais. A titulação da dose anestésica através do cateter peridural pode atenuar o comprometimento do bloqueio na função respiratória, em comparação com a raquianestesia.
2. O nível do bloqueio sensorial só pode ser totalmente avaliado se for superior ao nível da lesão medular.
3. Deve-se considerar a manutenção do cateter epidural após o parto para minimizar a possibilidade de hiperreflexia autonômica no período pós-parto.

Em caso de anestesia geral

1. Recomenda-se a punção arterial invasiva antes da indução anestésica em pacientes susceptíveis à hiperreflexia autonômica.
2. Bloqueadores neuromusculares despolarizantes, como a succinilcolina, não devem ser administrados durante o período de lesão por denervação, que, por definição conservadora, começa 24 horas após a lesão e dura aproximadamente 1 ano, pelo risco de hipercalemia grave.

DISTÚRBIOS CEREBROVASCULARES

Os distúrbios cerebrovasculares são causa de significativa morbidade e mortalidade no período periparto e resultam principalmente de três mecanismos: hemorragia, infarto arterial e trombose venosa.

Hemorragia intracraniana

A hemorragia intracraniana representa mais da metade dos acidentes vasculares cerebrais relacionados à gestação. Geralmente, a hemorragia subaracnóidea no período periparto é decorrente de aneurismas cerebrais rompidos ou malformação arteriovenosa. Cerca de metade das mulheres com hemorragia intracraniana de qualquer causa tem história de pré-eclâmpsia, eclâmpsia ou Síndrome HELLP (hemólise, elevação de enzimas hepáticas e plaquetopenia).

Aneurismas cerebrais e malformações arteriovenosas

O risco aumentado de sangramento intracraniano por aneurismas durante a gestação é um tema controverso. Algumas literaturas afirmam que alterações fisiológicas relacionadas à gestação, como vasodilatação cerebral, aumento do volume plasmático e hipertensão, não aumentam o risco de rupturas aneurismáticas, enquanto outras acreditam em um maior risco de sangramento até 6 semanas após o parto. Recomenda-se a investigação e possível abordagem da malformação arteriovenosa em mulheres não gestantes que sofreram sangramento antes de engravidar.

Quando o diagnóstico é feito durante a gestação, deve-se considerar os riscos dos procedimentos em comparação à conduta expectante, dado o risco significativo de hemorragia. Pacientes com aneurismas ou malformação arteriovenosa não tratados devem ter o estresse hemodinâmico reduzido. No entanto, não foi demonstrado benefício da cesariana em relação ao parto vaginal, devendo a decisão da via de parto ser individualizada. A analgesia de parto precoce deve ser oferecida, além de considerar o uso de fórceps e extratores a vácuo para reduzir o segundo estágio do trabalho de parto e picos pressóricos.

Em casos de hemorragia cerebral, os cuidados iniciais devem se concentrar no bem-estar materno, na proteção das vias aéreas, no suporte cardiovascular e na neuroproteção. Cuidados para evitar aumentos pressóricos devem ser tomados durante a laringoscopia e a extubação, com o uso de fentanil na dose de 15 μg por quilograma de peso da paciente. Em pacientes com sintomas leves e moderadamente estáveis e conscientes, as técnicas neuraxiais podem ser consideradas para o parto.

Acidente vascular cerebral isquêmico

O acidente vascular cerebral isquêmico é a forma mais rara de acidente vascular cerebral na gravidez e geralmente está relacionada a fatores de risco como pré-eclâmpsia ou eclâmpsia, hipertensão, parto cesáreo, condições pró-trombóticas (fator V de Leiden, doença falciforme, síndrome do anticorpo antifosfolípide e lúpus eritematoso sistêmico), idade avançada, maior paridade e gestação múltipla. Os sinais clínicos incluem déficit motor e sensorial, cefaleia, náuseas, tontura e distúrbios visuais.

O tratamento concentra-se na preservação do tecido cerebral, reperfusão e prevenção de recorrência. A terapia inclui trombólise, medicamentos anticoagulantes e antiplaquetários. A trombólise na gestação é controversa, uma vez que traz riscos adicionais de descolamento prematuro da placenta, sangramento sistêmico e perda fetal. O manejo obstétrico geralmente é expectante, a menos que haja dificuldade em alcançar metas hemodinâmicas para melhorar a perfusão cerebral, sendo, nesse caso, o parto considerado benéfico para a mãe.

O manejo anestésico deve considerar coagulograma, plaquetas e o estado neurológico da paciente, sendo a anestesia regional preferida se for seguro executá-la. Além disso, estratégias neuroprotetoras, como elevação da cabeceira, prevenção de oscilações da pressão arterial, evitando hipercapnia e hipóxia, e terapia hiperosmolar, são importantes para o desfecho materno. O risco de hemorragia pós-parto é aumentado pela terapia anticoagulante e antiplaquetária, devendo essas pacientes serem acompanhadas em uma unidade de cuidados intensivos no pós-parto.

Trombose venosa cerebral

A trombose venosa cerebral é uma causa rara de acidente vascular cerebral periparto, apresentando-se do último trimestre de gestação até três semanas após o parto. Pode envolver seio cavernoso, seio lateral, seio sagital ou veias corticais. A gestação é geralmente o único fator de risco, mas o rastreio de trombofilias é recomendado. Além disso, considera-se que a hipotensão liquórica após anestesia regional pode ser um fator de risco, visto que a queda da pressão cerebral resultaria na tração das estruturas venosas cerebrais, propiciando o desenvolvimento do quadro.

A trombose venosa cerebral pode se manifestar com cefaleia de início súbito, alterações visuais, náuseas e vômitos, convulsões e deterioração do nível de consciência. O quadro deve ser diferenciado da cefaleia pós-punção dural, sendo que a cefaleia por trombose venosa cerebral é de localização mais difusa, geralmente não postural e refratária ao tratamento habitual. O diagnóstico é confirmado por tomografia computadorizada ou ressonância magnética de crânio.

Particularidades

A anticoagulação é a base do tratamento, e o prognóstico costuma ser melhor do que nos casos não relacionados à gestação. Embora seja mais comum no período pós-parto, pode ocorrer durante a gestação. Contraindica-se o uso de anestesia regional como técnica anestésica para o parto, nos casos de hipertensão intracraniana ou de anticoagulação plena sem possibilidade de espera dos intervalos de tempo recomentados pelos protocolos internacionais.

DISTÚRBIOS NEUROMUSCULARES HEREDITÁRIOS

Distrofia miotônica

A distrofia miotônica, doença muscular mais comum em adultos, tem como principal característica as contrações miotônicas dos músculos esqueléticos e lisos. É geneticamente dividida em dois subtipos; distrofia miotônica tipo 1 e distrofia miotônica tipo 2, dependendo da região do gene afetada. Ambos os subtipos resultam em distúrbios multissistêmicos envolvendo os sistemas cardiovascular (cardiomiopatia, insuficiência cardíaca e anomalias de condução), respiratório (capacidade pulmonar reduzida, insuficiência respiratória restritiva) e endócrino, além de retardo do desenvolvimento neurológico, sendo a distrofia miotônica tipo 1 a forma mais grave.

Embora muitas pacientes com essa síndrome sejam inférteis, existem casos de gestação nessa população, representando desafios significativos e necessitando de acompanhamento de uma equipe multiprofissional. Os sintomas de fraqueza e miotonia geralmente não pioram durante a gravidez. Exames de função pulmonar e eletrocardiograma são essenciais para a investigação de doença pulmonar restritiva e anormalidades de condução cardíaca. Além disso, deve haver um adequado planejamento obstétrico e anestésico, considerando que essas pacientes possuem risco aumentado de polidrâmnio, parto prematuro, atonia uterina e hemorragia pós-parto.

As técnicas neuraxiais são a primeira escolha; no entanto, os opioides devem ser usados com cautela pela excessiva sensibilidade das pacientes aos efeitos sedativos, além de suas repercussões respiratórias. Os bloqueios regionais, como bloqueios de parede abdominal são recomendados para analgesia pós-cirúrgica (consultar técnicas descritas no Capítulo 3 – "Anestesia para cesariana").

A anestesia geral possui risco ainda mais elevado nessas pacientes, pois fraqueza da musculatura faríngea, alterações da motilidade da musculatura lisa esofágica, distensão gástrica e atraso no esvaziamento gástrico aumentam o risco de broncoaspiração. A succinilcolina pode desencadear quadros de miotonia, além de hipotermia e tremores, aumentando ainda mais o risco de broncoaspiração e intubação traqueal difícil. A resposta aos bloqueadores neuromusculares adespolarizantes não parece ter alteração, e o risco de hipertermia maligna parece similar ao da população geral.

Particularidades

1. A reversão com sugammadex ainda requer mais estudos, mas parece ser mais confiável nessas pacientes.
2. No pós-operatório, as pacientes devem ser monitoradas rigorosamente, de preferência em unidades de terapia intensiva, independentemente da técnica anestésica utilizada.

Atrofias musculares espinhais

As atrofias musculares espinhais compreendem um grupo de quatro distúrbios neuromusculares distintos. O tipo 2 é mais prevalente em mulheres em idade fértil e está frequentemente associado a escoliose grave, graus variáveis de insuficiência respiratória e anomalias cardíacas.

Particularidades

As complicações obstétricas afetam 80% dessas pacientes, incluindo trabalho de parto prematuro e agravamento da função muscular. O trabalho de parto espontâneo é raro, tornando necessárias intervenções obstétricas e cuidados anestésicos especializados. Embora sejam fortemente recomendadas, as técnicas neuraxiais enfrentam desafios em função das deformidades da coluna vertebral. Deve-se evitar a anestesia geral, pelo risco significativo de suporte respiratório invasivo a longo prazo após a intubação orotraqueal. A succinilcolina é contraindicada em função do risco de hipercalemia grave, enquanto os bloqueadores neuromusculares não despolarizantes apresentam efeitos prolongados e profundos, exigindo cautela caso seja utilizado.

Disrafismos espinhais

Os disrafismos espinhais, conhecidos como mielomeningoceles, mieloceles, espinha bífida, entre outros, constituem um grupo de malformações congênitas que afetam os arcos vertebrais, a medula espinhal e as meninges. Mulheres que passaram por reparo de disrafismos abertos podem apresentar ausência de ligamento amarelo e de um espaço peridural patente, o que, por vezes, torna inviável o uso de técnicas anestésicas neuraxiais.

Os disrafismos espinhais fechados exibem alterações na medula espinhal e outras estruturas, com a presença de pele sobrejacente ao defeito. Manifestações clínicas, quando presentes, estão relacionadas à síndrome da medula espinhal ancorada, incluindo alterações urinárias, e dores lombares e em membros inferiores, frequentemente associadas a meningocele. A malformação de Chiari é comum nessas pacientes, sendo as derivações ventriculares frequentemente necessárias. Portanto, os sintomas de mau funcionamento desses *shunts* devem ser diferenciados daqueles relacionados à pré-eclâmpsia em gestantes, como cefaleia, náuseas e alterações visuais.

Para o manejo adequado de pacientes com diagnóstico ou suspeita de disrafismo espinhal, é essencial a realização de uma ressonância magnética, permitindo avaliar o cone medular, a medula espinhal, a presença de massas ou cistos, o volume de líquor e os ligamentos. A raquianestesia acima da área de reparo deve ser considerada apenas se uma ressonância magnética recente sugerir que o espaço subaracnóideo pode ser acessado com segurança.

Particularidades

1. Técnicas neuraxiais não são contraindicadas em todos os casos, mas a ausência de exames de imagem adequados pode ser considerada uma contraindicação relativa.
2. A peridural pode ser realizada nos níveis habituais se o ligamento amarelo estiver intacto, mas pode resultar em analgesia incompleta se a integridade do espaço peridural estiver comprometida.
3. Idealmente, a punção lombar deve ser feita em um espaço distante do nível da lesão (a maioria das lesões ocorre em nível de L5-S1).

Quanto à anestesia geral

1. A presença de cifoescoliose pode ser um fator complicador.
2. Na ocorrência de neuropatia ou miopatia, a succinilcolina deve ser utilizada com cautela.

É crucial destacar a importância da documentação adequada no prontuário, incluindo exame radiológico e avaliação neurológica antes e após a realização da anestesia.

NEUROFIBROMATOSE

A neurofibromatose ocorre como resultado da proliferação excessiva de elementos da crista neural, como células de Schwann, melanócitos e fibroblastos. As manifestações clínicas incluem lesões cutâneas hiperpigmentadas (manchas café com leite), acompanhadas por uma variedade de tumores cutâneos e subcutâneos. A neurofibromatose tipo 1 é a forma "clássica", apresentando gravidade e progressão variáveis, com sintomas neurológicos dependentes da localização dos tumores. Pode manifestar-se com lesões cutâneas, tumores intracranianos e neurofibromas paraespinhais, que exigirão excisão cirúrgica, além de uma incidência aumentada de feocromocitoma. A neurofibromatose tipo 2 é uma forma menos comum, com menos lesões cutâneas, porém pode apresentar neuromas acústicos, neurofibromas cranianos ou espinhais, meningiomas e gliomas.

A gestação pode exacerbar a doença ao aumentar o crescimento de tumores, ocorrendo regressão após o parto em algumas mulheres. Estudos mostram risco aumentado de hipertensão gestacional, pré-eclâmpsia, restrição de crescimento fetal, doença cerebrovascular e parto cesáreo. Atenção especial deve ser dada à presença de massas intracranianas.

Particularidades

1. O anestesista deve avaliar minuciosamente os sintomas atuais e as lesões conhecidas, especialmente se envolverem tumores no pescoço e na laringe.
2. Considerar a avaliação pré-natal para feocromocitoma e potenciais tumores neuraxiais, intracranianos e de nervos periféricos.
3. As técnicas anestésicas neuraxiais podem ser consideradas para analgesia de parto e anestesia operatória na maioria das pacientes, quando afastado o risco de herniação cerebral por hipertensão intracraniana.
4. Cifoescoliose grave em decorrência da presença de tumores paraespinhais pode dificultar a sua realização.
5. Na anestesia geral, os relaxantes musculares podem ser usados sem alterações na dose.

TUMORES CEREBRAIS E HIPERTENSÃO INTRACRANIANA

As neoplasias intracranianas em mulheres grávidas parecem ocorrer com a mesma frequência que em mulheres não grávidas e variam em incidência, histologia, apresentação clínica e prognóstico. No entanto, as alterações fisiológicas que ocorrem durante a gravidez podem ter implicações profundas na sintomatologia e no manejo de cada uma delas. Entre as lesões expansivas mais comuns do SNC estão gliomas, meningiomas, adenomas hipofisários, schwannomas e carcinomas metastáticos de pulmão, mama e cólon.

Os tumores cerebrais causam déficits neurológicos resultantes do efeito de massa ou aumento da pressão intracraniana (PIC) por edema cerebral, que é causado por uma combinação de mecanismos vasogênicos e citotóxicos. A possibilidade de hipertensão intracraniana deve ser considerada em todas as pacientes com lesão de massa, por causa do risco potencial de herniação cerebral fatal. O diagnóstico das lesões cerebrais expansivas é realizado por meio de ressonância magnética.

O manejo durante a gestação depende da natureza do tumor. A cirurgia para pacientes com tumores benignos e sintomas leves pode ser adiada até depois do parto. No entanto, pacientes com tumores malignos mais agressivos ou sintomas mais severos, como crises convulsivas ou deficiência visual grave, podem necessitar de cirurgia para evitar deterioração neurológica aguda. O parto também pode ser recomendado assim que houver idade gestacional viável.

Particularidades

1. A técnica anestésica ideal para analgesia de parto e anestesia operatória em paciente com tumor intracraniano deve ser individualizada.
2. Em pacientes com PIC (pressão intracraniana) normal as técnicas anestésicas regionais podem ser consideradas e no segundo estágio do trabalho de parto devem receber analgesia precoce.
3. Anestesia geral está indicada em gestantes com PIC aumentada.
4. Há riscos de aumento da PIC durante a intubação e extubação traqueal.
5. Evitar o uso de succinilcolina, quando possível, em virtude do risco teórico de aumento transitório da pressão intracraniana.

O manejo das gestantes em urgência neurológica é de suma importância para o prognóstico e inclui:

1. Preservação da perfusão cerebral e uteroplacentária.
2. Administração adequada de fluidos.
3. Evitar a compressão aortocava.
4. Uso precoce de drogas vasopressoras.
5. Cabeceira elevada.
6. Pressão arterial invasiva instituída antes da indução anestésica.

A pressão arterial deve ser mantida próxima das medidas basais ou mais elevadas em caso de procedimento neurocirúrgico de emergência em paciente com PIC elevada. A hiperventilação mecânica moderada pode ser utilizada para reduzir o aumento da PIC, mantendo a $PaCO_2$ materna até o limite inferior da faixa normal para a gestação, geralmente entre 28 e 32 mmHg. No entanto, também deve-se ter em mente que a hiperventilação e a hipocapnia extremas podem causar vasoconstrição da artéria uterina, com desvio na curva de dissociação da oxiemoglobina materna para a esquerda e redução da disponibilidade de oxigênio ao feto.

REFERÊNCIAS

1. Gross BA, Du R. Cerebrovascular emergencies in pregnancy. Best Pract Res Clin Obstet Gynaecol.2015;29:721-31.
2. Kinney MO, Craig JJ. Pregnancy and epilepsy; meeting the challenges over the last 25 years: the rise of the pregnancy registries. Seizure.2017;44:162-8.
3. Metodiev Y, Braveman F. Anaesthesia and neurological disorders in pregnancy. BJA Educ. 2021;21:210-217.
4. Miller EC, Leffert L. Stroke in pregnancy: a focused update. Anesth Analg.2020;130:1085-96.
5. Morton A. Myotonic disorders and pregnancy. Obstet Med.2020;13:14-9.
6. Murphy CJ, et al. Spinal dysraphisms in the parturient: implications for perioperative anaesthetic care and labour analgesia. Int J Obstet Anesth.2015;24:252-63
7. O'Neal MA. Headaches complicating pregnancy and the postpartum period. Practical Neurology.2017;17:191-202
8. Pereira L. Obstetric management of the patient with spinal cord injury. Obstet Gynecol Surv.2003;58:678-87.
9. Stephen LJ, et al. Management of epilepsy in women. Lancet Neurol.2019;18:481-91
10. Weimer LH. Neuromuscular disorders in pregnancy. Handb Clin Neurol.2020;172:201-18

14 Alteração hematológica

Fernando Chuluck Silva

ANEMIAS

Anemia dilucional

A anemia dilucional na gestação ocorre em função do aumento rápido do volume plasmático, que supera a produção de elementos figurados, resultando em níveis mais baixos de hemoglobina (Tabela 1), e não causa complicações significativas na maioria dos casos. Além disso, desempenha um papel importante na preparação para o trabalho de parto, uma vez que o aumento do volume sanguíneo durante a gravidez auxilia na compensação das perdas sanguíneas do parto, garantindo uma reserva adequada de sangue para a mãe. No entanto, a anemia dilucional pode se agravar em gestantes com fatores de risco adicionais, como deficiência de ferro, má nutrição ou outras comorbidades, exigindo intervenção terapêutica adequada quando as concentrações de hemoglobina estiverem abaixo de 11 g/dL. Idealmente, essa investigação deve realizada durante o pré-natal, e não no momento do parto.

Hemoglobinopatias

Além da anemia dilucional, as pacientes podem, por deficiência de ferro, apresentar anemia decorrente de hemoglobinopatias e alterações genéticas na estrutura da hemoglobina, que resultam em anormalidades na forma ou na função das hemácias. As principais representantes dessas alterações são a doença falciforme, a talassemia e a doença da hemoglobina C. Essas condições podem causar complicações durante a gravidez, como aumento do risco de pré-eclâmpsia, restrição de crescimento fetal e parto prematuro. O diagnóstico precoce e o acompanhamento adequado durante a gestação são fundamentais para garantir uma gestação saudável em mulheres com hemoglobinopatias.

Em relação ao manejo anestésico, apenas nos casos de anemia falciforme é indicada a analgesia precoce, uma vez que a dor pode desencadear crises de falcização. No entanto, o parto vaginal não é contraindicado em pacientes bem controladas, assim como o bloqueio do neuroeixo. Cuidados com hipovolemia, desidratação, hipotensão, hipotermia e acidose também são importantes para prevenir crises. Um bom planejamento de tromboprofilaxia pós-parto e analgesia multimodal são primordiais para o pós-operatório.

Anemia hemolítica autoimune (AHA)

Por fim, o último destaque de acometimento da série vermelha é a anemia hemolítica autoimune (AHA), que surge em decorrência da produção de autoanticorpos contra antígenos de superfície da hemácia. Sua classifica-

Tabela 1 Anemia dilucional.

Componente	Alteração	Comentário
Volume sanguíneo	Aumento de 45%	Preparação para perdas no parto
Volume plasmático	Aumento de 55%	Retenção hídrica
Volume de hemácias	Aumento de 30%	Produção aumentada para acompanhar volume plasmático
Hemoglobina (concentração)	Redução de 2 a 3 pontos	Recomendada a suplementação de ferro com alvo acima 11 g/dL
Albumina	Redução de até 25% ao final da gestação	Redução de pressão coloidosmótica de cerca de 5 mmHg

ção é feita pela temperatura ótima de interação desses anticorpos, podendo ser quente, frias ou mistas. A anemia apresenta um perfil de destruição aumentada e aumento de reticulócitos. A condução normalmente é multidisciplinar, e alguns casos podem gerar anemia fetal concomitante.

O manejo anestésico de pacientes com AHA deriva do estado de base e da comunicação efetiva com o banco de sangue e o serviço de hematologia. Caso a caso, pode ser indicado o uso de corticosteroides, plasmaférese ou imunoglobulina durante a gestação, o parto e o puerpério. Normalmente, as plaquetas não são afetadas, o que propicia segurança para o bloqueio do neuroeixo.

Em caso de urgência, pode-se realizar transfusão de concentrados de hemácias com compatibilidade ABO e Rh negativo e aquecidos na temperatura corporal do paciente. Essa medida permite um tratamento imediato enquanto se buscam hemocomponentes compatíveis, entretanto, deve-se considerar que essas unidades transfundidas estão sujeitas a hemólise e fagocitose, resultando em uma meia-vida menor na circulação.

ALTERAÇÕES DE COAGULAÇÃO

Mulheres no ciclo gravídico-puerperal normalmente têm seu estado basal deslocado para polos pró-coagulantes (Tabela 2). Adicionalmente, algumas dessas pacientes apresentam diagnóstico prévio de estados de coagulabilidade exacerbada. Dos quais os de maior prevalência em nosso meio são: presença de fator V de Leiden, mutação da protrombina, deficiência de proteína C, deficiência de proteína S, deficiência na antitrombina III e presença de anticoagulante lúpico, lembrando que o último se trata de um nome mantido pelo uso, mas que, na verdade, aumenta o risco de

Tabela 2 Alterações de coagulação.

Fatores aumentados	Mantidos	Fatores diminuídos
Fibrinogênio (fator I)	Protrombina (fator II)	Fator XI
Fator VII	Fator V	Fator XIII
Fator VII		Antitrombina III
Fator IX		
Fator X		
Fator XII		

tromboembolismo. Uma parte considerável dessas gestantes acaba por utilizar alguma terapia medicamentosa para a prevenção de tromboembolismo e, por isso, estar ciente da medicação utilizada, além dos intervalos e última dose aplicada, é vital para o planejamento anestésico.

Testes para avaliação da coagulação

Os testes clássicos mostram pouca alteração no ciclo gravídico-puerperal. O tempo de protrombina e o tempo de tromboplastina parcial ativada encurtam cerca de 20%, sem correlação com hemorragia pós-parto. Contudo, dosagem de fibrinogênio, contagem de plaquetas e, mais recentemente, testes viscoelásticos possuem grande utilidade na antecipação desse tipo de sangramento.

A avaliação da função plaquetária fica restrita a casos selecionados de disfunção plaquetária de conhecimento prévio. Importante ressaltar que pacientes sem histórico de sangramento ou anemia e que tiveram uma gestação sem intercorrências não necessitam de exames de rotina.

Fibrinogênio

O fibrinogênio, fator I, guarda íntima relação com o risco de hemorragia pós-parto, sendo o fator mais consumido durante sangramentos ativos, síndrome do coágulo retido e coagulação intravascular disseminada. Valores abaixo de 200 mg/dL indicam alto risco de hemorragia pós-parto e a necessidade de reposição precoce, preferencialmente com 3 g de concentrado de fibrinogênio ou 10 unidades de crioprecipitado. O plasma fresco congelado deve ser utilizado para reposição de fibrinogênio apenas em casos excepcionais, em razão de sua baixa concentração de fibrinogênio e do alto volume necessário. Estudos não mostraram benefícios na reposição profilática do fator.

Testes viscoelásticos

Testes viscoelásticos têm ganhado espaço na avaliação de pacientes com histórico de sangramento não investigado, na avaliação da hemostasia antes de anestesia neuroaxial, no seguimento de hemorragias pós-parto e na avaliação da terapia de profilaxia de tromboembolismo. O uso de alguns ativadores e inibidores específicos permite uma melhor avaliação dos componentes da coagulação. Por exemplo, o FIBTEM A5 = 12 mm apresenta excelente correlação com fibrinogênio de 200 mg/dL. Importante lembrar que os valores tendem a ser um pouco maiores do que a referência não gestacional, mas mantêm-se como uma excelente opção para investigação e seguimento, além de serem um importante sinal de alerta nos casos de valores já próximos ao limite inferior.

Trombocitopenias

Trombocitopenia é definida como valores de plaquetas abaixo de 150.000/mcL. Sua incidência é de 5 a 10% das gestações, sendo mais marcante ao final da gravidez. Atualmente, é o primeiro dado a ser avaliado para a escolha da técnica anestésica. Regressões e análises prévias de casos de hematomas espinhais sugerem boa segurança para bloqueios e cateteres espinhais com contagem plaquetária acima de 75.000/mcL. Para casos abaixo de 50.000/mcL, a via parenteral é a escolha para analgesias. Em valores plaquetários entre esses dois cortes, a decisão considera diversos fatores, como dificuldade prevista da via aérea, punção única raquidiana ou uso de cateter peridural, alteração de função plaquetária, como em casos de pré-eclâmpsia, e resultados de exames seriados.

Púrpura trombocitopênica autoimune

Anteriormente chamada de púrpura trombocitopênica idiopática (PTI), a púrpura trombocitopênica autoimune é uma doença de baixa incidência, entre 0,01% e 0,1% das gestações, sendo responsável pela maioria dos casos de plaquetopenia no primeiro trimestre. Seu principal mecanismo envolve a produção de autoanticorpos IgG e a ativação do sistema de complemento contra antígenos de superfície plaquetária, levando ao sequestro esplênico e à fagocitose secundária no fígado e na medula óssea.

Na maioria dos casos, o manejo da doença é conservador; no entanto, casos com evidências de sangramento gengival, petéquias, hematúria, outros sinais de deficiência primária de hemostasia, ou, ainda, valores abaixo de 20 a 30 mil plaquetas fora do trabalho de parto ou 50 mil em trabalho de parto ou no final da gestação são candidatos à terapia com corticoides. A imunoglobulina pode ser indicada pelo especialista em casos selecionados. O manejo anestésico é guiado pelo valor mais recente das plaquetas, e, apesar de os anticorpos serem capazes de atravessar a placenta e causar plaquetopenia no feto, a via de parto não precisa ser modificada apenas por esse fator.

A primeira causa do sangramento pós-parto ainda se mantém como a falta de tônus para a contração uterina, em virtude do seu papel no controle do fluxo sanguíneo. A contagem de plaquetas tende a retornar ao normal após o parto.

Púrpura trombocitopênica trombótica

A púrpura trombocitopênica trombótica (PPT) é uma condição grave caracterizada por tromboses na microvasculatura, de natureza autoimune, podendo ser desencadeada durante a gestação. Essa condição se manifesta com plaquetopenia abaixo de 20.000/mcL, microangiopatia hemolítica anêmica, febre e sintomas neurológicos, como fotofobia, cefaleia ou convulsões, além de insuficiência renal. O mecanismo principal da PPT envolve a deficiência da enzima ADAMTS13, responsável pela quebra do fator de von Willebrand (fvW). Essa interação resulta na formação de *plugs* plaquetários unidos por fvW, sem a presença de fibrina, permitindo a diferenciação dos casos de coagulação intravascular disseminada.

As pacientes normalmente são desaconselhadas a receber anestesia neuroaxial em função da redução na contagem de plaquetas, e o tratamento geralmente inclui plasmaférese para o controle de anticorpos, juntamente com terapia imunossupressora, que pode envolver corticoides, rituximabe e azatioprina. Após o início do tratamento medicamentoso, a administração de plaquetas pode ser considerada, se necessário.

DISTÚRBIOS PLAQUETÁRIOS MEDICAMENTOSOS

Muitos medicamentos de uso rotineiro em obstetrícia podem interferir no funcionamento plaquetário. Destacamos, a seguir, alguns fármacos de uso frequente e com influência no manejo anestésico.

Heparina não fracionada (HNF)

O uso da HNF pode induzir a plaquetopenia, que ocorre cerca de 5 dias após o início da medicação. Esse efeito é muito mais frequente com o uso da heparina não fracionada do que com o uso da heparina de baixo peso molecular. O segundo mecanismo de ação pelo qual a HNF pode promover anticoagulação é pela sua ação na antitrombina III.

Doses profiláticas de HNF usualmente não interferem na possibilidade de realização de bloqueio de neuroeixo e retirada de cateter peridural.

Para maior segurança, opta-se por aguardar 4 horas da última administração subcutânea para evitar a manipulação durante o pico de ação.

A infusão contínua de HNF é uma estratégia eficiente para a prevenção de tromboembolismo em gestantes e permite o bloqueio de neuroeixo após o retorno de valores normais de TTPA (tempo de tromboplastina parcial ativada) ou TCA (tempo de coagulação ativada). A reintrodução da heparina não fracionada pode ser realizada 1 hora da manipulação após a punção ou retirada do cateter peridural.

Heparina de baixo peso molecular (HBPM)

A HBPM ganhou grande espaço na obstetrícia em virtude de sua alta biodisponibilidade e fácil esquema de administração. A dose profilática inicial de 40 mg subcutânea pode ser administrada 1 vez ao dia em um horário pré-estabelecido pela equipe assistencial, ajudando a organizar o cuidado especialmente nas gestantes de alto risco. Embora a plaquetopenia com uso crônico de HBPM seja menos frequente do que com o uso da HNF, é recomendável realizar contagem plaquetária antes da realização da anestesia regional, caso o tempo decorrido entre a última dose da HBPM esteja dentro do estabelecido na Figura 1. A mesma mostra a organização

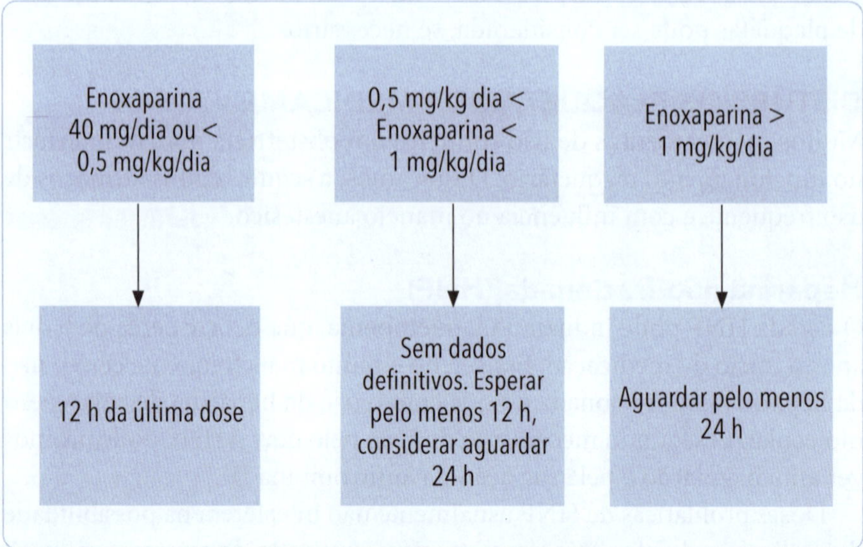

Figura 1 Organização para tomada de decisão para manipulação de neuroeixo.

para a tomada de decisão para manipulação de neuroeixo com os dados disponíveis até o momento.

O início da profilaxia pós-operatória pode ser realizado entre 6 e 8 horas, conforme avaliação da equipe cirúrgica. Caso o cateter peridural seja mantido, deve-se aguardar 10 a 12 horas da última dose para remoção, com retorno da dose profilática de HBPM em 2 horas. Para os casos de doses terapêuticas a cada 12 horas, é recomendado omitir uma dose, permitindo um intervalo de 24 horas. Nesses casos, o reinício da profilaxia também pode ocorrer após 4 horas.

Ácido acetilsalicílico (AAS)

Utilizado em baixas doses, o AAS inibe de maneira irreversível a ciclo-oxigenase, podendo alterar a função plaquetária *in vitro* por até uma semana. Na prática, não ocorrem alterações nos testes de coagulação ou sangramento.

Quando seu uso não está associado a outros anticoagulantes, o bloqueio de neuroeixo é seguro. Casos com doses maiores de AAS, como 300 mg/dia, também não contraindicam a manipulação do neuroeixo por causa da ação em vias anticoagulantes e pró-coagulantes.

Anti-inflamatórios não hormonais (AINH)

Com a premissa de realizar uma analgesia multimodal no pós-operatório, todas as pacientes sem contraindicação recebem a primeira dose de AINH após o clampeamento do cordão umbilical. A exceção fica para casos de suspeita de coagulação intravascular disseminada, hemorragia pós-parto decorrente da falta de fatores de coagulação (trombina) ou casos de pré-eclâmpsia grave ou síndrome HELLP. Nesses casos, aguarda-se o restabelecimento da hemostasia para início do AINH.

Outros anticoagulantes

Medicações de longa data, como a varfarina, ou, mais recentemente, inibidores do fator Xa (fondaparinux, rivaroxaban e apixaban) e inibidores de trombina (dabigatran, argotroban, desirudin e lepirudin) acabam tendo seu uso desestimulado na prática obstétrica, em razão da falta de estudos sobre seus efeitos no feto e, principalmente, do tempo necessário para reversão de seus efeitos anticoagulantes, acima de 48 horas. O risco de hematoma espinhal e o sangramento pós-parto aumentado são os principais obstáculos até o momento.

O desenvolvimento de reversores específicos pode trazer novos fôlegos a algumas dessas drogas. O uso de medicações fitoterápicas também não é estimulado em obstetrícia, dado o cuidado com suplementação alimentar e vitamínica da paciente em cada etapa da gestação.

Doença de von Willebrand

A doença de von Willebrand (dvW) é a deficiência de coagulação mais prevalente na população obstétrica. Trata-se de um distúrbio genético que resulta na deficiência quantitativa ou disfunção do fator de von Willebrand (fvW), uma glicoproteína necessária para a adesão plaquetária ao endotélio lesado e para a preservação do fator VIII na circulação. Sempre que possível, o seguimento multidisciplinar com hematologista, obstetra e anestesiologista auxilia no melhor planejamento do caso. Existem diversos tipos de doença de von Willebrand, conforme descrito na Tabela 3.

Tabela 3 Tipos de doença de von Willebrand.

Classificação da dvW	Alteração no fator
Tipo 1	Deficiência quantitativa
Tipo 2	Deficiência qualitativa
Tipo 3	Deficiência quantitativa grave

Pacientes com dvW tipo 1 podem ser tratadas com desmopressina (1-desamino-8d-arginina vasopressina) na dose de 0,3 μg/kg/min, repetidas a cada 12 ou 24 horas, estimulando a liberação de estoques de fvW das células endoteliais e favorecendo o controle do sangramento. Pacientes com dvW tipo 2 merecem atenção especial, pois alguns subtipos, como o 2B, se tratados com desmopressina, podem liberar grandes quantidades de fvW disfuncionais, aumentando a adesividade e o sequestro de plaquetas, resultando em plaquetopenia transitória. Em função da resposta variável no tipo 2 e da ausência de resposta no tipo 3, recomenda-se o uso de concentrado de fator para tratamento e profilaxia de sangramento nessas pacientes. Situações emergenciais, em que o fator não estiver disponível, podem ser tratadas com plasma fresco congelado, 10 mL/kg, ou crioprecipitado, 1U a cada 10 kg.

O uso de ácido tranexâmico ou ácido aminocaproico pode ser feito tanto profilaticamente quanto no tratamento de sangramento estabelecido, sem aumento de eventos tromboembólicos.

Pacientes sem histórico de sangramento de mucosas ou problemas de hemostasia primária dificilmente apresentarão um quadro suspeito de dvW no parto ou no puerpério em decorrência do aumento da produção do fvW durante a gestação, que pode aumentar em até 2,5 vezes o valor basal.

Em relação a indicação da técnica anestésica ela deve ser individualizada, pesando-se risco *versus* benefícios da anestesia geral *versus* a anestesia regional.

PACIENTES EM USO DE ANTICOAGULANTES

Pacientes em uso de antiplaquetários e anticoagulantes apresentam risco potencial aumentado de sangramento após bloqueio de nervos neuroaxiais e periféricos. A Tabela 4 apresenta um resumo da diretriz conjunta da Sociedade Europeia de Anestesiologia e Terapia Intensiva e da Sociedade Europeia de Anestesia Regional (Esaic/Esra), que inclui as pacientes obstétricas, em uso de anticoagulantes, que necessitam bloqueio do neuroeixo.

Tabela 4 Recomendações sobre o uso de anticoagulantes e punção do neuroeixo e inserção ou retirada do cateter peridural.

Medicamento	Intervalo mínimo entre admin. de AC e bloqueio NE	Intervalo mínimo entre admin. AC e manipulação/ remoção do cateter	Intervalo mínimo entre a punção do NE e nova dose de AC	Intervalo mínimo entre remoção do cateter e nova dose de AC
HBPM DP	> 12 h	> 12 h	> 12 h	> 4 h
HBPM DT	> 24 h	> 24 h	Risco de sangramento baixo > 24h - risco alto > 48 h	> 4 h
HNF 15.000 U/dia	4-6 h	4-6 h	1 h	1 h
HNF DP (7.500-10.000 U 2x/ dia ou < 20.000 U/dia)	12 h	12 h	1h	1h

(Continua)

Tabela 4 Recomendações sobre o uso de anticoagulantes e punção do neuroeixo e inserção ou retirada do cateter peridural (continuação).

Medicamento	Intervalo mínimo entre admin. de AC e bloqueio NE	Intervalo mínimo entre admin. AC e manipulação/ remoção do cateter	Intervalo mínimo entre a punção do NE e nova dose de AC	Intervalo mínimo entre remoção do cateter e nova dose de AC
HNF DT (<10.000 U/ dose ou > 20.000 U/dia)	24 h	24 h	1 h	1 h
Enoxaparina DP	> 12 h	> 12 h	> 12 h	> 4 h
Enoxaparina DT	> 24 h	> 24 h	Risco de sangramento baixo > 24h – risco alto > 48h	> 4 h
Fondaparinux	36-42 h	Não instalar cateter	12 h	12 h
Varfarina	5 d com INR ≤ 1,4	Retirar se INR ≤ 1,5	Logo após a punção retirada	Logo após a punção retirada
Rivaroxaban	72 h	Não instalar cateter	6 h	6 h
Apixaban	72h	Não instalar cateter	6 h	6 h
Edoxaban	72 h	Não instalar cateter	6 h	6 h
Betrixaban	72 h	Não instalar cateter	5 h	5 h
Dabigatran	*Clearance* de creatinina individualizado	Não instalar cateter	6 h	6 h
Ticlopidina	10 d	10 d	24 h	24 h
Clopidogrel	5-7 d	48 h	24 h	24 h
Prasugrel	7-10 d	Não instalar cateter	24 h	24 h
Ticagrelor	5-7 d	Não instalar cateter	24 h	24 h
Cangrelor	3 h	Retirar cateter antes da reintrodução	8 h	8 h

(Continua)

Tabela 4 Recomendações sobre o uso anticoagulantes e punção do neuroeixo e inserção ou retirada do cateter peridural (continuação).

Medicamento	Intervalo mínimo entre admin. de AC e bloqueio NE	Intervalo mínimo entre admin. de AC e manipulação/ remoção do cateter	Intervalo mínimo entre a punção do NE e nova dose do de AC	Intervalo mínimo entre a remoção do cateter e nova dose de AC
Cilostazol	48 h	Retirar cateter antes da reintrodução	6 h	6 h
Dipiridamol	24 h	Retirar cateter antes da reintrodução	6 h	6 h
Eptifibatide	4-8 h	4-8 h	Afastar trombocitopenia - contagem de plaquetas recente	Afastar trombocitopenia - contagem de plaquetas recente
Abciximabe	24-48 h	24-48 h	Contraindicado por 4 semanas	Contraindicado por 4 semanas
Tirofibana	4-8 h	4-8 h	Afastar trombocitopenia - contagem de plaquetas recente	Afastar trombocitopenia - contagem de plaquetas recente
Fibrinolíticos/ trombolíticos	Evitar bloqueio NE			
Aspirina	Não suspender			
AINEs	Não suspender			

AC: anticoagulante; NE: neuroeixo; AINEs: anti-inflamatório não esteroides; DP: dose profilática; DT: dose terapêutica

REFERÊNCIAS

1. Fonseca NM, et al. SBA 2020: Regional anesthesia guideline for using anticoagulants update. Braz J Anesthesiol.2020;70:364-87.
2. Horlocker TT, et al. Regional anesthesia in the patient receiving antithrombotic or thrombolytic therapy: American Society of Regional Anesthesia and Pain Medicine Evidence-Based Guidelines (Fourth Edition). Reg Anesth Pain Med.2018;43:263-309.
3. Kietaibl S, et al. Regional anaesthesia in patients on antithrombotic drugs: Joint ESAIC/ ESRA guidelines. Eur J Anaesthesiol.2022;39:100-32.

4. Kumaraswami S, et al. Latest advances in postpartum hemorrhage management. Best Pract Res Clin Anaesthesiol.2022;36:123-34.
5. Lee LO, et al. Risk of epidural hematoma after neuraxial techniques in thrombocytopenic parturients a report from the multicenter perioperative outcomes group. Anesthesiology.2017;126:1053-64.
6. Maroto A, et al. Autoimmune hemolytic anemia in pregnancy: a challenge for maternal and fetal follow-up. J Matern Fetal Neonatal Med.2022;35:996-8.
7. Özgönenel B, et al. How do you treat bleeding disorders with desmopressin? Vol. 83, Postgrad Med J.2007:159-63.
8. Pishko AM, Marshall AL. Managing thrombocytopenia in challenging situations Thrombocytopenia in pregnancy. Hematology Am Soc Hematol Educ Program. 2022;1:303-11.
9. Leffert L, Butwick A, Carvalho B, et al. The Society for Obstetric Anesthesia and Perinatology Consensus Statement on the Anesthetic Management of Pregnant and Postpartum Women Receiving Thromboprophylaxis or Higher Dose Anticoagulants. Anesth Analg. 2018;126(3):928-944.

PARTE 3

Complicações em anestesia obstétrica

15 Alergias e reações anafiláticas

Ligia Andrade da Silva Telles Mathias

INTRODUÇÃO

A incidência de doenças alérgicas está aumentando em todo o mundo, tornando-se um grave problema de saúde pública. A gravidez representa um estado fisiológico único que torna o manejo da doença alérgica desafiador. O diagnóstico de anafilaxia pode ser mais difícil em pacientes com bloqueios simpáticos extensos. A hipotensão pode ser erroneamente interpretada como hipotensão secundária a instalação do bloqueio simpático. Outras condições como: compressão aortocava, hemorragias e embolia do líquido amniótico também podem retardar o diagnóstico de anafilaxia. Uma dica prática é sempre lembrar do diagnóstico de anafilaxia em hipotensões refratárias na paciente obstétrica.

CONCEITOS GERAIS

A incidência de reações anafiláticas/anafilactoides (RAA) em pacientes obstétricas varia de 0,14 a 0,38 casos por 10.000, e a incidência de óbitos é de 0,005 por 10.000. A ocorrência de RAA pode acarretar danos maternos e fetais, incluindo mortalidade e sequelas graves para o recém-nascido. Embora as causas de anafilaxia no primeiro trimestre da gravidez sejam semelhantes ao padrão observado em pacientes não grávidas (alimentos, veneno de himenópteros e medicamentos), no segundo e no terceiro trimestre, a causa principal é a RAA induzida por fármacos, em ordem decrescente: antibióticos (ATB); bloqueadores neuromusculares (BNM); clorexidina; ocitocina; misoprostol; ferro EV; dipirona e anti-inflamatórios não esteroides (AINEs).

O início dos sintomas/sinais das RAA ocorre, em 90% das vezes, na indução ou logo após a injeção venosa do agente causador, e o quadro clínico mais frequente é hipotensão. Já nas RAA à clorexidina, a hipotensão e o quadro cutâneo são mais comuns. As pacientes de maior risco de parada cardiorrespiratória (PCR) e/ou óbito são pacientes com:

- idade avançada, obesidade, polimorfismo genético;
- atopia, asma, asma induzida por aspirina (risco de broncoespasmo);
- doença cardiovascular concomitante;
- uso de betabloqueadores ou inibidores da ECA, síndrome de alergia a múltiplas drogas;
- uso de medicação que promove ativação de mastócitos ou formação de leucotrienos (p. ex.: AINEs).

Os mecanismos que causam RAA na população geral e em gestantes podem ser de origem imunológica ou não imunológica, sendo muito difícil, senão impossível, distinguir pelo quadro clínico qual deles está envolvido (Figura 1). Algumas vezes, os dois mecanismos são desencadeados simultaneamente. O sistema nervoso autônomo (SNA) tem ação preponderante sobre a degranulação dos mastócitos e basófilos (Figura 2), o que é de fundamental importância na terapêutica dos casos graves.

CONDUTA NA SUSPEITA DE RAA

Sempre que houver suspeita de RAA, chame ajuda e inicie a remoção dos potenciais *triggers* (fármacos, anestésicos ou não); eleve os membros inferiores, desloque o útero para a esquerda e instale a cardiotocografia (CTG) ou monitorização da frequência cardíaca fetal a cada 5 minutos, se a CTG não estiver disponível.

A seguir:

1. Classifique imediatamente a gravidade da reação de acordo com os sinais clínicos (Tabela 1).
2. Nas reações graus II a IV, seguir a sequência de ações detalhadas na Tabela 2.

3. Nas reações grau I, não há necessidade do uso da epinefrina. Corticoide e anti-histamínico endovenoso podem ser administrados.
4. Em caso de parada cardíaca por choque anafilático (CA), a ressuscitação cardiopulmonar de alta qualidade deve ser iniciada imediatamente, seguindo a sequência do ACLS. O parto cesáreo *perimortem* deve ser iniciado o mais precocemente possível (incisão aos 4 minutos e retirada do feto aos 5 minutos após início da PCR).

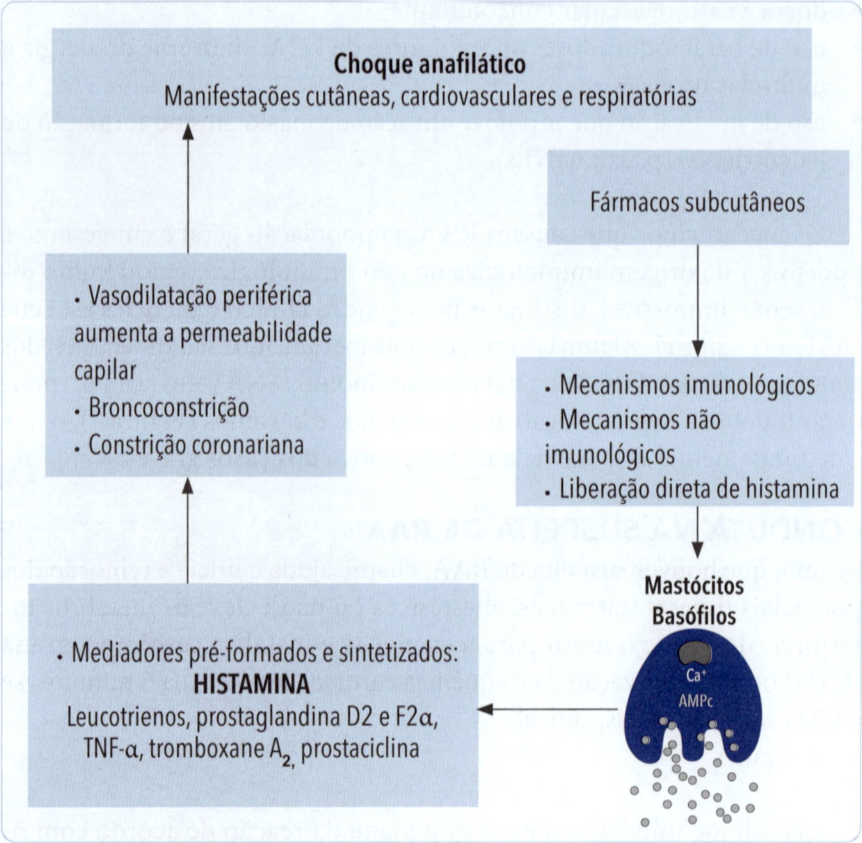

Figura 1 Mecanismos do choque anafilático.

TNF-α: fator de necrose tumoral alfa; AMPc: adenosina monofostato cíclico.

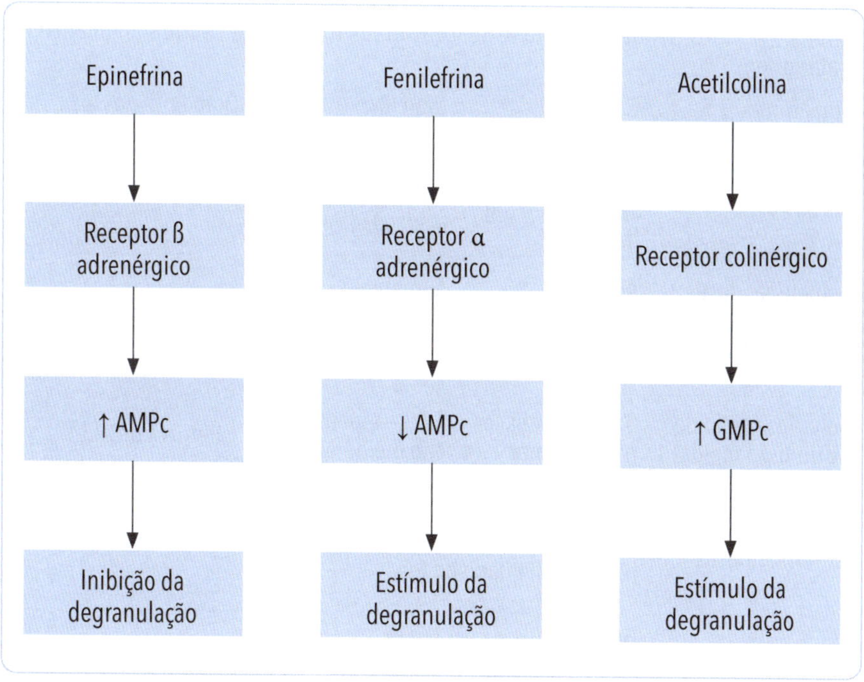

Figura 2 Influência do SNA sobre a degranulação de mastócitos e basófilos.
AMPc: Adenosina monofosfato cíclico; GMPc: monofosfato cíclico de guanosina.

Tabela 1 Classificação das RAA – escala de Ring e Messmer.

Grau	Sinais clínicos
I	Sinais cutaneomucosos: eritema, urticária ou ambos com/sem angioedema
II	Sinais de envolvimento moderado de múltiplos órgãos: sinais cutaneomucosos com ou sem diminuição moderada da PA, aumento moderado da FC, broncoespasmo ou sintomas gastrointestinais
III	Sinais de risco de morte com envolvimento de um ou vários órgãos: Diminuição acentuada da PA, aumento importante da FC com/sem arritmia, broncoespasmo grave, sinais cutaneomucosos ou sintomas gastrointestinais
IV	Parada cardíaca ou respiratória

PA: pressão arterial; FC: frequência cardíaca.

Tabela 2 Recomendações para as reações graus II, III e IV e choque anafilático refratário.

Epinefrina	Grau II	Grau III	Grau IV
Epinefrina – dose inicial EV	20 mg Sem acesso venoso: 300 mg IM	50 mg 100 mg (se resposta inadequada a VP/BD)	1 mg
Epinefrina: dose após 2 min sem resposta adequada	Aumento progressivo até 50 mg	Aumento progressivo até 200 mg	1 mg de acordo com diretrizes do ACLS
Solução cristaloide EV (infusão rápida)	0,5 L – repetir se não melhorar	1,0 L – repetir se não melhorar	Diretrizes do ACLS
Outros fármacos	Corticoide e anti-histamínico EV podem ser administrados após manejo adequado do CA		
Manejo pós-choque anafilático	Observação por 6 h com monitoração contínua	Observação em unidade de cuidados intensivos	
Compressões cardíacas	Evidência de débito cardíaco inadequado: PAS < 50 mmHg e/ou $EtCO_2$ < 3 kPa (20 mmHg) (outras causas excluídas)		
Manejo do CA refratário (após 10 min de tratamento adequado com epinefrina e reposição de volume)	Epinefrina: dobro da dose de *bolus* inicial – iniciar infusão contínua após dose total de três *bolus* Hipotensão grave e persistente: glucagon EV 1-2 mg (pacientes em uso de betabloqueadores) e considerar uso de circulação extracorpórea, vasopressina, norepinefrina, metaraminol ou fenilefrina Broncoespasmo refratário: administrar broncodilatadores inalatórios e considerar broncodilatadores EV		
Dosagem de triptase sérica	Coletar amostra nos horários: 1h, entre 2 e 4h, e 24h após o CA		

IM: intramuscular; EV: venosa; VP: vasopressor; BD: broncodilatador; PAS: pressão arterial sistólica; CA: choque anafilático.

INVESTIGAÇÃO LABORATORIAL

A investigação laboratorial pós-RAA é altamente recomendada nos graus II a IV; e nos casos de reações grau I, deve ser discutida caso a caso. A dosagem de triptase sérica é o único biomarcador validado de ativação dos mastócitos e deve ser colhido de modo sequencial conforme descrito a seguir. Valores de triptase basal acima de 5 μg/L estão relacionados a RAA graves.

- No momento da RAA – dosagem sérica de triptase – 3 amostras:
  - 1ª – assim que estabelecer o tratamento;
  - 2ª – entre 1 e 4 h após início do quadro;
  - 3ª – ≥ 24 h após início do quadro.

A investigação laboratorial após a alta hospitalar é fundamental para o planejamento adequado de futuros procedimentos anestésico-cirúrgicos. Deve ser realizada por imunologistas e inclui testes cutâneos e testes *in vitro*, conforme a sequência a seguir:

- testes *in vivo* – testes cutâneos: após o final da gestação, no mínimo 4 a 6 semanas após a RAA;
- testes *in vitro*: mais seguros, mas têm menor sensibilidade e especificidade do que os testes cutâneos.

Orientações para o período pós-operatório

- Antes da alta hospitalar:
  - informar a paciente sobre os eventos perioperatórios;
  - explicar a importância da investigação posterior e encaminhar para alergista/imunologista;
  - entregar documento com registro detalhado (quadro clínico; fármacos suspeitos no início da reação e o intervalo entre o uso dessas substâncias e o início da reação; tratamento realizado; evolução até a alta).

Particularidades no atendimento de pacientes com antecedentes de RAA

- Reações anafilactoides: em pacientes que apresentaram reações anafilactoides com quadro clínico leve ou moderado (reações graus I ou II), pode ser realizado pré-tratamento com anti-histamínicos H1. No momento da administração do agente suspeito, fazer a injeção de forma lenta e/ou em menor dose, para prevenir ou reduzir a liberação direta de histamina.

- Reações anafiláticas: não foram encontradas pesquisas indicando pré-tratamento eficaz. A única prevenção efetiva de uma anafilaxia consiste na identificação do alérgeno responsável e sua exclusão, a fim de impedir reações anafilactoides posteriores.
- Discutir o uso de antibióticos (ATB) para a cirurgia atual (evitar a administração de antibióticos que foram utilizados durante o procedimento em que houve a RAA).
- Preferir, sempre que possível, a realização das anestesias regionais. Os anestésicos locais como lidocaína, bupivacaína, levobupivacaína, ropivacaína são muito seguros e raramente estão implicados em RAA
- Anestesia geral:
  - evitar o uso de fármacos já anteriormente utilizados;
  - os agentes hipnóticos (etomidato, benzodiazepínicos, cetamina e halogenados) e os opioides (fentanil, alfentanil, sufentanil, remifentanil) são relativamente seguros;
  - o uso dos bloqueadores neuromusculares está contraindicado pela possibilidade de reação cruzada. Pode-se utilizar o remifentanil em infusão contínua, sulfato de magnésio e anestesia tópica para aprofundar a indução da anestesia e facilitar a laringoscopia e a intubação orotraqueal. Nos casos de contraindicação ao uso do remifentanil, considerar realizar a intubação orotraqueal com anestesia tópica. Nos casos de necessidade de relaxamento muscular, realizar bloqueios do neuroeixo ou bloqueios de nervo periféricos como técnicas de relaxamento adjuvantes.

Resumo do atendimento de pacientes com antecedentes de RAA

As reações anafilactoides em anestesia, embora tenham uma incidência reduzida, são uma realidade que o anestesiologista deve estar preparado. A seguir, descrevemos o resumo de atendimento:

No pré-anestésico

- Avalie a história de alergia/reação anafilactoide: questione sobre o nome do fármaco/substância suspeita, o quadro clínico (se é recorrente ou não) e o tratamento recebido.

- Identifique os agentes utilizados na RAA anterior.
  - Lembre-se das pacientes com maior risco de parada cardiorrespiratória ou óbito: aquelas que são obesas, têm doenças associadas (doença coronariana e asma) e estão utilizando inibidores da ECA e betabloqueadores.

No intraoperatório

Pense sempre na possibilidade de RAA quando ocorrer, sem causa evidente, quadro grave e súbito de: hipotensão e/ou alteração da FC e/ou broncoespasmo.

Na hipótese de RAA grave

- Suspenda todos os fármacos/substâncias em uso e chame ajuda.
- Maneje/trate imediatamente do seguinte modo:
  - Epinefrina.
  - Volume (cristaloide).
  - Oxigênio (quando indicado).
  - Deslocamento do útero para E.
  - Monitorização da FCF.
  - Colha a triptase sérica seriada para esclarecimento diagnóstico.

No pós-operatório

- Informar a paciente sobre os eventos ocorridos no período perioperatório.
- Explicar a importância da investigação posterior e encaminhar para alergista/imunologista.
- Entregar documento com registro detalhado (quadro clínico; fármacos suspeitos no início da reação e o intervalo entre o uso dessas substâncias e o início da reação; tratamento realizado; evolução até a alta).

REFERÊNCIAS

1. Pfaller B, Bendien S, Ditisheim A, Eiwegger T. Management of allergic diseases in pregnancy. Allergy. 2022;77(3):798-811.
2. ASCIA. Guidelines: Acute Management of Anaphylaxis. In:2019.
3. Hepner DL, Castells M, Mouton-Faivre C, Dewachter P. Anaphylaxis in the clinical setting of obstetric anesthesia: a literature review. Anesthesia & Analgesia. 2013;117(6):1357-1367.
4. Simons FE, Schatz M. Anaphylaxis during pregnancy. The Journal of allergy and clinical immunology. 2012;130(3):597-606.

5. Cook TM, Harper NJN, Farmer L, et al. Anaesthesia, surgery, and life-threatening allergic reactions: protocol and methods of the 6th National Audit Project (NAP6) of the Royal College of Anaesthetists. British Journal of Anaesthesia. 2018.
6. McCall SJ, Bunch KJ, Brocklehurst P, et al. The incidence, characteristics, management and outcomes of anaphylaxis in pregnancy: a population-based descriptive study. BJOG: An International Journal of Obstetrics & Gynaecology. 2018;125(8):965-971.
7. Mulla ZD, Ebrahim MS, Gonzalez JL. Anaphylaxis in the obstetric patient: analysis of a statewide hospital discharge database. Annals of allergy, asthma & immunology : official publication of the American College of Allergy, Asthma, & Immunology. 2010;104(1):55-59.
8. Chu J, Johnston T, Geoghegan J, Obstetricians RCo, Gynaecologists. Maternal Collapse in Pregnancy and the Puerperium: Green-top Guideline No. 56. BJOG: An International Journal of Obstetrics & Gynaecology. 2019.
9. Jeejeebhoy FM, Zelop CM, Lipman S, et al. Cardiac arrest in pregnancy: a scientific statement from the American Heart Association. Circulation. 2015;132(18):1747-1773.
10. Kolawole H, Marshall S, Crilly H, Kerridge R, Roessler P. Australian and New Zealand Anaesthetic Allergy Group/Australian and New Zealand College of Anaesthetists Perioperative Anaphylaxis Management Guidelines. Anaesthesia and intensive care. 2017;45(2):151-158.

Complicações neurológicas de nervos periféricos, cefaleia pós-punção dural, meningite e abscesso

16

Dominique Meitner Pinho Carneiro
Marco Antonio Duarte Carneiro
Monica Maria Siaulys

A maioria das complicações neurológicas no puerpério imediato são paralisias obstétricas intrínsecas resultantes do próprio parto e do trabalho de parto e tem uma evolução benigna que regride totalmente entre 6 e 8 semanas. Embora os anestesiologistas, diante de um quadro de sintomas neurológicos agudos no puerpério, com instalação de déficit motor ou sensitivo de membros inferiores, sejam os primeiros a serem chamados para avaliar a paciente, pela associação natural entre déficit agudo e anestesia regional, quando as técnicas de anestesia regional são realizadas de acordo com as recomendações preconizadas na literatura, as complicações neurológicas sérias e permanentes raramente são decorrentes da anestesia.

Como mencionado, a maior parte das lesões ocorre em razão da compressão ou do estiramento do plexo lombossacral ou dos nervos periféricos dos membros inferiores (Figuras 1 e 2). Fatores de risco associados à maior probabilidade de ocorrência de lesões neurológicas na paciente obstétrica incluem nuliparidade, trabalho de parto prolongado, desproporção cefalopélvica, uso de fórceps e apresentações não cefálicas. O segundo estágio do trabalho de parto prolongado e a nuliparidade parecem ser os fatores mais importantes.

Além disso, durante o período expulsivo, as pacientes sob anestesia no neuroeixo tendem a realizar o esforço de expulsão na posição de litotomia, com a coxa flexionada sobre o abdome, favorecendo lesões por compressão nos nervos periféricos do plexo lombossacro que se dirigem aos membros inferiores.

Teoricamente, a anestesia regional poderia contribuir, de maneira indireta, para a paralisia obstétrica ao abolir os reflexos de defesa do organismo que o protegeriam diante de uma agressão:

- Pacientes com anestesia no neuroeixo e bloqueio da sensibilidade podem não perceber a compressão do nervo, impedindo-as de adotar medidas como a mudança de posição para evitar compressão nervosa.
- Pacientes com dor tendem a mudar de posição com mais frequência, enquanto aquelas sob analgesia tendem a permanecer imóveis.
- A presença do bloqueio motor pode dificultar a mobilização em caso de necessidade.

PARALISIAS INTRÍNSECAS OBSTÉTRICAS

As lesões intrínsecas obstétricas incluem as lesões do tronco lombossacro e nervos periféricos de membros inferiores (Tabela 1). O trajeto e os dermátomos de inervação correspondentes de cada um dos nervos responsáveis pela inervação sensitiva e motora dos membros inferiores encontram-se representados nas Figuras 1 e 2.

O nervo mais comumente lesado é o cutâneo femoral lateral, e, na maioria das vezes, a lesão é unilateral. No entanto, alguns casos de lesão bilateral já foram descritos. Esse nervo é puramente sensitivo, e os sintomas incluem parestesias ou hipoestesia na região anterior da coxa. Embora de duração autolimitada, pode ser extremamente desconfortável e, em alguns casos, doloroso. Essa síndrome também é conhecida como meralgia parestésica. Os fatores de risco para o desenvolvimento da meralgia parestésica incluem aumento da pressão abdominal pela gravidez, obesidade, diabetes, pressão externa por cinto ou roupas apertadas ou flexão prolongada do quadril. O ponto de maior probabilidade de compressão é na região inguinal, já que o nervo passa pela região medial e anterior da espinha ilíaca superior e continua abaixo ou dentro do ligamento inguinal. O nervo também pode ser lesado durante a cesárea, nos casos de incisões longas ou estiramento e compressão pelo afastador.

Em ordem decrescente de ocorrência, a segunda lesão mais frequente é a do nervo femoral. Anatomicamente, o nervo femoral não desce por

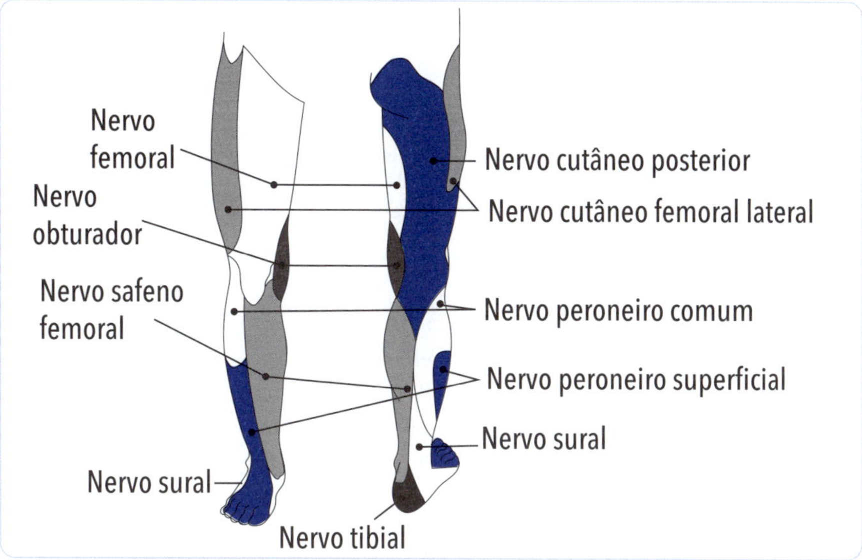

Figura 1 Inervação sensitiva dos membros inferiores.

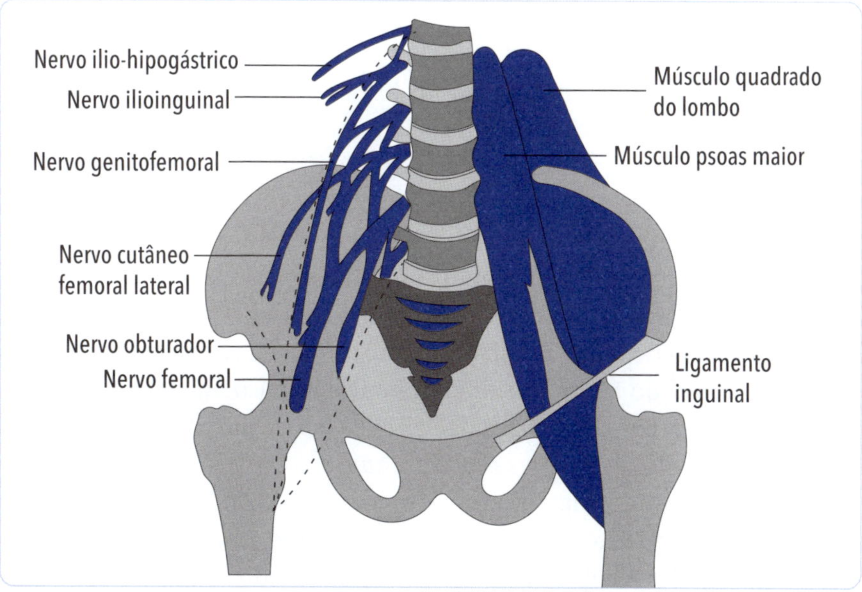

Figura 2 O plexo lombossacro está situado no compartimento do psoas. Os nervos descem pela pelve e entram na perna.

Tabela 1 Paralisias intrínsecas obstétricas.

Nervo	Raiz nervosa	Déficit sensitivo	Déficit motor
Cutâneo femoral lateral	L2-L3	Coxa anterolateral	Nenhum
Femoral*	L2-L4 (div. posterior)	Coxa anterior, perna medial, pé	Flexão do quadril, extensão do joelho, reflexo patelar
Obturador	L2-L4 (div. anterior)	Coxa medial, joelho	Adução da coxa
Plexo lombossacro	L1-S4	Perna lateral, dorso do pé	Queda do pé**
Ciático	L4-S4	Nádegas, coxa posterior, perna, pé	Flexão do joelho
Nervo peroneiro		Perna anterolateral e dorso do pé	Queda do pé
Tibial posterior		Face inferior do pé	Flexão plantar do pé e inversão

*O nervo femoral estende-se para a perna como nervo safeno.

** O nervo peroneiro do plexo lombossacral é acometido com maior frequência. Os déficits sensitivo e motor podem ser mais extensos se outros componentes do plexo forem acometidos.

dentro da pelve, o que faz com que as lesões por compressão da cabeça fetal contra a pelve não sejam o principal mecanismo de lesão. O mecanismo mais provável é decorrente da flexão do quadril, sugerindo que a lesão ocorre no nível do ligamento inguinal.

Durante o segundo estágio do trabalho de parto, a flexão do quadril associada à rotação externa e à abdução da coxa pode causar compressão ou distensão do nervo. O nervo femoral tem função sensitiva e motora, e a sintomatologia depende do nível em que for feita a compressão. A compressão no nível do joelho resulta em neuropatia isolada do safeno, e as pacientes se queixam de fraqueza na flexão da coxa e na extensão do joelho. O reflexo patelar muitas vezes está diminuído.

O nervo obturador desce pela pelve, fazendo com que o mecanismo mais provável de lesão seja pela compressão da cabeça fetal contra as estruturas da pelve. O obturador inerva a região medial da coxa e posterior do joelho, além de ser responsável pela inervação motora da adução da coxa. As pacientes com compressão do obturador queixam-se de diminuição de sensibilidade na região medial da coxa e distúrbio de marcha decorrente da dificuldade de adução do quadril. A fraqueza muscular, algumas vezes, pode ficar mascarada por mecanismos compensatórios dos músculos inervados pelos nervos ciático e femoral.

O plexo lombossacral é composto pelos plexos lombar (L1-L4) e sacral (L5-S4). Os principais mecanismos de lesão incluem compressão da cabeça fetal contra as estruturas pélvicas e compressão durante as manobras do parto instrumental vaginal. Em função das relações anatômicas, a porção do plexo mais comumente lesada é a de L4-L5, e o nervo comprometido é o nervo peroneiro comum. A sintomatologia clínica é variável e depende do grau e do local de compressão do plexo lombossacral. Habitualmente, as pacientes apresentam-se com queda do pé e amortecimento na região lateral da perna e no dorso do pé, em decorrência da lesão do peroneiro. Para que o local preciso da compressão seja determinado (no nível do plexo, do ciático ou do nervo peroneiro comum), muitas vezes é necessária a realização do estudo eletromiográfico.

Embora a lesão do ciático seja menos comum do que a do cutâneo femoral lateral e as neuropatias do femoral, ela já foi descrita no pós-parto da paciente obstétrica. O nervo ciático (L5, S1, S2, S3 e S4), na altura da fossa poplítea, divide-se em nervo peroneiro comum e tibial. O nervo ciático e suas extensões inervam a região posterior da coxa e a maior parte da perna e do pé (exceto a parte medial do pé, inervada pelo femoral). É responsável pela inervação motora dos músculos da coxa, da perna e do pé. O quadro clínico é variável, dependendo das fibras nervosas comprometidas. A queda do pé é comum, e o diagnóstico diferencial inclui as lesões do plexo lombossacral e do nervo peroneiro.

A causa mais comum de lesão do ciático é a injeção intramuscular, e, por essa razão, a injeção no glúteo deve ser evitada. Na gestação, a lesão pode ocorrer por disfunção da junção sacroilíaca, já que o nervo ciático passa na região anterior da junção.

A lesão do nervo peroneiro comum no nível da cabeça da fíbula é o mecanismo primário de lesão. Durante o parto, a lesão pode ocorrer pelo posicionamento inadequado das pernas nas perneiras, causando compressão. Na cabeça da fíbula, o nervo se divide em ramo superficial e profundo. O ramo superficial é responsável pela inervação da região lateral da perna e do dorso do pé, enquanto o ramo profundo é responsável pela inervação motora do tornozelo e pé para dorsiflexão e eversão.

Lesões relacionadas à anestesia

A etiologia das lesões diretamente relacionadas com a instalação da anestesia ou analgesia incluem: trauma direto pelas agulhas ou cateteres, injeção inadvertida de substâncias tóxicas, injeções inadvertidas em espaços errados, lesões causadas por infecção ou hematoma, síndrome neurológica transitória e lesões vasculares.

As lesões causadas por trauma direto pelas agulhas ou cateteres ocorrem principalmente nas ocasiões em que o anestesiologista identifica erroneamente o nível da punção. Em todos os casos, as pacientes relataram dor durante a injeção do anestésico. Medidas que podem minimizar esse tipo de complicação incluem: realizar a punção lombar preferencialmente abaixo de L3; retirar a agulha imediatamente se a paciente referir qualquer dor ou parestesia; e injetar o anestésico somente se houver melhora da dor ou parestesia.

As lesões químicas habitualmente ocorrem pela administração errônea de medicações. Os nervos espinhais no espaço peridural são mais resistentes a lesões causadas por administração errônea de medicações do que os do espaço subaracnóideo. Os nervos do espaço peridural estão envolvidos pela dura-máter, aracnoide e pia-máter, enquanto os nervos no espaço subaracnóideo estão envoltos somente pela pia-máter. Existem vários relatos de casos de medicações injetadas inadvertidamente no espaço peridural (tiopental, cloreto de potássio e antibióticos), causando ou não lesões neurológicas permanentes.

A lesão neurológica transitória, é caracterizada por dor transitória na região lombar inferior, nos glúteos ou nos membros inferiores e, potencialmente pode ser decorrente da neurotoxicidade dos anestésicos locais. Habitualmente, inicia-se cerca de 12 horas após a realização da raquianestesia, que ocorreu, sem nenhuma intercorrência. É mais frequente com o uso de lidocaína do que de bupivacaína. A dor costuma ser pior à noite e, tipicamente, permanece por vários dias. O exame neurológico é normal, e é comum que o quadro se resolva sem que ocorra lesão neurológica permanente.

Dicas para reduzir o risco de lesões neurológicas durante a realização de raquianestesia, anestesia peridural ou mesmo paralisias obstétricas intrínsecas e como avaliá-las

- A raquianestesia deve ser preferencialmente realizada abaixo do processo espinhoso de L3 e com rigor de técnica. Lembre-se de que o anestesiologista está invadindo o sistema nervoso central. Lembrar, no entanto, que a linha de Tuffier nem sempre cruza o mesmo espaço intervertebral em diferentes indivíduos.
- Assim que se suspeitar de que está dentro do espaço subaracnóideo, deve-se imediatamente retirar o mandril e evitar que a agulha continue progredindo dentro do espaço.
- Diante de queixas de dor ou parestesia durante a injeção do anestésico, suspendê-lo imediatamente.
- É necessário ser cauteloso com o posicionamento da paciente. Evitar tempos prolongados na posição de litotomia. Em intervalos regulares, reduzir a flexão e a abdução do quadril. Deve-se prestar atenção, ainda, para evitar lesões do ciático e do nervo peroneiro.
- Usar baixas concentrações de anestésico local e opioide, evitando bloqueio motor e permitindo que a paciente se mova.
- Em caso de dificuldade de realização da punção, sempre que possível solicite ajuda de um segundo profissional.
- Quando houver suspeita de lesão neurológica no pós-operatório de pacientes obstétricas submetidas a anestesia regional, acalme-se. Na maioria dos casos, a lesão não está relacionada à anestesia regional. Antes de avaliar o paciente, revise brevemente a anatomia e funções dos nervos do plexo lombosacral e dos membros inferiores, bem como a sintomatologia clínica mais comum. Essa prática pode auxiliar a responder às primeiras questões, que certamente serão formuladas pela paciente e familiares, e acalmar a paciente, até que seja possível a avaliação do especialista.
- Em casos de sintomas neurológicos, sempre que possível, solicitar a avaliação formal do neurologista. O diagnóstico final deve ser dado pelo especialista.

CEFALEIA PÓS-RAQUIANESTESIA E PÓS-PUNÇÃO INADVERTIDA DA DURA-MÁTER

A cefaleia pós-raquianestesia ou pós-punção inadvertida da dura-máter é uma das complicações neurológicas mais frequentes após a realização da anestesia regional na paciente obstétrica. A incidência varia dependendo do tipo e do calibre da agulha utilizada para a realização da punção da dura-máter, sendo menor quando se utilizam agulhas de fino calibre e com bisel em forma de ponta de lápis. Atualmente, a agulha do tipo ponta de lápis (Whitacre 27G) tem grande popularidade em raquianestesia, pois comprovadamente apresenta menor incidência de cefaleia pós-raquianestesia em comparação a outros tipos e calibres de agulha. Nas maternidades do Grupo Santa Joana, para a realização da raquianestesia para cesárea, utilizamos as agulhas Whitacre calibre 27G, sendo que a incidência de cefaleia pós-raquianestesia está em torno de 0,4%. Por outro lado, quando a cefaleia for oriunda de punção inadvertida de dura-máter, durante a realização de anestesia raqui-peridural ou da própria peridural, sua incidência pode chegar a 50%, já que as agulhas de peridural são bem mais calibrosas. Outros fatores que podem influenciar na incidência de cefaleia pós-punção são: idade, sexo, história prévia de cefaleia, número de tentativas para realização da punção e experiência do anestesiologista.

Embora a etiologia da cefaleia pós-punção dural ainda não esteja completamente estabelecida, ela parece ocorrer devido ao extravasamento do líquor, pelo orifício da dura-máter, com consequente diminuição da pressão liquórica. Existem duas hipóteses mais prováveis: primeiro, a cefaleia ocorreria por tração das estruturas intracranianas, sensíveis à dor, devido à diminuição da pressão liquórica; segundo, a cefaleia ocorreria devido à venodilatação cerebral compensatória à diminuição do volume liquórico. O quadro clássico caracteriza-se por ser uma cefaleia que está relacionada com o decúbito, piorando com a posição ereta e melhorando com o decúbito dorsal horizontal. Tipicamente, quando a cefaleia é decorrente de punção dural com agulha de fino calibre, ela inicia-se no segundo ou terceiro dia após a punção da dura-máter, geralmente é de baixa intensidade e apresenta resolução espontânea em até uma semana em 95% dos casos. Por outro lado, quando é decorrente de punção inadvertida da dura com agulha de peridural, ela tende a ser mais precoce, podendo aparecer imediatamente ou nas primeiras horas e tende a ser mais intensa. A cefaleia pode ser frontal ou occipital, envolvendo, muitas vezes, a região cervical posterior. Em relação à profilaxia e ao tratamento:

- Não recomendamos a restrição no leito de rotina após a anestesia como profilaxia da complicação, já que a deambulação precoce não modifica a incidência ou o prognóstico do quadro clínico.
- O tratamento é baseado na classificação da cefaleia em incapacitante ou não incapacitante e pode ser feito com medidas conservadoras que incluem repouso relativo, estímulo a normo-hidratação e analgésicos orais que contenham cafeína e com o tratamento invasivo que consiste na administração de sangue autólogo no espaço peridural (*blood patch*).

Cefaleia não incapacitante

Cefaleia com escore de dor baixo e que melhora com analgésicos orais e não causam limitações no pós-operatório das pacientes. Nesses casos, orienta-se repouso relativo no leito (alívio sintomático), administração de paracetamol 500 mg associado a cafeína 65 mg por via oral a cada 6 horas e anti-inflamatórios não esteroides a cada 8 horas. Estimula-se a hidratação oral, não se recomenda mais a hiper-hidratação venosa, o objetivo é sempre se evitar a desidratação e manter a normo-hidratação. A dose máxima de cafeína não deve ultrapassar de 900 mg/dia. Em pacientes que estejam amamentando, principalmente nos recém-nascidos pequenos para idade gestacional e/ou prematuros, a dose de ingestão diária de cafeína materna não deve ultrapassar de 200 mg. Recomenda-se ainda adicionar a dose de cafeína que está sendo ingerida como bebida (chás e café). O tratamento com cafeína não deve ultrapassar 24 horas. As reavaliações devem ser feitas minimamente a cada 24 horas, até a resolução do quadro. Em caso de piora, deve-se realizar o tratamento invasivo com tampão sanguíneo peridural (*blood patch*).

Cefaleia incapacitante

Classifica-se como incapacitante quando a cefaleia causar grande desconforto materno com limitação à amamentação, impossibilitar que a paciente siga as rotinas do puerpério, ou apresentar associação a outros sintomas como náuseas, vômitos, tontura ou demais sinais que sugiram comprometimento de pares cranianos. Nesses casos é imperioso que o tratamento definitivo com a realização do tampão sanguíneo seja instituído com brevidade, pois o retardo no tratamento pode estar associado ao desenvolvimento de cefaleia crônica. Além disso, pode também causar retardo na alta hospitalar, aumento do custo com a internação e insatisfação por parte de toda a equipe envolvida no atendimento da paciente. Atualmente, ainda não se tem evidência científica suficiente que comprove que outros tratamentos invasivos como acupuntura, bloqueios do nervo occipital, bloqueio do gânglio esfenopalatino, entre outros, sejam igualmente eficazes ou superiores ao tampão sanguíneo e, portanto, devem ser evitados.

Considerações sobre o tampão sanguíneo

Várias substâncias ou medicações já foram utilizadas no espaço peridural com o objetivo de promover o alívio dos sintomas desencadeados pelo quadro de cefaleia pós-punção dural. No entanto, a realização de tampão com sangue autólogo injetado no espaço peridural após punção inadvertida da dura-máter ainda é reconhecida como sendo a técnica padrão para o controle e tratamento da cefaleia há mais de 50 anos. Em pacientes obstétricas, a efetividade clínica do tampão sanguíneo é menor quando comparada a pacientes de outras cirurgias, provavelmente por alterações relacionadas ao sexo, à idade e às diferenças ocorridas na gravidez e período pós-parto.

A melhor maneira de se realizar o tampão sanguíneo ainda não está bem estabelecida, em particular, o volume de sangue a ser injetado no espaço peridural. Estudo que comparou a efetividade de diferentes volumes de sangue (15, 20 ou 30 mL) utilizados na realização do tampão sanguíneo, mostrou que, embora os três volumes tenham sido eficazes no controle (parcial ou total) da cefaleia, houve menor proporção de sucesso no grupo que utilizou 15 mL de sangue, quando comparado aos demais volumes. A principal limitação para a utilização de volumes maiores (p. ex.: 30 mL) é a ocorrência de dor lombar durante ou após a realização do tampão sanguíneo. Dessa forma, na atualidade recomenda-se a administração de 20 mL de sangue autólogo no espaço peridural, ou que a injeção seja interrompida na presença de dor, independentemente do volume injetado.

A realização do tampão sanguíneo melhora os sintomas em cerca de 93% das pacientes. Se a paciente mantiver a cefaleia típica, mesmo após o tampão sanguíneo, este pode ser repetido em 24 horas. Com um segundo tampão sanguíneo, normalmente, obtêm-se melhora em 98% das pacientes.

A eficácia do tampão sanguíneo também parece estar correlacionada ao momento de realização do mesmo, sendo mais efetivo quando realizado após 48 horas da punção dural. No entanto, como mencionado anteriormente, nos casos de cefaleia incapacitante, deve-se realizar precocemente, ainda que seja necessário um segundo tampão sanguíneo.

Ocorrendo falha do segundo tampão sanguíneo, este só poderá ser repetido após avaliação neurológica.

Condutas sugeridas para o tratamento de cefaleia pós-punção dural

Em caso de cefaleia não incapacitante:

1. Paracetamol 500 mg associado a 65 mg de cafeína 4 vezes ao dia.
2. Anti-inflamatório não esteroide (AINEs) – 3 vezes ao dia.
3. Repouso relativo no leito.
4. Observação por 24 horas.
5. Reavaliação após 24 horas.
   - Melhora: manter observação e medicação via oral.
   - Inalterado: manter observação e medicação via oral.
   - Piora: tampão sanguíneo.

Em caso de cefaleia incapacitante:

- Tampão sanguíneo realizado precocemente e exclusivamente no centro cirúrgico.

Tampão sanguíneo – Técnica

1. Lavagem das mãos com clorexidina (ambos os profissionais).
2. Máscara, gorro e luvas para ambos os profissionais.
3. Identificação de veia no antebraço.
4. Com a paciente na posição sentada, realizar antissepsia da região lombar e do antebraço com clorexidina alcoólica.
5. Anestesia de pele e subcutânea da região lombar com lidocaína 1% (sem adrenalina).
6. Punção peridural no espaço abaixo da punção inicial.
7. Coleta de 20 mL de sangue da paciente.
8. Injeção lenta de sangue no espaço peridural. Caso a paciente não suporte o volume de 20 mL, por dor lombar ou de compressão radicular, interromper antes e anotar o volume injetado.
9. Manter a paciente em decúbito dorsal horizontal (DDH) por 1 hora.
10. Orientar a paciente para a possibilidade de leve dor ou pressão lombar nas primeiras horas e hipertermia nas primeiras 24 horas.

11. Orientar a paciente a procurar o serviço imediatamente caso observe alguma anormalidade (febre, dor local, calor local, alterações sensitivas ou motoras).

Em caso de falha de tampão sanguíneo

- Cefaleia típica: novo tampão, com intervalo de 24 horas no mínimo.
- Cefaleia atípica: avaliação neurológica e ressonância nuclear magnética.

Falha do segundo tampão sanguíneo:

- O procedimento só poderá ser novamente realizado após avaliação neurológica e ressonância nuclear magnética, desde que sejam afastadas, pelo neurologista, outras causas de cefaleia.

Mensagens-chave para o diagnóstico e tratamento da cefaleia pós-punção de dura-máter

1. Toda cefaleia pós-punção precisa ser avaliada e ser realizado o diagnóstico.
2. As cefaleias leves podem ser tratadas com medidas conservadoras. As cefaleias intensas e com sinais de gravidade precisam ser tratadas precocemente com a realização do tampão sanguíneo.
3. Um segundo *blood patch* pode ser realizado nos casos de cefaleia pós-punção dural típica, mas, idealmente, após terem sido excluídas outras causas de cefaleia.
4. Nas pacientes em que a melhora progressiva da cefaleia não ocorre ou que desenvolvem piora do quadro, a avaliação por um neurologista é obrigatória.
5. As pacientes que desenvolverem cefaleia pós-raquianestesia, devem ser seguidas pós alta hospitalar e serem adequadamente informadas sobre sua condição clínica.

MENINGITE E ABSCESSO APÓS ANESTESIA ESPINHAL

O abscesso peridural e a meningite pós-bloqueio regional são complicações raras em anestesia, mas potencialmente podem levar a complicações graves. Ambas as complicações parecem ocorrer com menor frequência na população obstétrica do que na população geral. Estima-se que a incidência de meningite na população obstétrica seja de 1/39.000; e de abscesso peridural, 1/302.757 procedimentos.

Os sintomas de meningite incluem cefaleia, febre, fotofobia, náusea e vômito e geralmente aparecem cerca de 12 horas até vários dias após a realização da punção subaracnóidea. O líquor mostra aumento de proteína e de leucócitos e taxa de glicose inferior à encontrada no sangue. Sempre que possível, deve-se iniciar o tratamento com antibiótico precocemente, antes mesmo da obtenção de resultados da cultura do líquor. Os antibióticos de escolha incluem a vancomicina e as cefalosporinas de terceira geração.

Em editorial recente, foram discutidos alguns casos de meningite materna após a realização de bloqueio regional (raquianestesia ou peridural). Em todos os casos relatados, o agente causador foi o *Streptococcus salivarius*, um gram-positivo presente na língua e na orofaringe de pessoas saudáveis, sugerindo que houve falhas com relação à adoção das técnicas de assepsia durante a realização da anestesia regional. Em alguns desses casos, o anestesiologista envolvido no atendimento da paciente não estava usando máscara; em outros, o anestesiologista usava máscara, mas as outras pessoas envolvidas no atendimento da paciente não usavam. A contaminação por organismos presentes na nasofaringe de profissionais da área da saúde não é exclusiva da anestesia e está descrita também nas áreas da radiologia e neurologia. Portanto, a Sociedade Americana de Anestesia Regional publicou, em 2006, a normatização de preparos e precauções que deve ser realizada antes e durante a realização de punções no neuroeixo.

Recomenda-se, além da lavagem das mãos e do uso de luvas estéreis, o uso obrigatório de máscara por todas as pessoas envolvidas no atendimento da paciente no momento da realização do bloqueio regional. A máscara deve ser trocada a cada procedimento. Deve-se retirar todos os adornos pessoais, incluindo anéis, relógios e pulseiras.

Especificamente em relação ao abscesso peridural, sabe-se que o agente causador mais comum é o *Staphylococcus aureus*. A via de contaminação pode ser a pele ou outras vias, como disseminação hematológica (p. ex., pela vagina). O sintoma mais comum é dor lombar e abaulamento local, que se inicia de 4 a 10 dias após punção peridural. O local da punção peridural muitas vezes pode evidenciar sinais de inflamação. Outros sinais e sintomas incluem febre, rigidez cervical e cefaleia, aumento de leucócitos e velocidade de sedimentação de eritrócitos. O exame de escolha para o diagnóstico é a ressonância magnética, e o tratamento inclui a drenagem cirúrgica e a antibioticoterapia adequada.

REFERÊNCIAS

1. Birnbach DJ, Hernandez M, Van Zundert AA. Neurologic complications of neuraxial analgesia for labor. Curr Opin Anaesthesiol. outubro de 2005;18(5):513–7.
2. Cook DT. Major complications of central neuraxial blocks: the 3rd National Audit Project of the Royal College of Anaesthetists.
3. Hennessy MM, Smith SE. Peripartum Neurological Injury. 2021.
4. Gooding MS, Evangelista V, Pereira L. Carpal Tunnel Syndrome and Meralgia Paresthetica in Pregnancy. Obstet Gynecol Surv. fevereiro de 2020;75(2):121–6.
5. Bauer ME, Arendt K, Beilin Y, Gernsheimer T, Perez Botero J, James AH, et al. The Society for Obstetric Anesthesia and Perinatology Interdisciplinary Consensus Statement on Neuraxial Procedures in Obstetric Patients with Thrombocytopenia. Anesth Analg. junho de 2021;132(6):1531–44.
6. Chestnut DH, Wong CA, Tsen LC, Ngan Kee WD, Beilin Y, Mhyre JM, Bateman BT. Chestnut's Obstetric Anesthesia Principles and Practice. 6th ed. Elsevier; 2019. Chapter 31, Neurologic Complications of Pregnancy and Neuraxial Anesthesia; p. 752-776.
7. Von Peltz C, Bennett A, Patil V. Central neurological complications following obstetric neuraxialblockade. Curr Opin Anaesthesiol. junho de 2019;32(3):315–24.
8. Yentis, S. M., et al. "Safety guideline: neurological monitoring associated with obstetric neuraxial block 2020: a joint guideline by the Association of Anaesthetists and the Obstetric Anaesthetists' Association." Anaesthesia 75.7 (2020): 913-919.
9. Siaulys, Monica. Condutas de Anestesia Obstétrica. Elsevier Brasil, 2012.
10. Statement on pos dural puncture headache management, 2021, American Society of Anesthesiologists.
11. Reynolds F. Neurological infections after neuroaxial anesthesia Anesthesiol Clin 2008; 26:23-52.
12. SOAP Newsletter. Disponível em <http://soap.org/userfiles/newsletter-spring-2010.pdf>; 2010.
13. Baer ET. Iatrogenenic meningitis: the case for face masks. Clin Infec Dis 2000; 31:519-21.
14. Schneeberger PM, Janssen M, Voss A. Alpha-hemolytic streptococci: a major pathogen of iatrogenic meningitis following lumbar puncture. Case reports and a review of the literature. Infection 1996: 24: 29-33.
15. Corbett JJ, Rosenstein BJ. Pseudomonas meningitis related to spinal anesthesia. Report of the three cases with a common source of infection. Neurology 1971; 21:946-50.
16. Hebl JR. The importance and implication of aseptic techniques during regional anesthesia. Reg Anesth Pain Med 2006; 31: 311-23.

Parada cardiorrespiratória em gestantes

17

Felipe Nicolosi Grinberg
João Diego Carmona Navarrete Junior
Marina Cestari de Rizzo
Monica Maria Siaulys

INTRODUÇÃO

Embora a parada cardiorrespiratória (PCR) na paciente obstétrica seja um evento raro (1:300.000 gestações), trata-se da única situação que pode levar a óbito dois indivíduos. Vale lembrar que, atualmente, as gestações ocorrem em idade materna cada vez mais avançada, o que aumenta a probabilidade de surgimento de doenças associadas, como diabetes, hipertensão, sobrepeso, episódios tromboembólicos, entre outras. Atendimentos de pacientes com casos clínicos mais complexos podem potencialmente levar ao aumento da incidência de tal complicação.

Como regra geral, o atendimento da gestante em PCR segue as mesmas regras de atendimento preconizadas pela Associação Americana de Cardiologia (AHA) para o atendimento de não gestantes. O foco do atendimento baseia-se no ABCD da reanimação com foco no suporte de vias aéreas, respiração, circulação, drogas e diagnósticos diferenciais, seguidos das manobras do suporte avançado da vida, com os algoritmos de atendimento da fibrilação ventricular e taquicardia ventricular sem pulso (FV/TV) ou da assistolia/atividade elétrica sem pulso (A/AESP) e cuidados pós-parada cardíaca, nos casos em que a reanimação é bem-sucedida e ocorre retorno da circulação espontânea. No entanto, existem algumas particularidades no atendimento da gestante que devem ser consideradas:

- A reposição volêmica deve ser feita de forma vigorosa; uma das principais causas de parada cardiorrespiratória na gestante é o sangramento (Figura 1).
- Intubação e administração de oxigênio não podem ser postergadas; geralmente o acesso da via aérea é mais difícil e deve ser feito pelo profissional ou preferencialmente pelo anestesiologista mais experiente.
- Manobra de deslocamento uterino lateral é imprescindível a partir da 20ª semana de gestação, podendo ser substituída pela inclinação lateral esquerda da paciente caso ela não demonstre resultado eficaz (Figura 2). Isso diminui a compressão aortocava, aumentando o retorno venoso, facilitando o retorno da circulação espontânea.
- Tanto a dose dos fármacos utilizados quanto a voltagem do desfibrilador (seja ele monofásico ou bifásico) podem ser mantidas dentro dos valores utilizados para não gestantes.
- A cesárea *perimortem* deve ser realizada até o quarto minuto de reanimação cardiorrespiratória (RCP) sem sucesso e finalizada no quinto minuto, nos casos de gravidez com mais de 20 semanas. Nos casos de atendimento de pacientes obstétricas com quadro de possível parada cardíaca, nas Maternidades do Grupo Santa Joana, aciona-se o código

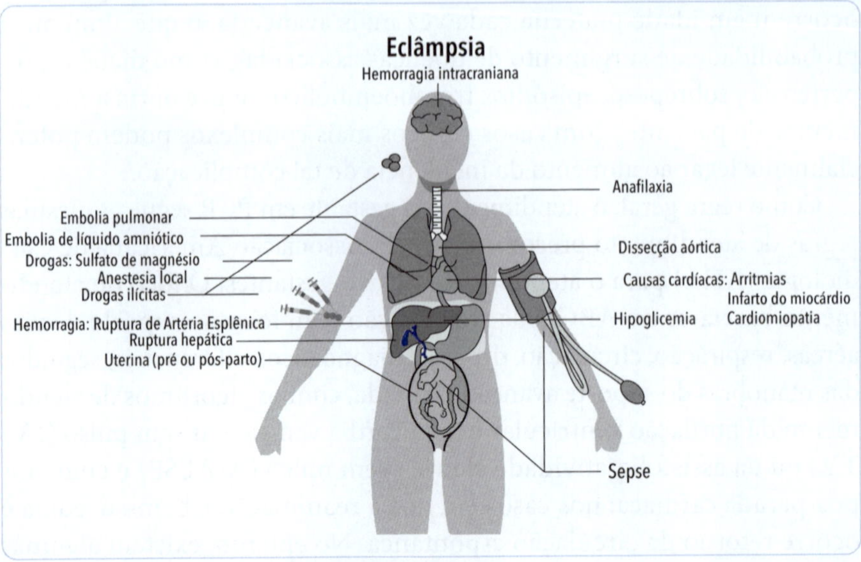

Figura 1 Causas reversíveis de colapso materno.

azul obstétrico, pois, além do anestesiologista liderando o atendimento, temos a presença de um obstetra e um neonatologista. A monitorização fetal deve ser interrompida e o preparo para realização da cesárea *perimortem* iniciado já nos primeiros minutos de atendimento. O objetivo da cesárea *perimortem* é melhorar os resultados maternos e neonatais.

- O planejamento do atendimento deve ser construído juntamente aos obstetras e neonatologistas.
- Se a paciente estiver recebendo sulfato de magnésio, suspender a infusão e a administrar gluconato ou cloreto de cálcio.

O treinamento periódico da equipe multiprofissional de acordo com as diretrizes da Sociedade Americana de Cardiologia aumenta substancialmente as chances de sucesso do atendimento diminuindo não apenas a mortalidade, mas também a morbidade materna e neonatal. A PCR em

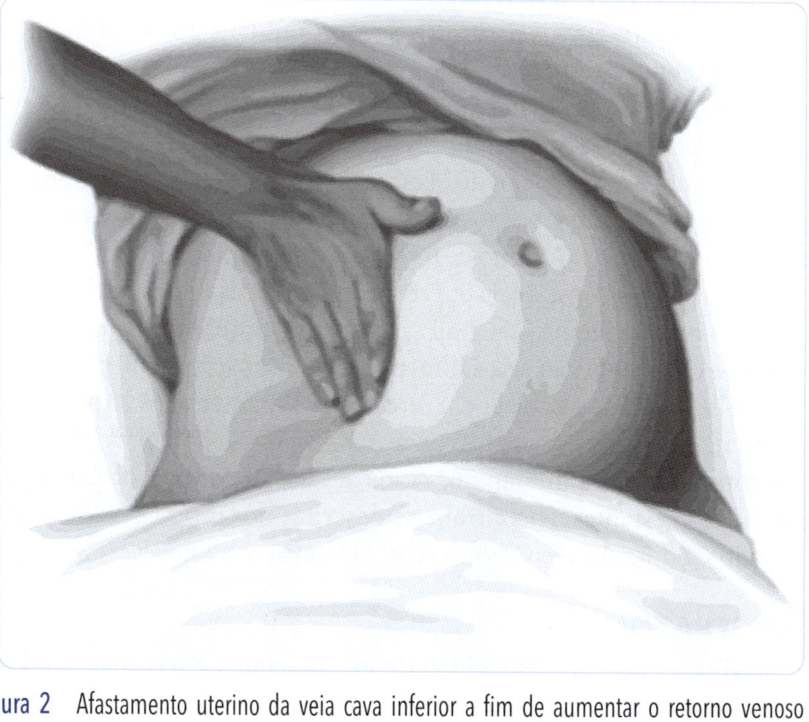

Figura 2 Afastamento uterino da veia cava inferior a fim de aumentar o retorno venoso ao coração e, consequentemente, o débito cardíaco.

gestantes é um evento raro, mas que exige uma alta performance da equipe multiprofissional. É altamente recomendável que as instituições organizem esse atendimento em forma de protocolos assistenciais, com o sequenciamento de tarefas que cada membro da equipe deve executar e que também gerencie os resultados obtidos com esses atendimentos, analisando individualmente cada caso e, principalmente, com a realização de atendimentos simulados. Excelência vem com a prática.

Como se trata de evento que ocorre com pouca frequência, a prática de se realizar simulações desses atendimentos não só permite manter o treinamento da equipe multiprofissional, mas também identificar oportunidades de melhoria relacionadas à disponibilidade de materiais para o atendimento, fragilidades relacionadas aos possíveis locais de atendimento, entre outras. Todos os profissionais de um ambiente hospitalar devem ser qualificados e treinados para identificar uma situação de inconsciência e de possível PCR e serem capazes de responder imediata e apropriadamente, iniciando as medidas de suporte básico da vida com os materiais e equipamentos necessários prontamente disponíveis até que o time de suporte avançado da vida assuma e de continuidade ao atendimento do caso. Nesse contexto, o anestesiologista assume um papel extremamente importante, já que, em maternidades, ele é naturalmente o médico mais capacitado para liderar as manobras de ressuscitação.

A PCR é um evento que pode ocorrer no ambiente hospitalar, ainda que todas as condutas pertinentes ao caso clínico específico tenham sido tomadas adequadamente. O atendimento de uma PCR exige agilidade. Após uma PCR, o indivíduo perde a consciência em cerca de 10 a 15 segundos devido à parada de circulação sanguínea cerebral e, caso não haja retorno à circulação espontânea e o paciente não seja submetido à ressuscitação cardiopulmonar, a lesão cerebral começa a ocorrer em cerca de 3 minutos, e após 10 minutos de ausência de circulação, as chances de ressuscitação são próximas de zero.

As rotinas de atendimento nos casos de suspeita de parada cardiorrespiratória em gestantes, encontram-se descritas nos protocolos de atendimento do Código Azul e Código Azul Obstétrico.

CÓDIGO AZUL

Para facilitar o atendimento à PCR de forma segura, é recomendável que toda a maternidade tenha descritas as rotinas de atendimento de uma suspeita de PCR em gestantes. Internacionalmente, esses protocolos de atendimento são conhecidos como "Código Azul". Nas Maternidades do Grupo Santa Joana, entende-se que além de parada cardiorrespiratória, o código azul deve atender também situações críticas em que o paciente está inconsciente, bem como a crise convulsiva.

Como mencionado anteriormente, esse protocolo de atendimento tem por objetivo tornar o atendimento ao paciente em emergência clínica rápido e padronizado, para aumentar a chance de sucesso das manobras de RCP, melhorar a sobrevida e minimizar sequelas pós-PCR (parada cardiorrespiratória), bem como reduzir o estresse e o desgaste dos profissionais qualificados e treinados para esta função, por meio de procedimentos previamente estabelecidos.

A parada cardiorrespiratória pode ocorrer na presença de 3 ritmos cardíacos diferentes:

- Fibrilação ventricular ou taquicardia ventricular sem pulso: caracteriza-se por um ritmo cardíaco rápido, irregular e ineficaz.
- Assistolia: ausência de ritmo cardíaco, nesse ritmo há interrupção da atividade elétrica do músculo cardíaco.
- Atividade elétrica sem pulso: nesse ritmo existe a presença de atividade elétrica no músculo cardíaco, porém os batimentos não são eficazes e não há circulação sanguínea, e ocorrer por diferentes causas primárias como: choque circulatório, choque séptico, trauma, doença cardiovascular, entre diversas outras causas. Especificamente para a população obstétrica, as causam mais comuns diferem um pouco da população geral e são descritas utilizando-se as letras de A até H, conforme descrito a seguir:

  A. Complicações anestésicas
  B. Sangramento
  C. Cardiovascular
  D. Drogas
  E. Embolias
  F. Febre
  G. Causas não obstétricas genéricas (5Hs e 5Ts)
  H. Hipertensão

Embora a lista de causas que podem levar a PCR seja divergente entre as populações obstétricas e não obstétricas, a essência dos algoritmos de atendimento do SBV (suporte básico a vida) e do suporte avançado da vida com os algorítmicos de atendimento para fibrilação ventricular e taquicardia ventricular sem pulso (FV/TV) ou assistolia/atividade elétrica sem pulso (A/AESP) são essencialmente as mesmas.

Algoritmo de atendimento da parada cardíaca intra-hospitalar

Diante de uma paciente com perda súbita de consciência/convulsão e/ou suspeita de PCR, seguir os passos de atendimento a seguir:

- Avaliação imediata e ativação do código azul:
  - Reconhecer a parada cardíaca materna.
  - Ativar a equipe de resposta de emergência: "Código Azul Obstétrico", que além do anestesiologista inclui a presença de um obstetra, se a paciente for gestante e com volume abdominal visível.
- Garantir a segurança dos prestadores de cuidados e da paciente, isolando o ambiente.
- Suporte básico de vida (SBV):
  - Iniciar compressões torácicas de alta qualidade.
  - Certificar-se de que um desfibrilador externo automático (DEA) ou carrinho de parada seja levado até o local.
  - Abrir as vias aéreas e iniciar a ventilação.
- Compressões torácicas:
  - Realizar compressões torácicas firmes, rápidas e ininterruptas.
  - Minimizar interrupções durante as compressões.
  - Considerar o deslocamento uterino para a esquerda, se o útero for palpável ou visível ao nível ou acima do umbigo.
- Desfibrilação:
  - Realizar desfibrilação para ritmos desfibriláveis o mais rápido possível, utilizando-se as mesmas cargas de não gestantes.
  - Retirar monitores de cardiotocografia.
- Manuseio das vias aéreas e ventilação:
  - Utilizar estratégias para oxigenação em pacientes não intubadas (por exemplo, avanço da mandíbula, via aérea oral, ventilação com máscara).

  - Minimizar manipulações das vias aéreas para evitar interrupções nas compressões torácicas.
  - Considerar o manejo avançado das vias aéreas precocemente nas pacientes obstétricas se profissionais experientes estiverem conduzindo a reanimação.
- Acesso intravenoso:
  - Estabelecer acesso intravenoso para a administração de medicamentos e fluidos, principalmente acima do diafragma.
- Medicamentos de ressuscitação:
  - Administrar medicamentos de ressuscitação conforme as diretrizes atuais para o atendimento de não gestantes.
- Cesariana *perimortem* (CPM):
  - Considerar a CPM se não houver Retorno da Circulação Espontânea (RCE) dentro de minutos após a parada. A cesárea *perimortem* deve ser realizada até o quarto minuto de RCP sem sucesso e finalizada no quinto minuto, nos casos de gravidez com mais de 20 semanas, neste caso deverá ser acionada a equipe do código azul neonatal.
- Suporte contínuo:
  - Continuar os esforços de ressuscitação conforme necessário, seguindo os algoritmos de atendimento de FV/TV ou A/AESP até que se obtenha retorno da circulação espontânea ou cesse a realização da RCP.
  - Considerar o transporte para a sala de cirurgia ou unidade de cuidados intensivos após o RCE, conforme condição clínica da paciente.
  - Dar continuidade às medidas de suporte pós-RCE.

Particularidades no manejo de vias aéreas

O manejo das vias aéreas e a ventilação são componentes críticos da ressuscitação de uma paciente em parada cardíaca materna. Aqui estão as recomendações para o manejo das vias aéreas e ventilação em tais situações:

- Avaliação inicial:
  - Primeiramente, garanta a segurança dos profissionais de saúde e avalie a paciente quanto aos sinais de parada cardíaca.
- Ventilação:
  - Inicie a ventilação simultaneamente com as compressões torácicas. A ventilação deve seguir a sequência "C-A-B" (compressões, vias aéreas, respiração).

- Se a paciente estiver intubada, forneça compressões torácicas contínuas (sem interrupções) durante a ventilação.
- Se a paciente não estiver intubada, utilize ventilação com máscara e balão com as duas mãos, para obter uma vedação hermética. Visar à realização de 2 ventilações a cada 30 compressões (uma proporção compressão-ventilação de 30:2). Considere o uso de vias aéreas orais para o manejo das vias aéreas. Vias aéreas nasais devem ser evitadas em pacientes grávidas, devido potencial de epistaxe (sangramento nasal).Evite manipulações desnecessárias das vias aéreas e tentativas repetidas que possam causar traumas das vias aéreas. Esteja preparado para estratégias alternativas de controle das vias aéreas, como dispositivos supraglóticos (por exemplo, máscaras laríngeas), que devem ser disponibilizados na maleta de via aérea difícil, especialmente se a intubação for desafiadora.

▪ Prevenção de aspiração:
  - Priorize a oxigenação e a ventilação em relação às estratégias de prevenção de aspiração. Certifique-se da eficácia da ventilação antes de tentar prevenir a aspiração.

▪ Monitoramento contínuo:
  - Monitore os níveis de dióxido de carbono no final da expiração ($EtCO_2$) usando a capnografia para avaliar a qualidade das compressões torácicas e ventilação.
  - Níveis de $EtCO_2$ acima de 10 mmHg e/ou níveis crescentes de $EtCO_2$ sugerem compressões torácicas adequadas e podem ser preditivos de um retorno à circulação espontânea (RCE).

As ações e resumos que contêm as particularidades de atendimento da gestante em PCR estão mais detalhados nos Quadros 1 a 5, a seguir.

Quadro 1 *Checklist* de tarefas essenciais durante os primeiros minutos de uma parada cardíaca materna no hospital.

CHAME AJUDA! Inicie a RCP (reanimação cardiopulmonar)	Chame o "código OB"
	Chame a equipe neonatal
	DEA/desfibrilador
	SBV IMEDIATO (suporte básico de vida)
	Carrinho de parada adulto
	Equipamento de via aérea para adultos
	Prancha rígida de reanimação (*backboard*)
	Bisturi/pacote de cesariana
	Atribuir um cronometrista/documentador
C Circulação Compressões torácicas	Deslocamento uterino esquerdo (manual)
	Mãos no meio do esterno
	100 compressões/min
	EMPURRE FORTE! EMPURRE RÁPIDO!
	Troque os reanimadores a cada 2 min
	Estabeleça acesso IV acima do diafragma
A Via aérea	Elevação do queixo/avanço da mandíbula (*chin lift/jaw thrust*)
	O_2 a 100% a 10-15 L/min
	Use dispositivo bolsa-válvula-máscara
	Cânula orofaríngea
	Pessoal experiente: intubação com tubo endotraqueal calibre de 6 a 7
	Via aérea supraglótica (por exemplo, máscara laríngea)
	Não interrompa as compressões torácicas!
B Respiração	Se não estiver intubada: 30 compressões para 2 respirações
	Se estiver intubada: 10 respirações por minuto (500-700 mL por respiração)
	Administre cada respiração em 1 s
D Desfibrilação	Eletrodos na frente e atrás
	Use DEA ou analisar/desfibrilar a cada 2 min
	Retome imediatamente a RCP por 2 min
	Prepare-se para o parto
E Extrair O FETO	Tente realizar a incisão em até 4 min
	Tente realizar a entrega fetal em até 5 min

Quadro 2 Parada cardíaca materna.

Primeiros socorristas	
Ativar código OB Documentar tempo inicial da parada Deixar a paciente em posição supina Começar compressões torácicas de acordo com o algoritmo do SBV; posicionar as mãos no esterno levemente acima do usual	
Socorristas subsequentes	
Intervenções maternas Seguir os algoritmos de SBV e ACLS Não atrasar a desfibrilação Utilizar medicamentos e dosagens iguais ao ACLS regular Monitorar a capnografia de onda e RCP de qualidade Aplicar o cuidado pós-parada de maneira apropriada	**Intervenções obstétricas para pacientes com um útero gravídico aparente** Realizar o deslocamento uterino lateral (DUL) – deslocar o útero para a esquerda da paciente, para aliviar compressão aortocava Remover monitor fetal
Modificações maternas Acesso intravenoso acima do diafragma Realizar expansão volêmica se houver possibilidade de hipovolemia Antecipar VAD; priorizar profissionais experientes na tentativa de estabelecer uma via aérea avançada Se a paciente estiver recebendo infusão de magnésio pré-parada, parar infusão e realizar *bolus* IV/IO de solução de cloreto de cálcio 10% 10 mL ou gluconato de cálcio 10% 30 mL Continuar todas as intervenções de ressuscitação materna (RCP, posicionamento, desfibrilação, fármacos e fluidos) durante e após a cesariana	**Times obstétrico e neonatal devem se preparar imediatamente para uma possível cesariana de emergência** Se não houver RCE em até 4 minutos de esforços de ressuscitação, considere a realização de uma cesariana de emergência Almejar o parto em até 5 minutos do início dos esforços de ressuscitação "Um útero gravídico aparente é aquele considerado de tamanho clinicamente relevante para causar compressão aortocava"

Quadro 3 Lista de verificação de fatores potencialmente contribuintes para a parada cardíaca materna.

A	Complicações anestésicas (bloqueio neuroaxial alto, perda da via aérea, aspiração, depressão respiratória, hipotensão, toxicidade sistêmica por anestésico local)
B	Sangramento* (coagulopatia, atonia uterina, acretismo placentário, descolamento de placenta, placenta prévia, ruptura uterina, trauma, cirúrgico, reação transfusional)
C	Causas cardiovasculares (cardiomiopatia, infarto do miocárdio, dissecção aórtica, arritmias)
D	Drogas/medicamentos (anafilaxia; drogas ilícitas; erro na administração de medicamentos; *overdose* de magnésio, opioides, insulina ou ocitocina)
E	Embólico (embolia pulmonar, embolia de líquido amniótico, ar)
F	Febre* (infecção, sepse)
G	Causas gerais não obstétricas de parada cardíaca (5H's e 5T's)**
H	Hipertensão* (pré-eclâmpsia/eclâmpsia/HELLP, hemorragia intracraniana)

Causas mais prováveis: cardíacas, hemorragias e embolia de líquido amniótico (AFE). Suspeite de AFE em caso de parada cardíaca materna súbita, especialmente quando acompanhada de sangramento.

*Com frequência, o diagnóstico é evidente ou previsto a partir do estado anterior à parada cardíaca.

**As letras "H" e "T": hipóxia, hipovolemia, hiper/hipocalemia, hipo/hipertermia, íons de hidrogênio (acidose), hipoglicemia e pneumotórax hipertensivo, tamponamento, toxinas, tromboembolismo, trombose (infarto do miocárdio) e trauma.

Quadro 4 *Checklist* de equipamentos para cesariana *perimortem* para a proteção dos prestadores de cuidados, para o procedimento e para o neonato (além de um carrinho de emergência padrão com prancha de reanimação).

Para os prestadores de cuidados	Luvas cirúrgicas tamanhos 6, 7 e 8
	Aventais (para obstetras e equipe neonatal)
	Máscaras e proteção ocular
Para o procedimento*	Bisturis estéreis (um para a incisão, um para o cordão umbilical, um sobressalente)
	Solução de preparação da pele (se o tempo permitir)
	Compressas/esponjas de laparotomia (se houver RCE após o parto, empacotar o abdome; mover para a sala de cirurgia)
	Recipiente para objetos perfurantes
	Pinças Kelly × 4
	Tesouras Mayo
	Retrator
Para o neonato*	Grampos para o cordão
	Cobertores e incubadora aquecida
	Suprimentos para ressuscitação (bolsa-válvula-máscara com reservatório, aspirador, medicações, etc.)
	Mapas das rotas mais rápidas para a sala de cirurgia devem ser afixados onde apropriado

RCE: retorno da circulação espontânea.

*O item mais importante é o bisturi. A cesariana *perimortem* não deve ser atrasada enquanto se espera por um conjunto de equipamentos de cesariana.

Quadro 5 Manejo da via aérea durante parada cardiovascular.

Ventilar com O_2 100%	NÃO INTERROMPER AS COMPRESSÕES TORÁCICAS Elevação do queixo/avanço da mandíbula (*chin lift/jaw thrust*) Bolsa-válvula-máscara (acoplamento bimanual + cânula orofaríngea se necessário) Ciclos de 30 compressões para 2 ventilações (cada uma em 1 segundo)
Preparar e posicionar	Chamar por carrinho de via aérea e profissional experiente em via aérea Aspirador + equipamento de via aérea Tubo endotraqueal (considerar tamanhos menores, p. ex.: 6,0) Otimizar o posicionamento Não interromper as compressões torácicas
Primeira tentativa	Direta ou videolaparoscópica *Bougie*, se disponível
Segunda tentativa	Técnica laringoscópica alternativa Ajustar/relaxar pressão cricoide, se aplicada Retornar à ventilação com máscara, em caso de insucesso Preparar dispositivo supraglótico
Controle alternativo da via aérea	Inserir dispositivo supraglótico Se ventilação inadequada, retornar à máscara Se ventilação com máscara inadequada, cricostomia de emergência
Via aérea segura	Confirmar intubação (ausculta, capnografia) Fixar tubo ou dispositivo supraglótico 10 ventilações por minuto Entregar 500-700 mL por ventilação

REFERÊNCIAS

1. ACLS Manual 2020. Nova diretriz do atendimento a parada cardiorrespiratória em gestantes.
2. American Heart Association. October 2023. [Internet]. Disponível em: www.heart.org/cpr. Acesso em: 14 mai. 2024.

18 Intoxicação por anestésico local e embolia do líquido amniótico

Affonso Jonathan Moro
Matheus Rodrigues Mendes Moraes
Marina Cestari de Rizzo

INTRODUÇÃO

Os anestésicos locais (AL) têm sido cada vez mais utilizados na prática clínica, não somente por anestesiologistas, mas também por cirurgiões, obstetras e até mesmo enfermeiros e outros profissionais da saúde. Seu uso tem sido impulsionado pelos regimes atuais de analgesia multimodal, protocolos de recuperação acelerada pós-operatória e pela crise global de opioides. Além disso, recentes avanços na anestesia regional, incluindo múltiplos bloqueios de planos fasciais e técnicas de infiltração com altos volumes de anestésicos locais, chamam a atenção para os riscos de intoxicação sistêmica e para a importância do conhecimento de seus fatores de risco, apresentação clínica e tratamento.

A intoxicação sistêmica por anestésicos locais (LAST – *Local Anesthetic Systemic Toxicity*) é um evento grave e potencialmente fatal que ocorre pela elevada concentração desses fármacos no plasma. A incidência exata de LAST não está estabelecida, em virtude da subnotificação dos casos, e varia conforme a literatura. Contudo, estima-se que ocorra a taxas de 1-2:1000 bloqueios de nervos periféricos e de 1:2 500 anestesias epidurais.

Em mulheres grávidas, as principais causas estão associadas à sobredose de anestésicos, à migração do cateter epidural e à injeção intravascular inadvertida. As gestantes apresentam risco elevado para intoxicação por anestésicos locais em decorrência das próprias alterações fisiológicas da gestação, que favorecem a rápida absorção e a alta concentração da fração livre de anestésicos locais no plasma.

As principais manifestações clínicas decorrem de alterações no sistema nervoso central e no sistema cardiovascular.

A introdução da emulsão lipídica como pilar do tratamento representou um avanço importante no controle e na sobrevida das pacientes acometidas. A adoção de algumas técnicas preventivas, como o uso de doses menores e injeções mais precisas a partir da introdução da ultrassonografia na prática médica, reduziu, mas, não eliminou, a ocorrência de LAST.

Neste capítulo, abordaremos as principais características da LAST, incluindo reconhecimento, tratamento e prevenção, com foco na paciente gestante.

ANESTÉSICOS LOCAIS

Não há diretrizes ou consenso sobre doses seguras na gestante, mas, pelo fato de que essa população é mais sensível aos anestésicos locais, qualquer dose que exceda a dose máxima para adultos em geral é considerada uma *overdose*. Além disso, mesmo quando a dose máxima recomendada é respeitada, pode-se exceder as concentrações plasmáticas suficientes para causar toxicidade. É fundamental conhecer as doses máximas preconizadas para os principais anestésicos locais, que podem ter pequenas variações de acordo com a literatura.

FATORES DE RISCO

Os fatores de risco para LAST podem ser divididos em três categorias: aqueles ligados à injeção, às propriedades do fármaco e os fatores próprios do paciente.

Fatores ligados à injeção

Áreas mais ricamente vascularizadas, onde o fluxo sanguíneo é acelerado, são mais capazes de levar a absorção do fármaco à circulação central, incluindo cérebro e coração. Os sítios com maior risco para gerar LAST são, em ordem decrescente: traqueal > intercostal > caudal/epidural/plexo braquial > subaracnoide/subcutâneo.

As técnicas empregadas influenciam o risco de intoxicação pelos anestésicos locais. Os bloqueios interfasciais representam maior risco em função dos altos volumes utilizados e pela rica vascularização comumente encontrada nos planos musculares. Uma das causas atuais de LAST em gestantes está associada à realização do bloqueio do plano transverso abdominal (TAP *Block*) após cesarianas, quando é administrado um grande volume de anestésico local em um plano muscular rico em vasos sanguíneos, o que pode resultar em significativa absorção de anestésico local. O risco de LAST parece ser maior nas técnicas de infusão contínua, se comparadas ao *bolus*, em função do possível acúmulo de anestésico local.

Propriedades dos fármacos

A toxicidade dos anestésicos locais é aditiva quando utilizados em combinação na mesma seringa ou mesmo em injeções separadas em um curto período. A dose deve ser calculada baseando-se na dose máxima e ajustada (para um menor valor) quando mais de um anestésico local é utilizado.

Alguns anestésicos, como a bupivacaína, têm propriedade vasodilatadora intrínseca, o que pode acelerar a absorção do fármaco. Por ser mais lipofílica que os outros anestésicos locais, podendo se acumular em tecidos como o coração, a bupivacaína é considerada um fármaco mais cardiotóxico, e pode precipitar sintomas em níveis plasmáticos abaixo do esperado. Já a ropivacaína e a levobupivacaína são mais seguras do ponto de vista cardiovascular e apresentam efeito vasoconstritor intrínseco, reduzindo a absorção sistêmica do fármaco e o risco de LAST.

Fatores do paciente

Os principais fatores de risco ligados ao paciente são: extremos de idade (neonatos e idosos), baixa densidade muscular, disfunções orgânicas (renal, hepática, cardíaca), desordens de condução cardíaca, acidose e gravidez. As pacientes gestantes têm risco aumentado para LAST em virtude das mudanças fisiológicas da gestação, conforme descrito no Capítulo 1. Além disso, condições como idade materna avançada, obesidade e comorbidades, como pré-eclâmpsia, podem reduzir o *clearance* dos anestésicos locais e tornar essa população mais suscetível à intoxicação.

MANIFESTAÇÕES CLÍNICAS

As manifestações clínicas afetam tanto o sistema nervoso central quanto o sistema cardiovascular. Classicamente, são divididas em fase precoce ou excitatória e fase tardia ou depressora.

O sistema nervoso central (SNC) é mais sensível às altas concentrações plasmáticas dos anestésicos locais e, por isso, sua toxicidade aparece mais precocemente em comparação ao sistema cardiovascular. Dessa maneira, é mais comum o paciente iniciar o quadro de LAST acompanhado de sintomas neurológicos.

Os sintomas da fase precoce no sistema nervoso central podem ser justificados pela destruição e/ou supressão de neurônios inibitórios, fazendo prevalecer, portanto, os sintomas excitatórios. Esses sintomas se manifestam como agitação, distúrbios sensoriais (p. ex.: gosto metálico), espasmos musculares, convulsões, dormência perioral e confusão mental. Já no sistema cardiovascular, os sintomas precoces apresentam-se como taquicardia e/ou hipertensão.

Na fase tardia, a toxicidade atinge todo o sistema nervoso central, que passa a ser inibido globalmente. Os sintomas neurológicos evoluem para redução do nível de consciência, coma e parada respiratória. Os sintomas cardiovasculares da fase tardia incluem arritmias, bloqueios de condução, depressão miocárdica, hipotensão, bradicardia e parada cardíaca.

Embora os sintomas sejam divididos dessa forma, essa transição entre fase precoce e fase tardia pode não ser tão evidente, e os sintomas podem ocorrer simultaneamente. O tempo para manifestação dos sintomas é diverso, podendo ocorrer desde os primeiros 5 minutos, nos casos de injeção intravascular inadvertida, até cerca de 1 hora, nos casos de absorção prolongada de anestésicos locais depositados em tecidos periféricos ou em infusão contínua.

A toxicidade piora nos casos em que há hipóxia e acidose, uma vez que essas condições permitem que mais fármaco esteja livre e disponível no plasma, exercendo seus efeitos.

TRATAMENTO

A LAST é um evento potencialmente letal, cujo tratamento deve ser prontamente instituído diante de sintomas que levem à suspeita clínica de sua ocorrência. O primeiro passo diante desses casos é solicitar ajuda. Os três pilares do tratamento são: suporte ventilatório, medidas de reanimação cardiopulmonar, incluindo a administração da emulsão lipídica e o controle das convulsões.

Nos casos de LAST, o principal antídoto é a administração de emulsão lipídica a 20%, que deve ser administrada precocemente. A LAST atua

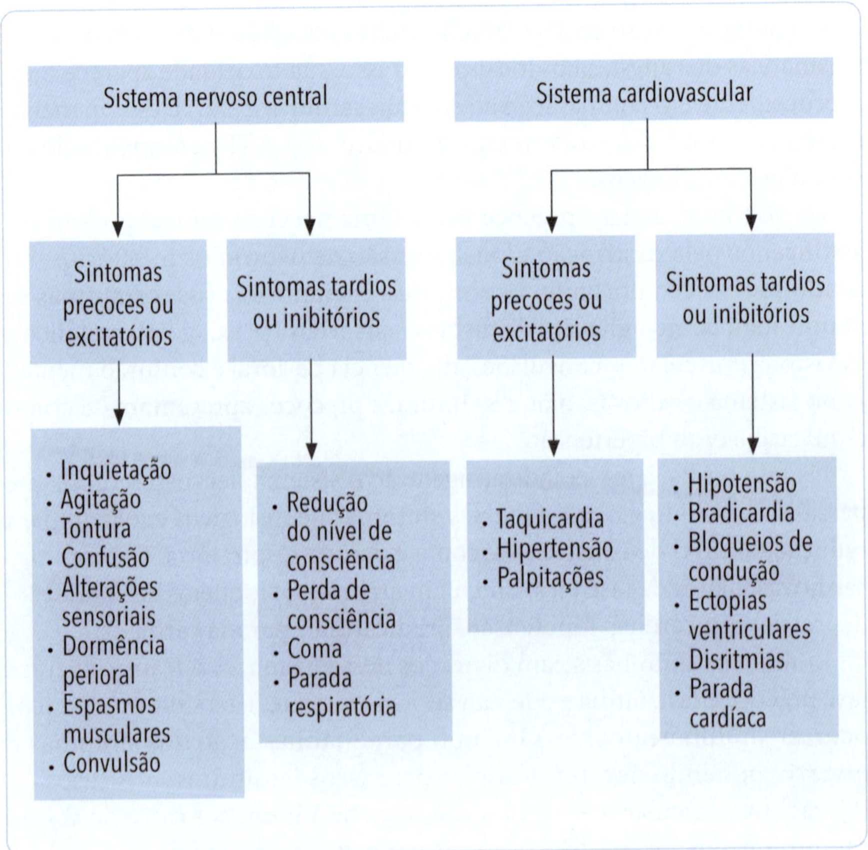

Figura 1 Sinais e sintomas da intoxicação por anestésicos locais.
Fonte: adaptado de Mock ND, et al. 2021.

revertendo o comprometimento mitocondrial e os bloqueios de canais de sódio. As partículas negativas da emulsão atraem as partículas dos anestésicos locais carregados positivamente de tecidos como coração e cérebro e os redistribuem para outros órgãos, como fígado e tecidos musculares, em um mecanismo conhecido como *lipid sink*. Possíveis efeitos adversos da emulsão lipídica incluem: reação alérgica, embolia gordurosa, infecção, hipertrigliceridemia, interferência com resultados laboratoriais, broncoespasmo e dor torácica. É contraindicada em casos de alergia grave ao ovo.

O suporte avançado de vida cardiovascular (ACLS) deve ser instituído nos casos de parada cardíaca, incluindo manobras de reanimação cardiopulmonar. As compressões torácicas são fundamentais para garantir perfusão coronariana e contribuir para a redução dos níveis teciduais dos anestésicos locais. No caso dos vasopressores, alguns ajustes devem ser feitos: epinefrina e vasopressina devem ser usadas com parcimônia, pois têm efeito limitado na LAST e podem prejudicar a ação da emulsão lipídica, já que podem levar à acidose e à hiperlactatemia. Deve-se evitar bloqueadores de canais de cálcio, betabloqueadores e anestésicos locais para tratar arritmias (preferir amiodarona nesses casos). Nos pacientes que receberam a emulsão lipídica, mas apresentam função cardiopulmonar prejudicada ou possuem outras condições graves de saúde que dificultam a efetividade do tratamento, deve ser considerada a instituição de circulação extracorpórea, quando disponível.

Nos pacientes que evoluem com convulsões, o controle deve ser feito preferencialmente com benzodiazepínicos. Propofol em baixas doses pode ser considerado nos pacientes que ainda não apresentam comprometimento respiratório e cardiovascular significativos.

Nos pacientes em que a LAST se manifestou apenas com sintomas neurológicos, que cessaram rapidamente, a vigilância deve ser de pelo menos duas horas, enquanto aqueles que evoluíram com sintomas neurológicos ou cardiovasculares mais intensos, a monitorização deve ser contínua em unidades especializadas (semi-intensiva ou UTI).

Manejo específico na gestante

Medidas de ressuscitação na gestante com LAST são desafiadoras e podem ser complicadas por condições próprias da gestação, como refluxo gastroesofágico com aspiração, expansão pulmonar limitada, compressão aortocava e dificuldade no manejo da via aérea.

A gestante que recebe anestésicos locais deve ser instruída a comunicar a equipe médica ou de enfermagem caso apresente os seguintes sintomas, que podem indicar um quadro de LAST: alterações sensoriais (p. ex: gosto metálico), agitação, confusão mental, espasmos musculares, dormência perioral, tonturas e palpitações.

Nas pacientes que desenvolvem sintomas, são fundamentais: a avaliação adequada dos sinais vitais maternos (frequência cardíaca, ritmo cardíaco, pressão arterial) e do batimento cardíaco fetal (BCF), o rápido reconhecimento e a comunicação eficaz entre as equipes médica, de enfermagem e de farmácia.

A intoxicação por anestésicos locais, ao início dos sintomas, pode mimetizar um quadro de pré-eclâmpsia, sendo que, por vezes, a manifestação da convulsão pode dificultar a distinção entre as duas doenças.

As ações iniciais nos casos de LAST na gestante não diferem daquelas empregadas em não gestante: interromper a administração dos anestésicos locais; chamar ajuda; ofertar oxigênio a 100% e suporte ventilatório, se necessário; garantir acesso venoso adequado; ter equipamentos e materiais de ressuscitação disponíveis. A emulsão lipídica a 20% deve ser solicitada e administrada assim que possível, em doses e esquemas iguais aos de uma pessoa adulta não gestante.

A apresentação clínica ditará a necessidade de outras intervenções, como o uso de benzodiazepínicos em caso de convulsões ou ressuscitação cardiopulmonar em caso de deterioração cardiovascular. A sala cirúrgica deve estar preparada para uma possível cesárea de emergência.

A paciente que recebeu o tratamento deve continuar sendo monitorizada e reavaliada continuamente em leito de terapia intensiva. Deve-se estar atento à possibilidade de intoxicação do recém-nascido (RN) em função da passagem dos anestésicos locais pela barreira placentária. Os RN que desenvolvem a intoxicação cursam com convulsões, bradicardia, bloqueios de condução e apneia. Isso reforça a necessidade de monitorização tanto da mãe quanto do RN nos casos em que a mãe recebe anestésicos locais. O tratamento dos RN também se baseia na administração de emulsão lipídica.

Desfechos favoráveis nos casos de LAST dependem de reconhecimento rápido e intervenção precoce. Nesse sentido, é importante que as equipes sejam treinadas e o conhecimento seja compartilhado entre enfermeiros, anestesistas e obstetras. Devem existir programas de educação continuada visando às atualizações quanto ao tema e simulações realísticas devem ser fomentadas pelas instituições. O *kit* de emulsão lipídica deve ser de fácil acesso, e o seu local de armazenamento deve ser de conhecimento de todos na instituição.

Prevenção

Nenhuma medida isolada é capaz de eliminar os riscos de LAST. Portanto, a prevenção deve ser multifatorial e envolver diversos cuidados.

O uso da ultrassonografia para guiar bloqueios periféricos reduz as taxas de injeção vascular inadvertida, além de permitir redução no volume a ser administrado em razão da aplicação do anestésico no local correto.

Ao administrar anestésicos locais, seja via epidural, seja em bloqueios periféricos, deve-se sempre aspirar para excluir a possibilidade de estar dentro de um vaso, antes de concluir a injeção.

Outra medida importante é reduzir as doses de anestésicos locais ao mínimo necessário para o objetivo pretendido (anestesia ou analgesia) e atentar para a população de risco (p. ex: cardiopatas, nefropatas, hepatopatas, gestantes), para a qual as doses devem ser ajustadas.

Por fim, a educação continuada em saúde por meio de reuniões, simulações realísticas e divulgação de conhecimento entre equipes (diretoria, médicos, enfermeiros, farmacêuticos) e pacientes é fundamental para que todos saibam reconhecer e agir nos casos suspeitos de LAST.

Reconhecimento precoce dos sinais e sintomas de intoxicação por anestésico local que incluem:

- zumbido no ouvido;
- sensação referida de gosto metálico na boca;
- sensação de tontura;
- convulsão;
- parada cardíaca.

Preparação e materiais necessários:

- Caixa armazenada na farmácia satélite do bloco cirúrgico contendo solução intralípide, materiais e instruções para sua administração.
- Carro de emergência.

Sequência de ações em caso de LAST:

1. Solicitar ajuda e suspender imediatamente a administração de anestésico local.
2. Fornecer oxigênio e proteger as vias respiratórias.
3. Iniciar imediatamente manobras de reanimação cardiopulmonar nos casos de parada cardíaca ou atividade eléctrica sem pulso.
4. Administrar 1,5 $mL.kg^{-1}$ da emulsão lipídica em *bolus* (aspirar o volume correto de intralípide em uma seringa de 50 mL e administrar IV em 2-3 min).

5. Iniciar a administração da mesma solução com uma velocidade de 0,25 mL.kg.min^{-1} (os parâmetros hemodinâmicos, como pressão arterial e frequência cardíaca, devem ser registrados a cada 15 minutos).
6. Para os pacientes em assistolia ou com atividade elétrica sem pulso que não responderem à administração do *bolus* inicial, a dose de *bolus* mencionada pode ser repetida duas vezes, com um intervalo de 5 minutos.
7. Se houver resposta ao *bolus* inicial e, a seguir, ocorrer nova instabilidade hemodinâmica, a velocidade de infusão pode ser aumentada para 0,5 mL.kg.min^{-1}, respeitando-se o volume máximo da administração de emulsão lipídica, que é 10 mL.kg.min^{-1} em 30 min.
8. Sempre que possível, a administração de intralípide pode ser interrompida após 1 hora ou, eventualmente, em um tempo menor, dependendo das condições clínicas do paciente.

RESUMO

- A intoxicação sistêmica por anestésicos locais é um evento significativo e potencialmente fatal, cujo reconhecimento e implementação precoce de medidas podem salvar vidas.
- No caso de pacientes gestantes, é crucial realizar o diagnóstico diferencial com outras condições, como pré-eclâmpsia.
- Pacientes com comorbidades, gestantes e extremos de idade têm maior risco de desenvolver LAST.
- As manifestações clínicas principais envolvem sintomas neurológicos e do sistema cardiovascular.
- O tratamento inclui suporte respiratório, suporte avançado de vida cardiovascular, administração de emulsão lipídica e controle de convulsões.
- As medidas de prevenção são multifatoriais e incluem o uso racional de anestésicos, educação em saúde e investimento em tecnologias que aumentem a assertividade dos procedimentos envolvendo anestésicos locais.
- Em maternidades, a contribuição interdisciplinar e a educação de equipes e pacientes são fundamentais para a prevenção e o manejo adequado da LAST.

EMBOLIA AMNIÓTICA

Trata-se de uma das complicações mais graves que podem ocorrer durante a gestação. A incidência estimada pode variar de 1/8.000 a 1/80.000 nascimentos, com mortalidade podendo chegar a 60% nos casos sintomáticos, mesmo quando tratados agressivamente. Ela ocorre quando o líquido amniótico entra na corrente sanguínea materna.

A exata fisiopatologia é desconhecida, sendo provavelmente de causa multifatorial. É também chamada de síndrome anafilactoide da gestação, pois se acredita que determinados fatores presentes no líquido amniótico provocariam uma reação humoral ao penetrarem na circulação materna. Dessa forma, a embolia amniótica seria mais um fenômeno imunológico do que propriamente embólico. O líquido amniótico contém substâncias vasoativas e pró-coagulantes, como fator de ativação plaquetário, citocinas, bradicininas, tromboxanos, leucotrienos e ácido araquidônico. A entrada dessas substâncias na circulação materna poderia explicar o desencadeamento da síndrome e o fato de células fetais não estarem necessariamente presentes na circulação de pacientes com embolia amniótica.

Como não existe um exame sensível ou específico, o diagnóstico de embolia amniótica é clínico, por exclusão de outras causas. A síndrome pode ocorrer no intraparto ou imediatamente após o parto, de maneira súbita, sendo os sinais e sintomas mais frequentes: hipotensão, dispneia, cianose, edema pulmonar, coagulopatia, parada cardiocirculatória ou sofrimento fetal (Quadro 1).

As repercussões hemodinâmicas da embolia amniótica parecem seguir um modelo bifásico. Inicialmente, ocorreria hipertensão pulmonar aguda e vasoespasmo, provocando falência ventricular direita, hipóxia e colapso cardíaco. Em uma segunda fase, quando a função ventricular direita melhora (15 a 30 minutos após o evento inicial), ocorreria falência ventricular esquerda e edema pulmonar. Portanto, na ocorrência súbita de dispneia, colapso cardiocirculatório e coagulopatia no período periparto, deve-se pensar no diagnóstico de embolia amniótica.

O tratamento deve ser focado no controle das vias aéreas, no controle hemodinâmico e da coagulopatia. A paciente deve ser intubada, receber oxigênio a 100% e ventilação mecânica com pressão positiva. É fundamental obter acessos venosos calibrosos e cateterização arterial para monitoração hemodinâmica e coleta de exames seriados. A cateterização de acesso venoso central também pode ser necessária para monitoração e administração de drogas vasoativas.

Em um primeiro momento, o uso de vasopressores de ação direta (metaraminol ou fenilefrina), rotineiramente utilizados em anestesia obstétrica, é fundamental, pois a vasodilatação sistêmica é a alteração hemodinâmica mais proeminente nesse instante. O uso de hemoderivados (concentrado de hemácias, plasma fresco congelado, crioprecipitado, concentrado de fibrinogénio e plaquetas) deve ser considerado durante essa fase de ressuscitação. Recentes abordagens relataram o sucesso do uso de óxido nítrico inalatório na presença de hipertensão pulmonar com falência ventricular direita e de assistência ventricular com balão intra-aórtico ou circulação extracorpórea em casos de hipóxia com falência ventricular esquerda.

Quadro 1 Sinais e sintomas de embolia do líquido amniótico.
Hipotensão 100%
Sofrimento fetal 100%
Edema pulmonar ou SARA 93%
Parada cardíaca 87%
Cianose 83%
Coagulopatia 83%
Dispneia 49%
Convulsão 48%
Atonia uterina 23%
Broncoespasmo 15%
Hipertensão transitória 11%
Tosse 7%
Cefaleia 7%
Dor no peito 2%

SARA: Síndrome da angústia respiratória do adulto.

Fonte: adaptado de Clark et al.

REFERÊNCIAS

1. Mock ND, et al. Local Anesthetic Systemic Toxicity during Labor, Birth, and Immediate Postpartum: Clinical Review. J Matern Child Nurs. 202;46(6):330-338.
2. Ramesh P, et al. Knowledge, attitude and practice on usage and toxicity of local anaesthetic agents (LA) amongst health care professionals in obstetrics and gynaecology. J Obstet Gynaecol.2022;42(3):505-508.
3. Nysora. Toxicidade sistêmica anestésica local (LAST). Disponível em: https://www.nysora.com/local-anesthetic-systemic-toxicity-last/. Acesso em: 20 mar 2024.
4. OpenAnesthesia. Toxicidade sistêmica anestésica local. Disponível em: https://www.openanesthesia.org/keywords/local-anesthetic-systemic-toxicity/. Acesso em: 20 mar 2024.
5. Weinberg G, et al. Toxicidade sistêmica do anestésico local (LAST) revisitada: um paradigma em evolução. Disponível em: https://www.apsf.org/article/local-anesthetic-systemic--toxicity-last-revisited-a-paradigm-in-evolution/. Acesso em: 20 mar 2024.
6. Harvey M, Cave G. Lipid emulsion in local anesthetic toxicity. Curr Opin Anaesthesiol. 2017;30(5):632-638.
7. El-Boghdadly et al. Local anesthetic systemic toxicity: current perspectives.Local Reg Anesth. 2018;11:35-44.
8. Colapso materno – Conduta da parada cardíaca na gravidez – FEBRASGO, 2017. Disponível em: https://www.febrasgo.org.br/pt/noticias/item/125-parada-cardiorespiratoria--na-gestacao. Acesso em: 20 mar 2024.
9. Chestnut DH, et al. Chestnut's Obstetric Anesthesia, 2020.
10. Chu J, Johnston T, Geoghegan J, Obstetricians, Gynaecologists. Maternal Collapse in Pregnancy and the Puerperium: Green-top Guideline No. 56. BJOG.2020;127(5):e14-e52.

19

Falhas em anestesia regional

Francinni Mambrini Pires Rego
Monica Maria Siaulys

INTRODUÇÃO

Os bloqueios do neuroeixo nem sempre são eficazes, resultando em falhas da anestesia regional que podem criar situações desconfortáveis e desafiadoras, tanto para a equipe anestésica como para a equipe cirúrgica, mas, principalmente, para as pacientes. Essas falhas, quando ocorrem, causam dor e desconforto durante o período intraoperatório nos casos de cesárea e no decorrer da evolução ao parto, nos casos de assistência ao parto vaginal. Se não forem tratadas adequadamente, essas situações podem resultar em traumas psicológicos para todos os envolvidos, especialmente para as pacientes.

As falhas da anestesia regional podem ocorrer por diversos motivos como: administração das medicações em local não apropriado, posicionamento inadequado da paciente, variações anatômicas das estruturas que compõe o neuroeixo, administração, doses e concentrações inapropriadas das medicações. Nem sempre é possível identificar a causa prontamente. Portanto, é crucial que o médico anestesista tenha procedimentos protocolares claramente definidos para resolver essas situações, minimizando riscos adicionais para a paciente. O plano deve incluir: avaliação prévia dos recursos disponíveis com planejamento da técnica a ser realizada, reconhecimento precoce da falha, tratamento imediato e agressivo promovendo conforto para as pacientes e análise individualizada de cada caso, como forma contínua de garantir a melhoria dos processos relacionadas a assistência das pacientes. Fatores de risco independentes que contribuem para o aumento das taxas de falhas (parciais ou totais) da anestesia regional na paciente obstétrica incluem: a inexperiência do profissional que realiza o procedimento, obesidade das pacientes, cirurgias prévias na coluna ou malformações na região lombar.

DIAGNÓSTICO

A realização sistemática de testes de sensibilidade permite ao anestesiologista diagnosticar falhas completas ou parciais antes do início do procedimento. Como a progressão dos bloqueios do neuroeixo é predominantemente de região caudal para cefálica, os testes devem ser iniciados seguindo a mesma direção, ou seja, da região supostamente anestesiada para a região de transição, até se atingir a região não anestesiada. Pode-se testar tanto o bloqueio sensitivo como o bloqueio motor. Nas situações em que se espera a ocorrência do bloqueio motor, inicie primeiramente os testes com o bloqueio motor, para depois realizar os testes de bloqueio sensitivo. O tempo de latência do anestésico local deve ser respeitado, sendo cerca de 4-5 minutos para bupivacaína com glicose a 0,5% em raquianestesias, e aproximadamente 5-8 minutos para bupivacaína com vasopressor em anestesia peridural.

Os testes de bloqueio sensitivo mais frequentemente utilizados para avaliar a progressão da instalação das anestesias espinhais são: *pinprick* (teste da picada de agulha), avaliação de percepção térmica (ausência de sensação de frio que pode ser testada com álcool ou gelo) e teste de sensibilidade ao toque. O local utilizado para a realização dos mesmos é a linha axilar média. Para partos cesáreos, considera-se adequado o nível sensitivo T4-T6. Em relação ao bloqueio motor, pode-se realizar o teste da perda da força motora nos quadríceps (incapacidade de elevar os membros inferiores sem dobrar os joelhos). Existem outros métodos descritos e baseados em termografia que avaliam o aquecimento dos membros inferiores após analgesia/anestesia como método de teste de bloqueio neuroaxial, mas que ainda não são amplamente disponíveis e, portanto, pouco utilizados.

No caso de partos vaginais, como se trata de analgesia (alívio da dor e não ausência total de dor), a avaliação do conceito de falha é mais complexa e depende essencialmente de uma boa comunicação com a paciente.

CLASSIFICAÇÃO DE FALHAS E RELAÇÃO COM OS DIFERENTES TIPOS DE ANESTESIA ESPINHAIS

Falhas totais ocorrem quando não são observados quaisquer sinais clínicos de anestesia e falhas parciais podem ser definidas como a presença de algum grau de bloqueio motor ou sensitivo, mas os mesmos não garantem conforto para as parturientes a fim de que seja realizado o procedimento proposto, quer seja durante a assistência ao parto vaginal ou durante a realização de cesárea. Entre os extremos de um bloqueio adequado e ausência total de bloqueio têm-se vários tipos de falha: bloqueio unilateral, falhas localizadas, bloqueio bilateral com níveis de bloqueio sensitivo díspares entre os dois lados e bloqueio de nível insuficiente bilateralmente.

Em relação aos bloqueios do neuroeixo, sabe-se que a ocorrência de falhas parciais ou totais após a raquianestesia são raras, pois tem-se evidência direta de que as medicações foram administradas no local apropriado (refluxo de líquor pelo canhão da agulha). Já no caso de peridurais, as taxas de falha completa são mais elevadas e ocorrem com maior frequência devido a falsas perdas de resistência ao Dogliotti, levando à colocação do cateter e injeção da medicação em local inadequado. Essas falsas perdas de resistência podem ser causadas por alterações na anatomia da região puncionada. Assim, a instalação do cateter pode ocorrer no subcutâneo, no ligamento interespinhoso, em regiões de falhas do tecido conjuntivo preenchidas por gordura, ou em trabéculas do ligamento *amarelo* na região lombar. Estima-se que essas trabéculas estejam presentes em até 10% das pacientes na região lombar, de acordo com estudos baseados em cadáveres. Essas falhas podem afetar apenas um dermátomo ou vários dermátomos vizinhos do mesmo lado. Nestes casos, é possível inferir que a posição do cateter de peridural esteja lateral, e tentativas de reposicionamento, como tracioná-lo por cerca de 1-2 cm, podem ser realizadas na tentativa de colocá-lo mais próximo à linha média. O cateter deve ser fixado novamente e um novo *bolus* de medicação administrado. Se não houver melhora completa da falha, uma nova punção está indicada.

De maneira geral, e utilizando os conceitos já expostos, fica fácil entender o porquê as falhas de bloqueio em anestesia raqui-peridural são mais frequentes em relação à raquianestesia e menos frequentes do que a peridural.

FALHAS EM ANALGESIA DE PARTO

Geralmente, as pacientes submetidas à analgesia de parto permanecem sob efeito da analgesia por períodos prolongados, frequentemente apresentam exaustão o que podem dificultar o cuidado anestésico. A punção dessas pacientes pode ser difícil devido a motivos anatômicos e à incapacidade da paciente de manter um posicionamento adequado e colaboração durante a instalação dos bloqueios do neuroeixo.

Uma vez que a punção tenha sido bem-sucedida, para evitar falhas na condução da analgesia, é importante que o profissional anestesista esteja atento à evolução do trabalho de parto. Isso promove o alinhamento da equipe multidisciplinar, proporciona boa qualidade de analgesia e minimiza o risco de ocorrência de insatisfação por parte das pacientes. Atenção especial deve ser dada às técnicas de manutenção da analgesia. Sempre que possível, deve-se optar pelo *bolus* peridural intermitente programado (PIEB) e/ou pela analgesia peridural controlada pelo paciente (PCEA). Deve-se evitar a manutenção da analgesia em *bolus* peridurais sob demanda, já que podem resultar em atrasos no controle da dor, gerando escapes de dor e taxas mais altas de falha de analgesia em região perineal ao nascimento.

O diagnóstico e o tratamento dos escapes de dor são desafiadores para qualquer médico anestesista, pois dependem do bom conhecimento das técnicas anestésicas e suas limitações, bem como da boa comunicação com a equipe multidisciplinar e paciente, gerando o alinhamento de expectativas entre todos os envolvidos. A regra número um é que a queixa da paciente deve ser sempre valorizada. Doses adicionais de soluções anestésicas pelo cateter peridural podem ser administradas entre as doses de manutenção, inicialmente com a mesma concentração de anestésico local (bupivacaína 0,0625% + fentanil 0,002%) em um volume de 8 mL. Caso não exista resposta efetiva após 15 minutos, pode-se administrar um segundo *bolus* de 8 mL peridural com o dobro da concentração inicial (bupivacaína 0,125% + fentanil 0,002%,). Os chamados *bolus* adicionais conseguem controlar adequadamente cerca de 70% das dores incidentais ao longo do período de manutenção das analgesias de parto. Após a adequada realização de *bolus* adicional e ausência de melhora, deve-se ponderar a necessidade de troca do cateter. Outra situação que merece bastante atenção é a descompensação abrupta da dor. A interrupção das contrações na cardiotocografia associada à modificação da característica da dor pode sugerir rotura uterina, assim como a manutenção de tônus elevado sugere descolamento prematuro de placenta. Nesses casos, a reavaliação pela equipe de obstetrícia pode ser solicitada pelo anestesiologista.

Falhas em conversão de analgesia de parto para parto cesáreo

Quando o anestesiologista for chamado para a conversão de analgesia de parto para anestesia para parto cesáreo, é fundamental estar ciente do motivo da indicação, bem como da urgência do nascimento. Com essas informações, ele estará apto a tomar a decisão mais acertada acerca da técnica anestésica.

As conversões devem ser realizadas utilizando-se preferencialmente a técnica sequencial de complemento via peridural. A estabilidade hemodinâmica conferida pela técnica e a redução do risco de bloqueio simpático alto, agregam segurança para as pacientes em uma situação de aumento dos níveis de estresse de todos. Além disso, com o uso do cateter, é possível administrar doses extras de anestésicos locais e de adjuvantes, como fentanil, para redução da propriocepção quando necessário.

Para tal, o acompanhamento das pacientes por médico anestesista em suíte de parto com foco não apenas no alívio da dor, mas também em relação a evolução do trabalho de parto é fundamental. O anestesista estará ciente na ocasião da conversão sobre a qualidade e profundidade do bloqueio anestésico garantido pelo cateter de peridural na última hora e poderá realizar a conversão via peridural com segurança. Não devem ser utilizados cateteres com função desconhecida ou quando a paciente referir incompleto alívio de dor na última hora. A complementação em cateter peridural sem funcionamento ideal aumenta muito o risco de falha de bloqueio e necessidade de conversão para anestesia geral no intraoperatório. Nessa situação, a nova técnica a ser escolhida deve ser bem avaliada.

Em caso de urgência, a raquianestesia pode ser a melhor técnica, utilizando-se metade da dose de anestésico local habitual (como já existe um bloqueio analgésico parcial, pode-se considerar como uma falha parcial de bloqueio e a conduta passa a ser a mesma das falhas parciais em raquianestesia com cirurgia ainda não iniciada). Nesses casos, é conveniente que o material para conversão para anestesia geral esteja disponível, assim como o auxílio de um segundo anestesista. Lembrar que as complicações mais frequentes da repunção em anestesias regionais no neuroeixo em situações de falha são os bloqueios simpáticos e sensitivos extensos.

Uma estratégia pouco utilizada, mas que pode ser valorosa, especialmente em casos em que a indicação do parto não é uma urgência, é a realização de novo bloqueio combinado, com uso de baixa dose de anestésico local na raquianestesia e passagem de novo cateter de peridural. Assim, economiza-se na dose de anestésico local, afastando a paciente do risco de intoxicação, controla-se melhor o nível do bloqueio anestésico com o cateter de peridural e reduz-se a taxa de falhas de punção pelo uso da técnica agulha sob agulha do duplo bloqueio.

Falhas em raquianestesia para cesariana

Nas situações de falha completa da raquianestesia e após ter sido aguardado o período de latência da medicação, o anestesiologista responsável deve orientar a paciente sobre a possibilidade de realizar nova punção. É fundamental chamar a ajuda de um segundo profissional anestesista e manter o material e a equipe prontos para conversão para anestesia geral em caso de intercorrência, garantindo a segurança da paciente. Nesta segunda punção, deve ser utilizada a mesma dose de solução anestésica que a utilizada na primeira punção. Como a principal hipótese é de que a injeção da primeira solução ocorreu fora do espaço intratecal, pode ser utilizada a mesma dose de adjuvantes opioides na solução. Em caso de nova falha de raquianestesia após a segunda punção, preconiza-se a administração de anestesia geral, tendo-se o cuidado de orientar a paciente, o acompanhante e a equipe multiprofissional.

Nos casos de falha parcial de raquianestesia diagnosticados antes do início do procedimento e após período de latência, preconiza-se a realização de nova punção por raquianestesia, desta vez utilizando metade da dose de anestésico local, sem adjuvantes.

Já as falhas parciais diagnosticadas no período intraoperatório devem ser prontamente tratadas conforme descrito a seguir:

- Em situações de desconforto muito leves, com baixos escores de dor (como em situações de incômodo com propriocepção e sensação de pressão), o anestesista pode conduzir o caso com oxigenioterapia e administração de pequenas quantidades de fentanil endovenoso (50-100 µg associados a 5-10 mg de diazepam IV). Em caso de resposta insatisfatória, preconiza-se o auxílio por um segundo anestesista para organização da sala e da equipe multidisciplinar para conversão para anestesia geral.
- Em situações de desconforto importante, deve-se partir diretamente para a realização da anestesia geral.

Em qualquer uma das situações acima mencionadas a documentação de todas as etapas de atendimento deve estar claramente documentada em prontuário.

Um conceito mais atual é avaliar proativamente, durante o ato intraoperatório, a qualidade da anestesia regional em intervalos frequentes, documentando tal rotina. Essa prática é sinalizada já no momento da avaliação pré-anestésica e visa estimular o diálogo entre pacientes e profissionais, aumentando a confiança entre as partes e melhorando a experiência das pacientes, minimizando o risco de que elas desenvolvam a Síndrome do estresse pós-traumático (SETP) por inadequação do tratamento da dor intraoperatória.

Falhas em peridural para cesariana

Em situações em que o médico anestesiologista optou por realizar punção peridural com punção única para parto cesáreo e houve falha completa da técnica após período de latência, duas práticas são possíveis. Realizar nova raquianestesia ou administrar anestesia geral. Em ambas as situações é recomendável solicitar ajuda de um segundo anestesiologista, pois a intercorrência mais frequente diante de uma segunda punção no canal espinhal é o bloqueio simpático e sensitivo alto.

Falha na raquianestesia

- Condição 1 – nenhuma evidência de bloqueio em 10 minutos:
  - Conduta 1: nova raquianestesia com dose total (inicial) de anestésico local.
- Condição 2 – bloqueio presente, porém, insuficiente para o início da cirurgia:
  - Conduta 2: nova raquianestesia com metade da dose de anestésico local inicial.
- Condição 3 – nível insuficiente de bloqueio e cirurgia já iniciada ou tempo insuficiente de duração da anestesia:
  - Conduta 3: complementação com 100 μg de fentanil IV e 5-10 mg de diazepam; caso seja insuficiente, converter para anestesia geral com intubação traqueal, adotando-se os cuidados para paciente de estômago cheio.

Falha na anestesia combinada raqui-peridural para cesárea

- Condição 1 – bloqueio presente, porém, insuficiente para o início da cirurgia em 15 minutos e após tentativa de complementação pelo catéter peridural:
  - Conduta 1: raquianestesia com 7,5 mg de bupivacaína 0,5% pesada.
- Condição 2 – bloqueio insuficiente e cirurgia já iniciada:
  - Conduta 2: complementação com 100 μg de fentanil IV associados a 5-10 mg de diazepam IV; caso ainda seja insuficiente, converter para anestesia geral com intubação orotraqueal.

Falha na peridural

Caso a dose máxima de anestésico local já tenha sido administrada, considerar mudança de técnica para raquianestesia.

- Condição 1 – nenhuma evidência de bloqueio em 10 minutos:
  - Conduta 1: nova raquianestesia com dose total (inicial) de anestésico local.
- Condição 2 – bloqueio presente, porém, insuficiente para o início da cirurgia:
  - Conduta 2: nova raquianestesia com metade da dose de anestésico local inicial.
- Condição 3 – nível insuficiente de bloqueio e cirurgia já iniciada ou tempo insuficiente de duração da anestesia:
  - Conduta 3: complementação com 50-100 μg de fentanil IV; caso seja insuficiente, fazer a conversão para anestesia geral com intubação traqueal, adotando-se os cuidados para paciente de estômago cheio.

REFERÊNCIAS

1. Hawa K, Deruelle P, Bouvet L, et al. French Practice Bulletin Taskforce. Raising Awareness to prevent, recognize and manage acute pain during cesarean delivery: The French practice bulletin. Anaesthesia. 2022;77(4):588-597.
2. D'Angelo R, Smiley RM, Riley ET, Segal S. Serious complications related to obstetric anesthesia: the serious complication repository project of the Society for Obstetric Anesthesia and Perinatology. In: Anesthesiology. 2014 Jun;120(6):1505-12. doi: 10.1097/ALN.0000000000000253.
3. D'Angelo R, Smiley RM, Riley E, Segal S. Serious complication related to obstetric anesthesia: the serious complication repository project of the Society of Obstetric Anesthesia and Perinatology. 2014.
4. Bekele Z, Hunduma J. Type, management, and associated factors of failed spinal anesthesia in cesarean section. Prospective cohort study. Ann Med Surg. 2022 May;77:103616.
5. Fuzier R, et al. Spinal anesthesia failure after local anesthetic injection into cerebrospinal fluid: a multicenter prospective analysis of its incidence and related risk factors in 1214 patients. Reg Anesth Pain Med. 2011;36(4):322-326.

PARTE 4

Programas de educação continuada e métricas de avaliação de pacientes

20 Via aérea difícil

Christiano Matsui
Daniel Perin
Mauricio Luiz Malito

INTRODUÇÃO

Com o desenvolvimento dos anestésicos locais e a evolução das técnicas de anestesia regional, os bloqueios do neuroeixo tornaram-se o padrão de anestesia para as pacientes obstétricas. Embora reduzidas, as situações clínicas em que há necessidade de manejo da via aérea na paciente obstétrica (falha do bloqueio, sofrimento fetal agudo, urgências hemorrágicas, coagulopatia etc.) representam um desafio para o anestesiologista.

O controle da via aérea em obstetrícia é mais difícil do que na população geral. As alterações anatômicas e fisiológicas da via aérea relacionadas à gravidez podem produzir condições que resultem em dificuldades na ventilação e/ou intubação traqueal. Dados sugerem que até 5,7% das intubações podem ser consideradas difíceis e até 0,4% falham totalmente. A taxa de intubação malsucedida em pacientes grávidas é de 8 a 10 vezes maior do que em pacientes não grávidas, e a mortalidade materna por falha de intubação pode variar de 0,3 a 8,2 por 100.000 procedimentos anestésicos gerais para cesariana (em média, um óbito para cada 90 intubações malsucedidas).

ALTERAÇÕES DA PACIENTE OBSTÉTRICA

Hormonais

A estimulação do sistema renina-aldosterona resulta em aumento da produção de estrogênio e progesterona durante toda a gravidez, causando uma retenção fisiológica de líquidos e edema generalizado. No trato respiratório, isso pode levar ao estreitamento das vias aéreas, aumentando o risco de obstrução durante a ventilação, visão laringoscópica ruim e dificuldade para a intubação traqueal. O ingurgitamento capilar da mucosa das vias aéreas em gestantes pode aumentar o risco de sangramento durante a manipulação das vias aéreas superiores, especialmente na cavidade nasal.

Outras alterações

- Elevação dos níveis de gastrina:
  - Aumenta a secreção de água, eletrólitos e enzimas.
- Diminuição dos níveis de motilina:
  - Retarda o esvaziamento gástrico.
  - Aumenta o tempo do trânsito intestinal.
  - Relaxa o esfíncter esofagiano inferior (EEI).
- Elevação dos níveis de progesterona:
  - Reduz a pressão do EEI.
  - Retarda o trânsito intestinal.
- Trabalho de parto:
  - Retarda o esvaziamento gástrico.
- Aumento do útero:
  - Pode aumentar a pressão intragástrica em até 17 cmH_2O.
- Múltiplas gestações, polidrâmnio e obesidade mórbida:
  - Podem aumentar a pressão intragástrica.
- Aumento do consumo de oxigênio:
  - A presença do binômio feto-placentário leva ao aumento do consumo de oxigênio, diminuindo o tempo de apneia seguro.

Anatômicas

O ganho de peso em função do aumento de água corporal e gordura, o alargamento do diâmetro anteroposterior do tórax juntamente ao aumento do volume das mamas são alterações que interferem na dificuldade da laringoscopia, tanto para a inserção da lâmina quanto para a exposição adequada da glote e a realização da intubação. O aumento do volume uterino, deslocando o diafragma para cranial, interfere nas reservas de oxigênio, diminuindo o tempo de apneia seguro. O aumento da giba por conta do maior peso corporal pode levar também a dificuldades no posicionamento ótimo para a laringoscopia, interferindo na extensão atlanto-occipital.

Avaliação da via aérea

É fundamental uma avaliação pré-anestésica detalhada. Um histórico de dificuldade no manejo da via aérea em procedimentos anteriores deve ser valorizado. Isoladamente, esse dado é um forte fator preditivo de possíveis dificuldades em novas abordagens da via aérea.

Exame físico

O exame físico completo deve sempre ser realizado para detectar as características físicas associadas à via aérea difícil. Existem cinco componentes específicos do exame das vias aéreas que devem ser avaliados:

1. Inspeção global da face e do pescoço (buscar deformidades faciais, queimaduras faciais, retrognatia, tumor envolvendo a face ou o pescoço, pescoço grosso ou curto ou bócio grande).
2. Anatomia orofaríngea e dentária (limitada abertura bucal com distância interincisivos < 3,0 cm e índice de Mallampati que tende a aumentar o escore com a evolução do trabalho de parto). Avaliar o risco de trauma dentário e possível aspiração de fragmentos.
3. Anatomia e amplitude de movimento cervical (pescoço largo com circunferência cervical > 40 cm e pescoço curto com distância esterno-mento < 12,5 cm têm associação com laringoscopia difícil e posicionamento ótimo em posição olfativa).
4. Protrusão voluntária da mandíbula: o teste de protrusão mandibular demonstrou ter forte valor preditivo na determinação da dificuldade à laringoscopia. O paciente estende anteriormente a mandíbula o máximo possível e, em seguida, avalia-se a localização dos dentes inferiores em comparação com os dentes maxilares. Quando os dentes inferiores podem se estender além dos dentes superiores, é preditivo de fácil laringoscopia (Figura 1). Assim como o teste de protrusão mandibular, o teste de mordida do lábio superior (TMLS) também demonstrou valor preditivo na determinação da probabilidade de via aérea difícil, com maior especificidade do que o índice de Mallampati. No TMLS, o paciente é instruído a morder o lábio superior. A capacidade de morder o lábio superior é, então, classificada em três classes (Tabela 1). Quanto maior a classe, mais difícil é a laringoscopia e a intubação.
5. Espaço submandibular: durante a laringoscopia direta, a lâmina do laringoscópio desloca a língua para o espaço submandibular. Se esse

espaço for pequeno, a visualização da glote será inadequada. O espaço submandibular pode ser estimado pela medida da distância tireomentoniana, que é a medida da borda inferior do mento até a borda superior da cartilagem tireoide. Uma distância inferior a 6,5 cm ou a largura de 3 dedos sugere um risco aumentado de intubação difícil.

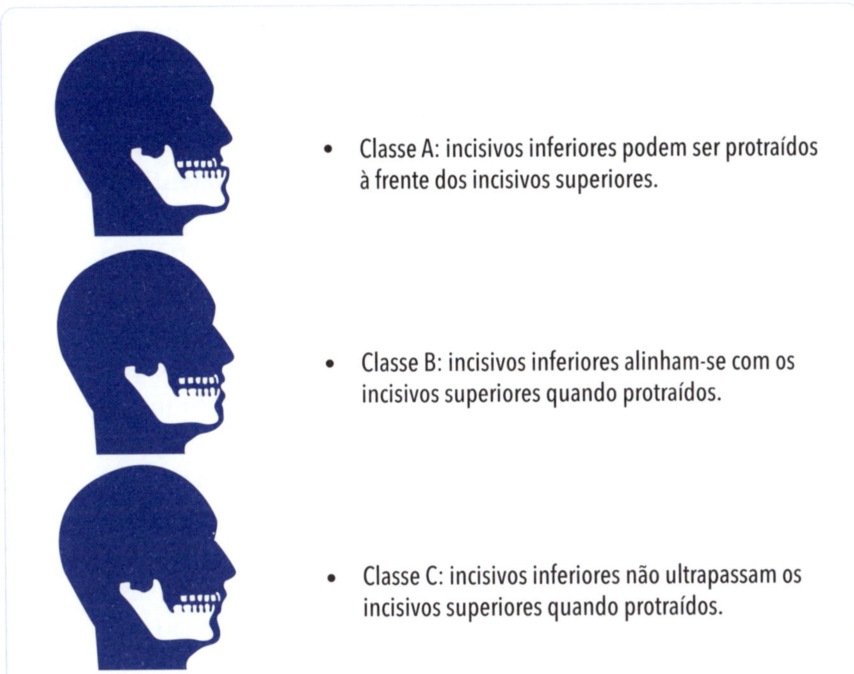

Figura 1 Teste de protrusão da mandíbula.

Tabela 1 Teste da mordida do lábio superior.

Classe	Definições
Classe 1	Os incisivos inferiores são capazes de morder o lábio superior acima da borda vermelha
Classe 2	Os incisivos inferiores são capazes de morder o lábio superior apenas abaixo da borda vermelha
Classe 3	Os incisivos inferiores não são capazes de alcançar o lábio superior

ESTRATÉGIA

Utilizar sempre o algoritmo da Difficult Airway Society (DAS) na suspeita de via aérea difícil (Figura 2).

Algoritmo da DAS de obstetrícia

O algoritmo DAS para manejo da via aérea obstétrica é dividido em 3 setores ou momentos críticos de tomada de decisão.

A partir do momento em que as decisões de realizar anestesia geral e intubação traqueal são tomadas, a primeira ação é determinar se existe suspeita ou previsão de dificuldade de ventilação com máscara facial.

Se existir risco de falha na ventilação, é indicada a abordagem com anestesia tópica das vias aéreas e intubação com a paciente desperta.

Se não existir a previsão de ventilação difícil, deve-se proceder com a indução da anestesia geral em sequência rápida. Um ponto fundamental antes de administrar qualquer medicamento é otimizar o posicionamento da paciente (posição olfativa e dorso da mesa cirúrgica com aclive de 30°) e realizar a pré-oxigenação ou a desnitrogenação (paciente respira espontaneamente, durante 5 minutos, um fluxo de 10 L/min de oxigênio 100% com máscara facial bem acoplada). É importante um planejamento prévio entre todos os profissionais envolvidos, assim como discutir o caso com o time (anestesista, obstetra e pediatra), para definir os passos seguintes e as medidas de resgate, caso seja encontrada alguma dificuldade.

Se for necessário ventilar a paciente, limitar a pressão máxima do pico inspiratório em 20 cmH_2O (essa pressão provavelmente não vence o selo do EEI). Limitar as tentativas de laringoscopia a 2, no máximo, e realizar uma terceira tentativa **apenas** se for realizada por um colega experiente e treinado. É fortemente recomendado que o diagnóstico de intubação bem-sucedida seja feito com comprovação de CO_2 expirado pela capnografia. Na eventualidade de falha de intubação, seguir os passos:

- Declarar para todos na sala cirúrgica que houve falha de intubação.
- Chamar ajuda.
- Continuar ofertando oxigênio.
- Utilizar um dispositivo supraglótico (DSG) para resgate da ventilação (limitando a duas tentativas) ou retornar para ventilação com máscara facial.

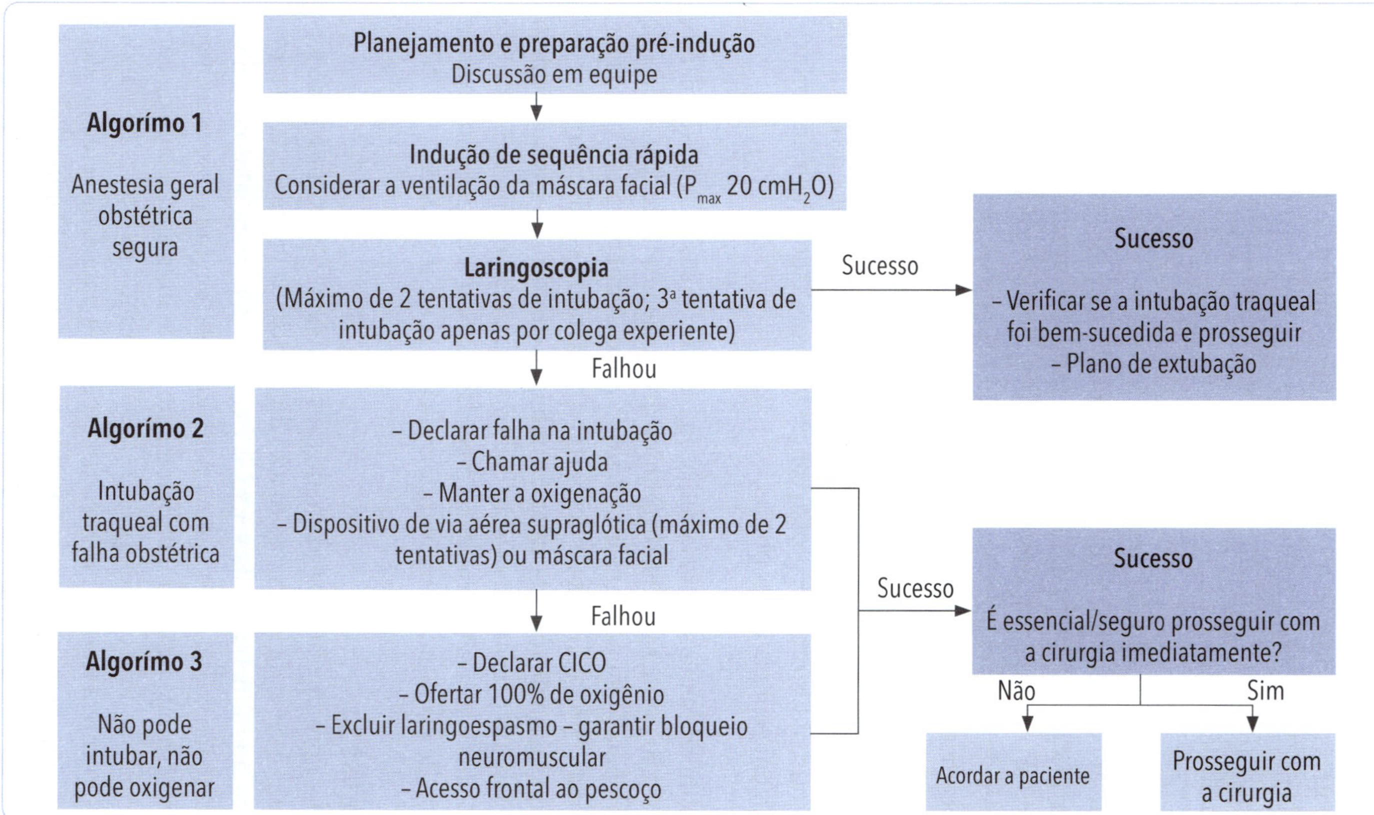

Figura 2 Algoritmo principal para anestesia geral em obstetrícia e falha da intubação traqueal.
Fonte: adaptado de Frerk C et al. 2015.

A parte emergencial do algoritmo compreende quando falham todas as tentativas anteriores e o cenário presente é falha de intubação e falha de oxigenação. Trata-se de uma situação crítica, porque o paciente desenvolve hipóxia muito rapidamente e as ações de controle devem ser iniciadas imediatamente:

- Declarar o cenário de emergência.
- Aplicar oxigênio 100% (qualquer técnica).
- Descartar laringoespasmos (usar bloqueador neuromuscular).
- Acessar a traqueia através da membrana cricotireoidiana (acesso pela frente do pescoço). A cricotireoidostomia pode ser realizada com *kits* específicos. A membrana é puncionada com agulhas que guiam a cânula de ventilação ou por meio de técnica cirúrgica, em que um pertuito é aberto para a introdução de um guia ou *bougie* e posterior progressão de um tubo ventilatório. É importante notar que os *kits* de cricotireoidostomia de grosso calibre têm resultados melhores, principalmente em pacientes obesas.

Mesmo enfrentando uma ventilação instável ou ausência de ventilação, é necessário ponderar o quadro clínico dos pacientes (mãe/feto) e decidir se é essencial/seguro realizar a cirurgia imediatamente ou se é possível postergar o procedimento e despertar a paciente. Essa decisão deve ser preferencialmente tomada antes da indução, conforme o caso, durante o planejamento prévio e discussão com o time, para que, no momento de crise, todos já estejam cientes das medidas a serem tomadas, diminuindo o tempo de resposta e aumentando a eficiência e a segurança.

Checklist

Checklists pré-operatórios adaptados aos contextos vêm se provando ferramentas úteis e eficientes na situação do manejo da via aérea da gestante. A aplicação rotineira e cada vez mais frequente tem resultados na melhora do cuidado da via aérea, tanto imediatamente, em cada caso específico, quanto no longo prazo, atuando também como uma ferramenta de educação, melhorando o desempenho e desenvolvendo os fatores humanos.

A implementação de um *checklist* específico para a via aérea no atendimento à gestante que será submetida a anestesia geral também ajuda no planejamento e na alocação de equipamentos e recursos. Além dos dispositivos e algoritmos de conduta que vêm melhorando constantemente, é preciso lembrar que é o operador humano quem executa as condutas e manobras. Portanto, atenção especial deve ser dada ao cenário obstétrico, dada a raridade de ocorrência de manipulação das vias aéreas, sendo fundamental, portanto, a prática e o treinamento constantes, principalmente em cenários simulados, para a manutenção e o desenvolvimento de habilidades técnicas e o aprimoramento dos conhecimentos.

Equipamentos

Prioritariamente, os equipamentos de manejo das vias aéreas devem estar organizados e disponíveis para o atendimento. Independentemente da quantidade e dos tipos e modelos, devem estar organizados de maneira lógica, permitindo o acesso rápido nas situações muitas vezes imprevistas dos centros obstétricos. Sugere-se que os equipamentos sejam organizados conforme a situação se apresente, juntamente com os *checklists* apropriados à via aérea, permitindo um rápido reconhecimento e facilitando a tomada de decisão do usuário, otimizando, assim, tanto os recursos materiais quanto os recursos humanos e cognitivos (Quadro 1).

Quadro 1 Organização dos equipamentos de via aérea difícil.

GAVETA A	Dispositivos de preparação: cateter nasal, dispositivos para anestesia tópica, checklist de vias aéreas, cânulas de Gedel, cânulas de fibroscopia, filtro de vias aéreas e máscara facial
GAVETA B	Dispositivos alternativos à laringoscopia direta: cateter bougie, lâmina articulada, estilete óptico, videolaringoscópio e lâmina hiperangulada
GAVETA C	Dispositivos de resgate da ventilação: máscaras laríngeas (LMA® Fastrach™), tubo laríngeo
GAVETA D	Kit de cricotireoidostomia por punção ou cirúrgico dispositivo de ventilação a jato

INTUBAÇÃO ACORDADO

A razão principal para a realização da intubação acordada é a presença de risco elevado de falha na ventilação com máscara facial. Múltiplos cenários podem ser desenhados com a associação de diversos fatores de risco para a falha de ventilação com máscara facial, quando há indicação de anestesia geral. Estrategicamente, recomenda-se a realização de anestesia regional e analgesia de parto com cateter peridural, mais precocemente na vigência de trabalho de parto nessas pacientes de risco.

Fatores de risco

- Histórico prévio de via aérea difícil.
- Obesidade mórbida.
- Diabetes, acromegalia, artrite reumatoide, apneia obstrutiva do sono.
- Trauma, queimaduras faciais, edema, infecção de cabeça e pescoço, hematoma da boca, língua, faringe, laringe, traqueia ou pescoço.
- Língua grande, retrognatia, incisivos superiores proeminentes, pescoço curto e grosso, mamas grandes, microstomia, laringe fixa.
- Abertura da boca de 2 a 3 cm, protrusão da mandíbula classe C.
- Mallampati classes 3 ou 4, distância tireomentoniana < 6 cm, mobilidade reduzida de cabeça/pescoço.
- Alteração na voz, falta de ar, dificuldade para engolir, estridor de engasgo, incapacidade de ficar em decúbito dorsal horizontal, salivação excessiva, hiperplasia tonsilar lingual.

Primeiramente, deve-se avaliar o contexto e o cenário, preparando psicologicamente a paciente e buscando o seu entendimento e orientação, dada a situação apresentada, pois sua cooperação será necessária. Tempo também é fundamental; o cenário deve permitir que haja tempo para a realização do procedimento.

A preparação para a intubação com anestesia tópica das vias aéreas e sedação consciente passa pela preparação para a anestesia geral, com a paciente em posição operatória, já monitorizada, com sonda vesical de demora e campos operatórios já colocados, além de colocação de cateter nasal de oxigênio, administração de antissialagogos, sedação leve, mantendo consciência e ventilação espontânea, e realização de anestesia tópica das vias aéreas com aspersão de lidocaína 2% na mucosa ou lidocaína geleia.

Uma vez realizada a anestesia tópica com o objetivo de proporcionar conforto e inibição dos reflexos, principalmente o de vômito, pode ser realizado o acesso às vias aéreas com videolaringoscópios ou laringobroncoscopia flexível. Atenção especial deve ser dada à via de acesso, devendo-se optar preferencialmente pela via oral, uma vez que o acesso pela via nasal apresenta risco maior de epistaxe, em função da fragilidade capilar dos tecidos da mucosa nasal e da diminuição do calibre das mesmas no período gestacional.

Indução em sequência rápida

Essa é a preferência de indução na maioria dos casos, principalmente em razão dos cenários normalmente associados a algum grau de urgência ou mesmo emergência.

Passo a passo da otimização de oxigenação e tentativas de intubação orotraqueal (IOT)

- Cateter nasal de oxigênio.
- Colocação de coxim occipital - posição olfativa (*sniffing position*).
- Elevação do dorso a 30 graus - posição em rampa.
- Pré-oxigenação com fluxo de oxigênio alto (10 L/min).
- Indução com doses adequadas a um plano profundo (hipnose, bloqueio neuromuscular [BNM], ausência de reflexos).
- Realização de pressão cricoide/manobra de Sellick.
- Manutenção do cateter nasal de oxigênio com fluxo maior (10-15 L/min) durante a apneia e realização das manobras de intubação (oxigenação apneica).
- Otimizar exposição da glote, interrompendo a manobra de Sellick caso necessário.
- Utilizar laringoscopia bimanual para expor melhor a glote.
- Limitar número de tentativas de laringoscopia (2 vezes).
- Ventilar entre as tentativas, limitando a pressão.
- Videolaringoscópio na falha do laringoscópio direto (dar preferência às lâminas hiperanguladas).

EXTUBAÇÃO

Toda via aérea de difícil intubação deve ser considerada difícil de extubar. Após a conclusão do caso, atenção especial deve ser dada ao despertar e à extubação da paciente:

- Reverter plenamente o BNM.
- Utilizar monitores da junção neuromuscular, que são muito úteis nessas situações.

- Manter a administração de oxigênio suplementar e vigilância cautelosa quanto à hipoventilação, é fundamental, uma vez que essas pacientes estão em risco, em função de fatores inerentes prévios ou adquiridos pela manipulação das vias aéreas ou, ainda, de edema pela administração de fluidos.
- Deve-se ponderar o risco-benefício da extubação caso a caso.
- Estratégias como o uso das sondas trocadoras podem permitir o acesso às vias aéreas, caso haja hipoventilação, e podem ajudar a prevenir catástrofes.

REFERÊNCIAS

1. Calder I, et al. Difficult direct laryngoscopy in patients with cervical spine disease. Anaesthesia. 1995;50:756-63.
2. Chrimes N, et al. Addressing human factors is crucial to preventing unrecognised oesophageal intubation. Anaesthesia. 2023;78:132-4.
3. Frerk C et al., 2015.
4. Kinsella SM, et al. Failed tracheal intubation during obstetric general anaesthesia: a literature review. Int J Obstet Anesth. 2015;24:356–74. Disponível em: http://dx.doi.org/10.1016/j.ijoa.2015.06.008.
5. Lumbers ER, Pringle KG. Roles of the circulating renin-angiotensin-aldosterone system in human pregnancy. Am J Physiol - Regul Integr Comp Physiol. 2014;306:91-101.
6. Lundstrøm LH, et al. A documented previous difficult tracheal intubation as a prognostic test for a subsequent difficult tracheal intubation in adults. Anaesthesia. 2009;64:1081-8.
7. McKeen DM, et al. Obstetric Anaesthetists' Association and Difficult Airway Society guidelines for the management of difficult and failed tracheal intubation in obstetrics. Anaesthesia. 2015;11:1286-306.
8. Samsoon GLT, et al. Difficult tracheal intubation: a retrospective study. Anaesthesia. 1987;42:487-90.
9. Tawfik MM TM. Chestnut's Obstetric Anesthesia: Principles and Practice, 6th ed, 2020.
10. Wilson M, et al. Difficult and failed intubation: Incident rates and maternal, obstetrical, and anesthetic predictors. Can J Anesth. 2011;58:514-24.

Uso da ultrassonografia 21

Marco Antonio Duarte Carneiro
Silvia Minhye Kim

INTRODUÇÃO

O objetivo deste capítulo é fornecer orientações sobre o uso da ultrassonografia como suporte diagnóstico e para a realização de procedimentos guiados, proporcionando maior segurança e precisão no atendimento de pacientes obstétricas. Atualmente, diversos aparelhos de ultrassom estão disponíveis no mercado, com alguns deles, especialmente os desenvolvidos para uso em anestesia, apresentando programações pré-ajustadas em relação a aspectos como profundidade, brilho e modo, a fim de oferecer a melhor imagem das estruturas. No entanto, mesmo naqueles que não contam com programações específicas para anestesia , é possível obter boa qualidade de visualização com determinados ajustes.

Nesse contexto, abordaremos duas técnicas amplamente utilizadas em obstetrícia: ultrassonografia de neuroeixo e avaliação do conteúdo gástrico.

ULTRASSONOGRAFIA NEURAXIAL

A anestesia do neuroeixo é o tipo mais frequentemente realizado em centros cirúrgicos em todo o mundo. Em gestantes, essa prevalência é ainda maior. O desejo materno de presenciar e recordar o nascimento do filho, a importância de não expor o feto a anestésicos venosos, a necessidade de coordenação consciente e voluntária da força materna com as contrações uterinas, a maior probabilidade de a paciente apresentar preditores de via aérea difícil (anatômicos e fisiológicos) e o retardo do esvaziamento gástrico quando em trabalho de parto são alguns dos fatores que explicam a preferência e o maior perfil de segurança da anestesia neuraxial nessa população.

Classicamente, punções neuraxiais são realizadas guiadas por marcos anatômicos que guardam relação com os níveis vertebrais, como a linha imaginária que interliga o ápice das cristas ilíacas (linha de Tuffier) e as vértebras L4 e L5. Apesar de prática, a determinação do espaço intervertebral pela avaliação clínica é longe de perfeita. A correta determinação do sítio de punção tem o potencial de reduzir complicações relacionadas a múltiplas tentativas de anestesia neuraxial.

Nesta seção do capítulo, abordaremos a utilidade da ultrassonografia neuraxial pré-procedimento por meio da estrutura I-AIM: indicação, aquisição, interpretação e manejo.

Indicação

As principais indicações para a realização de ultrassonografia neuraxial são:

- Difícil palpação de proeminências ósseas ao exame do dorso (processos espinhosos e cristas ilíacas).
- Histórico de punção difícil (múltiplas punções, punção inadvertida de dura-máter).
- Falha de punção por técnica convencional.
- Obesidade.
- Alterações anatômicas de coluna (p. ex., escoliose).
- Cirurgias prévias na coluna.

Aquisição

A ultrassonografia neuraxial deve ser realizada na mesma posição na qual a paciente será puncionada, independentemente de qual seja. Ressaltamos que, nesta seção, abordaremos somente a técnica ultrassonográfica pré-procedimento, em contraste com a técnica em tempo real. Para manter o alinhamento entre o sítio de punção demarcado na pele e as estruturas profundas, é crucial que a paciente permaneça o mais imóvel possível. Para isso, deve haver o encontro entre a posição mais confortável e a que promova a melhor abertura do espaço interlaminar. O conforto e a ergonomia do anestesiologista à realização do exame e da punção são tão importantes quanto os da paciente. O examinador deve sempre procurar o alinhamento "olhar-transdutor-tela".

O transdutor de escolha é o curvilíneo de baixa frequência (2–5 MHz). Se houver a opção, o *preset* inicial deve ser "coluna" ou "musculoesquelético". O ganho geral e setorial do aparelho deve ser ajustado para possibilitar a identificação e a distinção das estruturas periostais, ligamentares e musculares. A profundidade deve ser suficiente para visualizar o complexo anterior (dura-máter e ligamento amarelo).

Interpretação

A sonação se resume em quatro etapas:

1. Identificação e escolha do melhor espaço interlaminar:
   - Primeiramente, identifica-se o sacro por meio da incidência parassagital. Esse osso se apresenta como uma linha hiperecogênica contínua (Figura 1), diferentemente do padrão intercalado do restante da coluna vertebral (Figura 2). A partir do sacro, espaços e vértebras são contados de caudal a cranial por sonação longitudinal.
   - O melhor espaço é aquele que permite a visualização do canal medular, que se encontra mais superficial e apresenta maior distância entre as lâminas. A incidência que permite a visualização do canal medular é a parassagital oblíqua (Figura 2), pois desvia dos processos espinhosos na linha mediana.
2. Determinação da linha mediana neuraxial:
   - Com o espaço interlaminar no centro da tela, gira-se o transdutor 90º, obtendo uma visão axial da coluna vertebral. O objetivo dessa etapa é obter uma imagem espelhada centralizada, como demonstrado nas Figuras 3 e 4.
3. Determinação do ângulo de punção:
   - O ângulo de punção é o mesmo do transdutor. Caso se depare com uma sonação, como na Figura 3, deve-se reajustar o posicionamento do transdutor por meio de finos deslizamentos e angulações craniocaudais, objetivando-se o demonstrado na Figura 4.
4. Avaliação da profundidade do complexo posterior:
   - Com a menor pressão possível do transdutor sobre a pele, avalia-se a profundidade do complexo posterior por meio da régua na tela do aparelho de ultrassonografia.

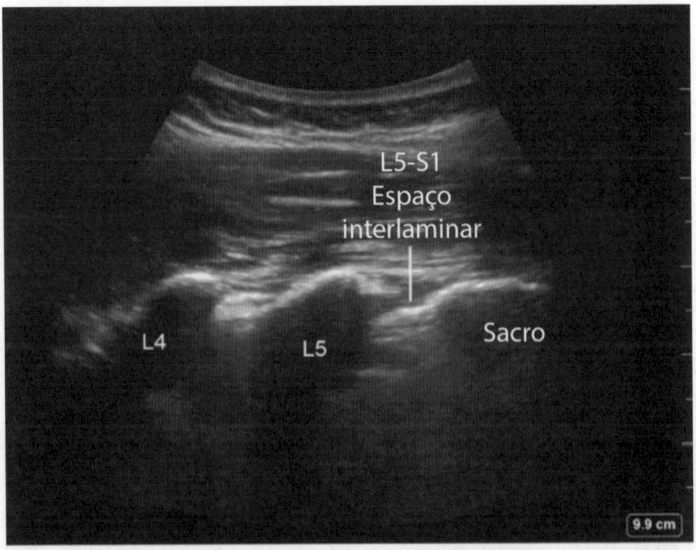

Figura 1 Sonograma de incidência parassagital oblíqua de lâminas e espaços interlaminares em região lombossacral.

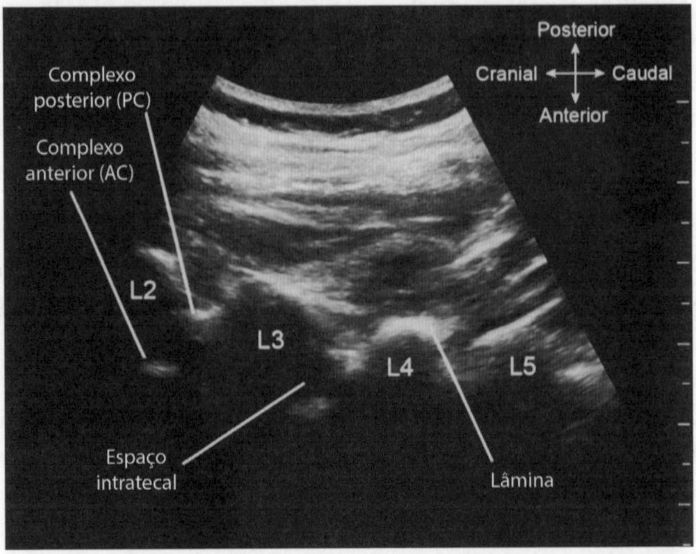

Figura 2 Sonograma de incidência parassagital oblíqua lombar demonstrando o canal medular entre os complexos anterior (ligamento amarelo e dura-máter) e posterior (ligamento longitudinal posterior e dura-máter).

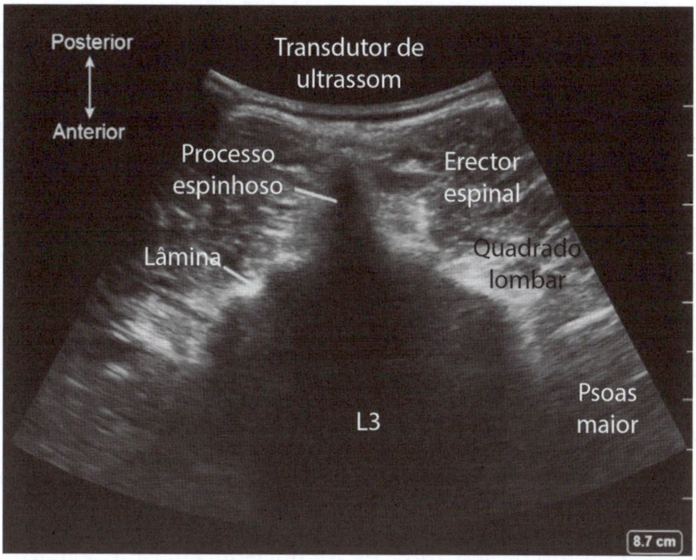

Figura 3 Sonograma de incidência axial mediana demonstrando grande sombra acústica posterior em função da reflexão de processo espinhoso.

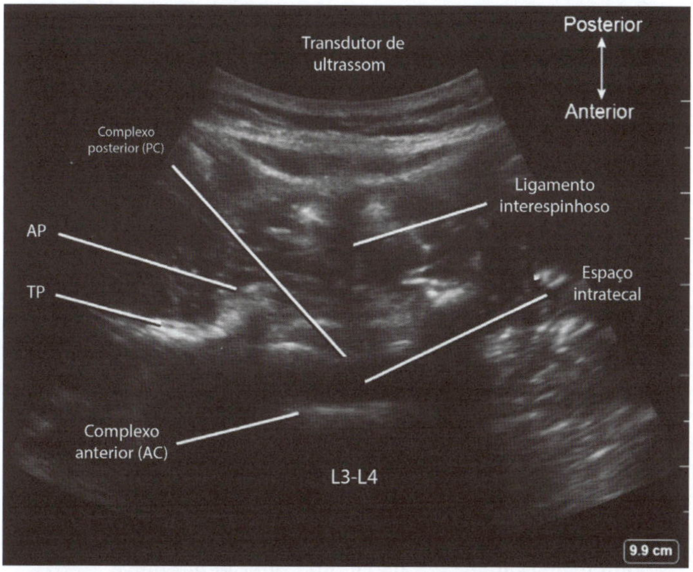

Figura 4 Sonograma de incidência axial mediana demonstrando o canal medular, compreendido entre os complexos anterior e posterior.

Manejo

Uma vez que a localização da linha mediana, o espaço intervertebral, a profundidade do complexo posterior e a angulação da agulha sejam determinados, parte-se para a preparação da punção propriamente dita. Caso a demarcação da pele seja feita com caneta, é importante que seja do tipo que não se apague com as soluções antissépticas. (Figura 5). Como alternativa à caneta, orienta-se aplicar uma leve pressão com o orifício do canhão de agulha, permanecendo um "círculo" na pele da paciente. É possível demarcar o dorso da paciente em múltiplos espaços para fornecer mais possibilidades de punção.

ULTRASSONOGRAFIA GÁSTRICA

A aspiração pulmonar de conteúdo gástrico é uma complicação de elevada morbimortalidade. Quando seguida por um quadro de pneumonite química, recebe o epônimo de síndrome de Mendelson, cuja apresentação clínica

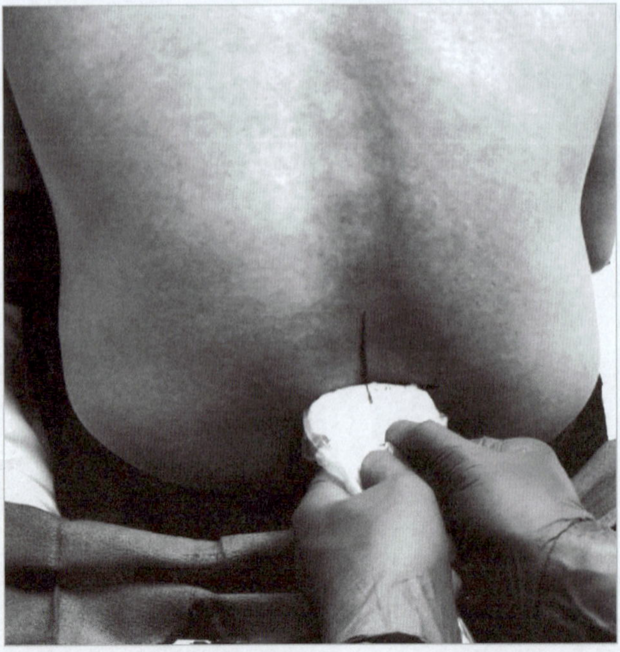

Figura 5 Demarcação de sítio de punção em dorso de paciente no ponto de encontro de duas linhas, sagital e lateral, conforme aquisição da Figura 4.

foi, inclusive, primeiramente descrita na população gestante. A indução da anestesia geral por meio da administração de fármacos promove a depressão dos sistemas de defesa pulmonar contra corpos estranhos, como o fechamento da glote e o reflexo de tosse. Por esse motivo, todos os indivíduos estão sob o risco dessa complicação até a garantia de uma via aérea definitiva ou até o fim dos efeitos anestésicos. O jejum pré-operatório é a principal estratégia para mitigar tal risco, uma vez que já está estabelecido, na literatura, que um elevado volume residual gástrico, a presença de conteúdos particulados-sólidos e um baixo valor de pH estão associados a piores desfechos clínicos em relação à aspiração pulmonar. No entanto, há situações nas quais não é possível definir ou aguardar o tempo de jejum. Além disso, há condições clínicas e alterações fisiológicas específicas que retardam os tempos de esvaziamento convencionais, tais como o trabalho de parto. A ultrassonografia *point-of-care* é um instrumento cujas avaliações qualitativa e quantitativa do conteúdo gástrico auxiliam na tomada de decisões perioperatórias. Nesta seção do capítulo, abordaremos a sua utilidade por meio da estruturação I-AIM: indicação, aquisição, interpretação e manejo.

Indicação

Há dois grandes grupos de indicação para a realização da ultrassonografia gástrica:

- Tempo de jejum pré-operatório incerto ou inadequado: urgência/emergência, alteração do nível de consciência, disfunção cognitiva, barreiras linguísticas.
- Esvaziamento gástrico potencialmente retardado: trabalho de parto, distúrbios neuromusculares, doença renal ou hepática graves, gastroparesia diabética, estado crítico, obesidade grave e uso crônico de opioides.

Importante ressaltar que há limitações para a realização desse exame, como cirurgia gástrica prévia, hérnia hiatal importante e presença de balão gástrico.

Aquisição

Na população adulta, o transdutor de escolha é o curvilíneo de baixa frequência (2 a 5 MHz). Se houver a opção, o *preset* inicial deve ser o "abdominal". O ganho do aparelho deve ser ajustado para possibilitar a identificação e a distinção das estruturas do abdome. A profundidade deve ser suficiente para visualizar a aorta abdominal.

O exame é realizado com o paciente em duas posições: supina e decúbito lateral direito (DLD). O transdutor deve ser inicialmente apoiado sobre a linha mediana na região epigástrica. O objetivo sonográfico é obter uma imagem que visualize o antro gástrico imediatamente posterior ao lobo hepático esquerdo, em alinhamento sagital com a aorta abdominal. Outras estruturas que podem ser visualizadas no exame são o pâncreas (posterior ao antro), a artéria mesentérica superior (anterior e paralela à aorta abdominal) e o cólon transverso (caudal ao fígado).

Interpretação

Tabela 1 Tipos de conteúdo gástrico.

Apresentação	Formato de antro	Parede de antro	Conteúdo
Vazio (Figura 6)	Colapsado, achatado ou redondo (sinal do alvo)	Espessa com muscular própria proeminente	Nenhuma ou pequena quantidade de conteúdo hipoecogênico
Líquido sem resíduos (Figura 7)	Redondo, distendido	Fina	Hipoecogênico e homogêneo
Líquido espesso (Figura 8)	Redondo, distendido	Fina	Hiperecogênico e homogêneo
Sólido (Figura 9)	Redondo, distendido	Fina	Heterogêneo, particulado, com ou sem ar

Fonte: adaptado de www.gastricultrasound.org.

MANEJO

De acordo com a Figura 10, o paciente será enquadrado em baixo ou alto risco para aspiração pulmonar. Pacientes de baixo risco devem prosseguir com seu cuidado habitual. Por outro lado, a classificação em risco elevado pode impactar o planejamento anestésico-cirúrgico de acordo com cada situação distinta. Alguns exemplos de auxílio em decisões são:

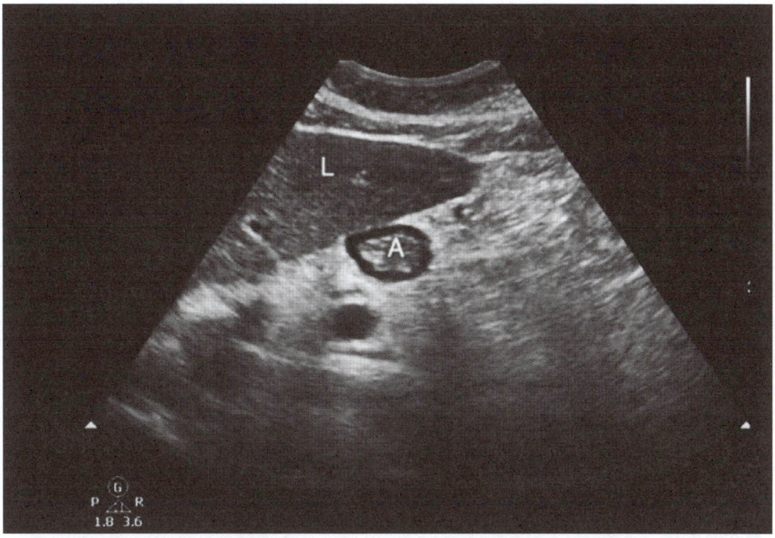

Figura 6 Antro pilórico vazio (sinal do alvo) em sonografia sagital.

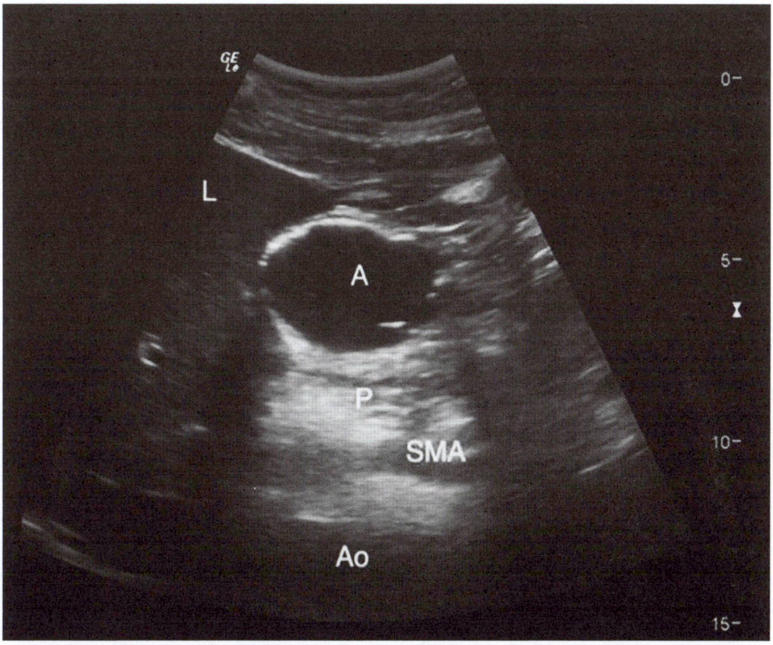

Figura 7 Antro pilórico distendido com líquido sem resíduos em sonografia sagital.

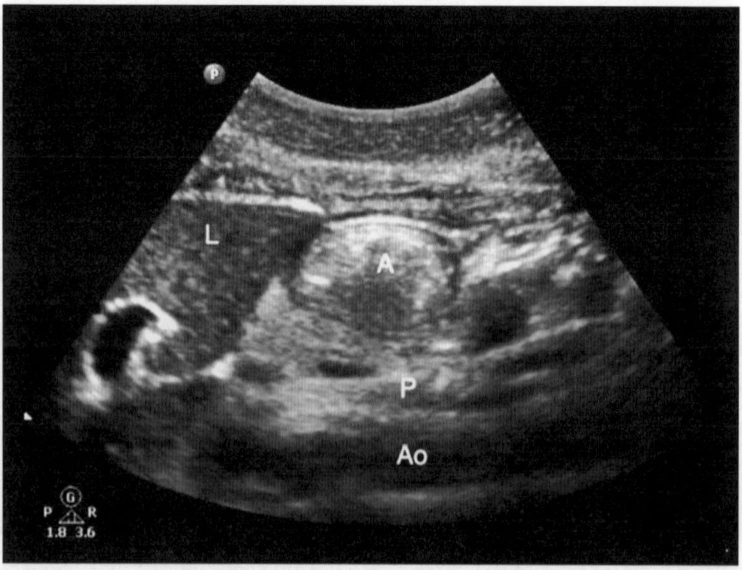

Figura 8 Antro pilórico distendido com fluido espesso em sonografia sagital.

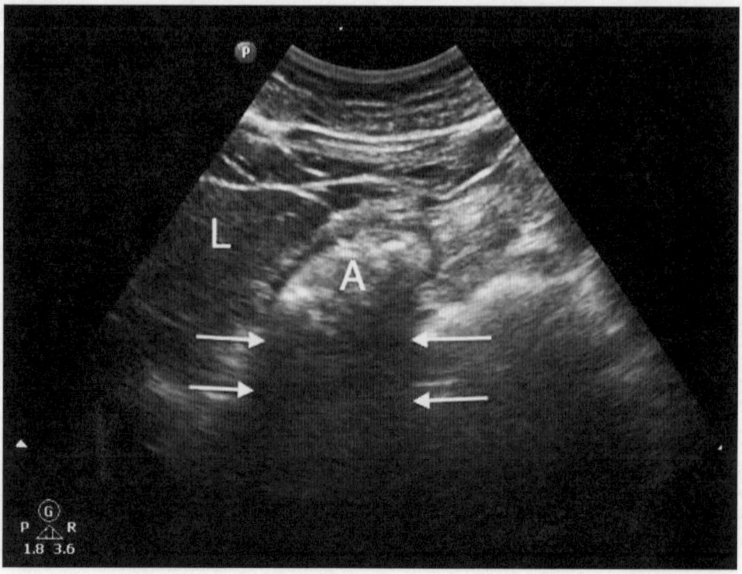

Figura 9 Antro pilórico distendido com ar e conteúdo sólido em sonografia sagital. Setas apontam artefato de sombra acústica posterior.

- postergar casos eletivos até esvaziamento gástrico adequado;
- instituir profilaxia medicamentosa para aspiração pulmonar, como anti-histamínicos H2, promotílicos (metoclopramida, domperidona, bromoprida) e antiácidos;
- optar por tubo traqueal em vez de dispositivo supraglótico (máscara laríngea);
- realizar intubação por técnica de sequência rápida, em vez da habitual.

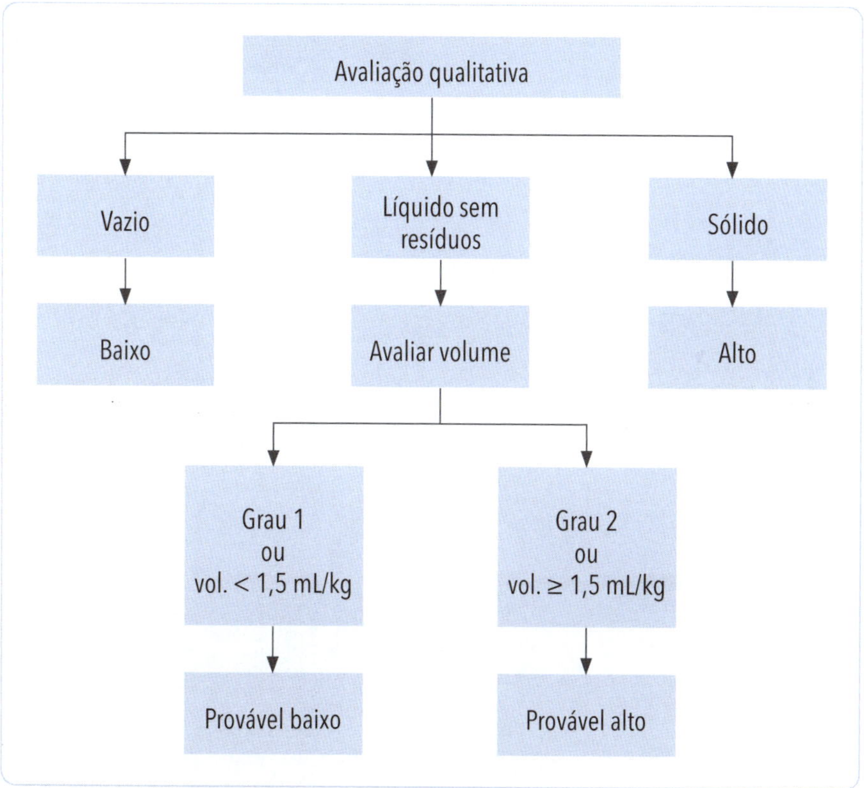

Figura 10 Sugestão de fluxo de interpretação de risco de aspiração pulmonar de acordo com achados sonográficos. Ressaltamos que a avaliação quantitativa de líquido sem resíduos é, até o momento, apenas validada para a população adulta não gestante.

REFERÊNCIAS

1. Bahner DP, et al. I-AIM: A Novel model for teaching and performing focused sonography. J Ultrasound Med. 2012;31:295-300.
2. Cook TM, et al. Major complications of central neuraxial block: report on the Third National Audit Project of the Royal College of Anaesthetists. Br J Anaesth. 2009;102:179-90.
3. Kolli S, et al. How I do it: neuraxial ultrasound. ASRA News. 2021;46. Disponível em: https://doi.org/10.52211/asra110121.068
4. Leffert LR, Schwamm LH. Neuraxial anesthesia in parturients with intracranial pathology: a comprehensive review and reassessment of risk. Anesthesiology. 2013;119:703-18.
5. Sadeghi A, P et al. Ultrasound-facilitated neuraxial anaesthesia in obstetrics. BJA. 2021;21:369-75.

Diversidade, inclusão e equidade em anestesia obstétrica

22

Heloisa Souza Del Frari
Marcia Rochelle T. F. Bohn Pessalli

INTRODUÇÃO

A saúde obstétrica é uma área dinâmica e desafiadora, na qual os profissionais são responsáveis pelo cuidado durante a gravidez, o parto e o pós-parto. Neste capítulo, exploraremos a importância da diversidade na prática da anestesia obstétrica e como os profissionais de saúde podem abraçar e celebrar as diferenças culturais, étnicas e sociais que encontram em seu trabalho diário. Pensando na diversidade presente em nossa sociedade, utilizaremos, neste capítulo, o termo "pessoa gestante", como forma de incluir e respeitar as diversas identidades de gênero.

COMPREENDENDO E RECONHECENDO A DIVERSIDADE NA PRÁTICA DIÁRIA

A diversidade está presente em todos os aspectos da nossa sociedade, e a saúde obstétrica não é exceção. As pessoas que recebemos em nossas unidades de saúde vêm de diferentes origens étnicas, culturais e sociais, cada uma trazendo suas próprias crenças, tradições e necessidades. Como profissionais, é fundamental que abracemos essa diversidade e a consideremos uma riqueza, não um obstáculo, adaptando nosso serviço e garantindo acolhimento e segurança.

COMUNICAÇÃO E SENSIBILIDADE CULTURAL

Uma comunicação eficaz é fundamental para o sucesso da anestesia obstétrica. No entanto, muitas vezes encontramos barreiras linguísticas, culturais, religiosas e socioeconômicas que podem dificultar a comunicação entre profissionais e pacientes. Nesses casos, entender as necessidades dos pacientes e buscar soluções se faz necessário. Disponibilização de intérpretes ou profissionais de saúde que falem o idioma nativo dos pacientes, material impresso informativo em diversos idiomas e orientação aos profissionais envolvidos na assistência sobre o uso dos pronomes corretos de cada paciente e seus acompanhantes são exemplos práticos de como diminuir algumas dessas barreiras. Além disso, é fundamental estar ciente das diferentes tradições culturais relacionadas à gravidez, ao parto e à anestesia, a fim de adaptar o atendimento de acordo e garantir uma experiência positiva para a/o paciente.

A barreira linguística e a desinformação em relação à diversidade cultural podem não ser os únicos entraves de uma comunicação eficiente entre pacientes e profissionais de saúde. Habilidades de comunicação podem ser aprendidas e precisam ser exercitadas pelos profissionais de saúde, principalmente aqueles que trabalham com pacientes em situações de vulnerabilidade.

Existe uma estratégia de comunicação que foi proposta para o atendimento de mulheres vítimas de abuso cometido por parceiro íntimo Tarzia L, et al., 2020). É recomendado o uso do acróstico *LIVES* (Quadro 1) para que sejam lembrados os passos auxiliares da comunicação assertiva e acolhedora nas situações de diversidade.

A escuta deve ser ativa e reflexiva, a fim de valorizar o problema ou a preocupação apontada pela pessoa gestante ou outras pessoas envolvidas no processo gestacional. Se possível, essa escuta deve acontecer em um ambiente calmo, onde o profissional de saúde possa sentar-se ao nível dos olhos do paciente, mantendo contato visual e sem distrações, permitindo que o diálogo ocorra sem interrupções.

A equipe deve fazer a investigação de maneira delicada, solicitando ao paciente detalhes necessários para elaborar um plano de ação conjunta, buscando não demonstrar julgamentos sobre a história do paciente.

A validação ocorre por meio da empatia. Deve-se reconhecer a experiência da outra pessoa sem tentar adivinhar os acontecimentos nem minimizar a demanda, de forma a valorizar a perspectiva emocional do paciente, sem utilizar a perspectiva do profissional de saúde.

Quadro 1 Acróstico *LIVES*.

L	*Listen*	Ouvir sem julgamento	Não interrompa Faça anotações Sente-se ao nível dos olhos ou abaixo Mantenha os braços descruzados Minimize as distrações Mantenha contato visual
I	*Inquire*	Investigar	Peça delicadamente à pessoa atendida os detalhes necessários para desenvolver um plano Dê tempo para que contem sua história Evite parecer chocado ou enojado com a história contada Exemplo: "Você se sente confortável em compartilhar alguns detalhes comigo? Isso me ajudaria a entender como podemos melhorar seu atendimento"
V	*Validate*	Validar	Reconhecer a experiência da outra pessoa: "Isso parece incrivelmente assustador/frustrante/doloroso" ou "Sinto muito/ fico triste por saber que isso aconteceu com você" Não tente "adivinhar" os acontecimentos Evite tentar minimizar a experiência ou triar sua perspectiva emocional
E	*Enhance safety*	Aumentar a segurança	Expresse como você se sente quando algo acontece e por quê, de maneira clara, assertiva e não ameaçadora Isso é eficaz para a comunicação do paciente com o provedor e para a comunicação entre provedores de cuidado Exemplos: "EU SINTO... diga como você se sente QUANDO... declare o problema, PORQUE... diga o porquê."
S	*Support*	Suporte	Acompanhamento e suporte

Essas técnicas podem auxiliar na conquista de uma comunicação eficiente entre profissionais de saúde e paciente, proporcionando o alinhamento de expectativas, preocupações e dúvidas da pessoa gestante e de todos que participam do contexto gestacional. Acessar esses sentimentos de forma empática pode facilitar a inclusão e a equidade no tratamento.

RESPEITANDO AS CRENÇAS E OS VALORES DE PACIENTES

Cada pessoa traz consigo suas próprias crenças e valores, e é nosso papel respeitá-los durante o processo de cuidado. Isso pode incluir tradições religiosas, preferência por certo tipo de tratamento ou parto, e, até mesmo, a escolha de envolver ou não a família no processo, lembrando que a família contemporânea pode ter composição diferente da tradicional (casais homoafetivos homens, casais homoafetivos mulheres, casais transexuais, trisal, pai/mãe solo, entre outros, são exemplos de conformação familiar).

Ao mostrar respeito pelas decisões e escolhas de clientes/pacientes, fortalecemos a confiança e a parceria entre profissional de saúde e paciente, contribuindo para uma experiência positiva de cuidado obstétrico.

RECONHECENDO DESIGUALDADES NA SAÚDE OBSTÉTRICA

É importante reconhecer que a diversidade nem sempre é igualmente valorizada ou experimentada por todas as pessoas. Infelizmente, existem desigualdades na saúde obstétrica, e certos grupos enfrentam maior marginalização e acesso limitado aos cuidados de qualidade. Os profissionais devem estar atentos a essas disparidades e trabalhar para promover a equidade na prestação de cuidados obstétricos. Isso pode ser alcançado por meio da defesa de políticas inclusivas, do envolvimento com a comunidade e da busca de soluções que garantam que todos os pacientes tenham acesso a um atendimento justo, respeitoso e de qualidade.

RESPEITO ÀS PREFERÊNCIAS INDIVIDUAIS

Cada pessoa tem suas próprias preferências e expectativas em relação à anestesia obstétrica. A entrevista anestésica é uma oportunidade de entendê-las, criando uma relação médico-paciente que favoreça a comunicação eficiente, a segurança e o alinhamento de expectativas e condutas.

Algumas pessoas gestantes podem optar por métodos de alívio da dor não farmacológicos, enquanto outras podem preferir anestesia regional, sistêmica ou inalatória.

Como profissionais de saúde, devemos informar e orientar sobre as possibilidades de analgesia e anestesia adequadas e individualizadas para cada caso, buscando esclarecer os riscos e benefícios de cada técnica, respeitando e honrando as escolhas da pessoa gestante, a menos que isso possa comprometer a segurança do binômio materno-fetal.

É essencial incluir a pessoa gestante e todos os envolvidos no processo gestacional na tomada de decisões e oferecer um ambiente de apoio e empatia, independentemente de suas preferências individuais.

APRENDENDO COM A DIVERSIDADE

A diversidade nos desafia a crescer e expandir nossos conhecimentos e habilidades. Ao trabalhar com pessoas de diferentes origens, temos a oportunidade de conhecer suas experiências, tradições e perspectivas únicas. Essa aprendizagem nos torna profissionais mais capacitados e sensíveis, capazes de fornecer um atendimento verdadeiramente centrado na paciente. Ao abraçar a diversidade, estamos abrindo portas para novas formas de pensar e cuidar, promovendo uma prática obstétrica mais inclusiva e compassiva.

PROMOVENDO A DIVERSIDADE NA EQUIPE DE ANESTESIA OBSTÉTRICA

A diversidade na equipe de anestesia obstétrica é essencial para fornecer cuidados de qualidade e compreender as necessidades diversas de pacientes. Ao ter profissionais de saúde de diferentes origens étnicas, culturais e sociais, estamos criando um ambiente de trabalho inclusivo e enriquecedor. A diversidade de perspectivas e experiências torna a equipe mais sensível e capacitada para lidar com uma ampla gama de situações. Portanto, é importante promover a diversidade na contratação e buscar ativamente profissionais de saúde que representem a diversidade de pacientes.

EDUCAÇÃO CONTÍNUA E SENSIBILIZAÇÃO

A fim de fortalecer a capacidade de lidar com a diversidade na saúde obstétrica, é essencial investir em educação contínua e sensibilização. Os profissionais devem buscar oportunidades de aprendizado e treinamento que abordem questões de diversidade, equidade e inclusão. Isso pode incluir cursos, *workshops* e eventos que ampliem o conhecimento a respeito das diversas culturas e experiências das pessoas que atendemos. Além disso, é fundamental promover a empatia e a consciência cultural entre os profissionais, para que possamos fornecer um atendimento verdadeiramente personalizado e respeitoso.

CONSIDERAÇÕES FINAIS

A diversidade é uma realidade inerente à saúde obstétrica, cabendo aos profissionais abraçarem-na de maneira consciente e positiva. Ao valorizar e celebrar as diferenças culturais, étnicas e sociais de pacientes, podemos fornecer cuidados obstétricos mais compassivos, centrados na pessoa gestante e culturalmente adequados. Além disso, ao promover a diversidade dentro das equipes de saúde obstétrica e investir em educação contínua, fortaleceremos nossa capacidade de lidar com as necessidades diversas das pessoas que atendemos. Juntos, podemos construir uma prática obstétrica inclusiva, equitativa e verdadeiramente transformadora.

REFERÊNCIAS

1. Cox C, Zoe F. Presenting complaint: use of language that disempowers patients. BMJ 2022;377:e066720.
2. Feinberg DT. To serve patients is our greatest privilege. Patient Exp J. 2014;1(2):4-5.
3. Moudatsou M, et al. The role of empathy in health and social care professionals. Healthcare. 2020;8:26. https://doi.org/10.3390/healthcare8010026.
4. Tarzia, L, et al. Women's experiences and expectations after disclosure of intimate partner abuse to a healthcare provider: A qualitative meta-synthesis. BMJ Open. 2020;10(11):e041339.
5. Toledo P, et al. Primary Spoken Language and Neuraxial Labor Analgesia Use Among Hispanic Medicaid Recipients. Anesth Analg. 2016;122:204-9.

Programa de educação continuada

23

Lissandra Borba da Cunha
Ligia Andrade da Silva Telles Mathias
Monica Maria Siaulys

INTRODUÇÃO

A medicina moderna requer uma atenção especial para garantir a qualidade na prestação de serviços, a segurança na atenção em saúde e a boa experiência do paciente. Os avanços tecnológicos e a implantação de protocolos assistenciais em anestesiologia trazem uma premissa inegociável para as instituições de referência: investir incansavelmente no desenvolvimento e aprimoramento das habilidades médicas por meio de sólidos programas de educação continuada.

Enquanto a prática clínica adquire experiência e proficiência, o conhecimento e o desempenho médico podem declinar com o decorrer do tempo. Avanços na medicina ocorrem frequentemente, e o conhecimento explícito que o médico possui facilmente se torna desatualizado.

Apesar de se considerar, de maneira genérica, que o conhecimento e as habilidades técnicas acumuladas pelos médicos durante sua jornada de formação acadêmica e experiência profissional, levem a desempenhos clínicos superiores ao longo dos anos, é também razoável pressupor que os médicos necessitam revalidar suas competências considerando situações críticas de baixa frequência, como, o atendimento de parada cardíaca e o manejo de via aérea difícil.

Portanto, o desenvolvimento e a aplicação de programas de Educação Médica Continuada (EMC) fazem parte da gestão do desempenho clínico, gerando, assim, os resultados estratégicos para uma Organização de Saúde.

O primeiro passo para a elaboração de um programa de EMC em anestesia obstétrica é mapear o conhecimento e as habilidades esperadas para o médico anestesiologista obstétrico. O conhecimento está relacionado a todo o arcabouço teórico inerente à profissão e às pesquisas e inovações. As habilidades podem ser técnicas ou socioemocionais. Um exemplo desse mapeamento relaciona-se às habilidades da equipe de anestesistas que realizam analgesia combinada em parto normal, com cateter e bomba controlada pelo paciente. Podemos, nesse exemplo, destacar as seguintes habilidades técnicas: punção do espaço raquidiano, inserção de cateter peridural e manuseio da bomba de analgesia. As habilidades socioemocionais relacionam-se à comunicação com a paciente.

Esse simples exemplo destaca a necessidade de se incluir, no programa de EMC em anestesia obstétrica, a atualização dos conhecimentos sobre analgesia de parto, monitoramento dos resultados clínicos de eventos em punção no espaço raquidiano e comunicação nas métricas de experiência do paciente.

Mediante esse mapeamento, é preciso destacar quais habilidades são críticas para a manutenção da qualidade, a segurança e a experiência da paciente obstétrica. Os próximos passos para implantar o programa de EMC seguem dois caminhos que andam simultaneamente: a avaliação de desempenho e a trilha de treinamentos.

Avaliação de desempenho: processo periódico e contínuo que analisa comportamento individual, indicadores clínicos, indicadores institucionais e produção científica e técnica. Exemplos de indicadores: índice de satisfação da paciente e índice de complicações pós-anestésicas.

Trilha de treinamentos: é a sistematização de todos os conhecimentos e habilidades em ações de desenvolvimento, com o objetivo de gerar clareza ao anestesista sobre o caminho a seguir no processo contínuo de autodesenvolvimento. Essas ações de desenvolvimento podem envolver participações em congressos, eventos e reuniões científicas, treinamentos, cursos etc. Exemplos: curso de via aérea difícil e curso de suporte avançado de vida.

Até este momento, já abordamos o "o que" é necessário para aplicar um programa de EMC; agora vamos abordar o "como". Para seguirmos, é importante trazer para a luz do conhecimento os referenciais teóricos da educação, pois é a base de tudo, é onde de fato se consolida o aprendizado.

MODELOS TEÓRICOS DO PROCESSO DE ENSINO-APRENDIZAGEM

Andragogia

A base conceitual do processo de ensino e aprendizagem do adulto é a andragogia, pois estamos inseridos no contexto da educação contínua em saúde, em que os aprendizes são adultos com bagagem prévia de conhecimento e experiência.

Andragogia (do grego: *andros* = adulto e *gogos* = educar) é definida como "a arte e a ciência de ajudar adultos a aprender". Em outras palavras, andragogia é a ciência que estuda como os adultos aprendem.

Outras definições descrevem andragogia como um caminho educacional que busca compreender o adulto, podendo ser considerada uma teoria e um método de ensino que se reflete em um somatório de trocas de conhecimentos entre o facilitador do conhecimento e o estudante adulto e suas experiências de vida. No modelo andragógico, a aprendizagem é de responsabilidade compartilhada entre professor e aluno. A andragogia fundamenta-se no "aprender fazendo".

Considerando a andragogia como princípio educacional norteador da educação médica, os aspectos listados no Quadro 1 são fatores determinantes para o detalhamento dos objetivos de aprendizagem, a escolha das estratégias de aprendizagem e o alcance das metas educacionais.

Os programas de treinamento e desenvolvimento devem buscar aplicar os elementos de um processo de ensino-aprendizagem efetivo, reconhe-

Quadro 1 Princípios da andragogia.
Conhecimento e experiência prévia do aluno como ponto de partida
Motivação a partir do reconhecimento da necessidade de aprender
O aprendizado é contextualizado em ambiente profissional
Aplicabilidade do novo conhecimento no cotidiano
Necessidade de devolutiva e *feedback* constante
O aprendizado é colaborativo entre todos
Aprender compartilhando experiências

cendo que os profissionais possuem necessidades individuais, aplicando metodologias ativas de ensino e focando em objetivos educacionais relevantes para a prática profissional.

Além do referencial andragógico, podem ser utilizados diferentes modelos teóricos do processo de ensino-aprendizagem para alcançar melhores resultados, de acordo com os domínios (cognitivo, psicomotor e afetivo) a serem desenvolvidos durante as ações. Os modelos teóricos são utilizados de maneira a gerar uma metodologia híbrida, permeando, ainda, outros modelos, como:

Modelo tradicional

O foco está no conhecimento transmitido pelo instrutor, e o aluno assume uma postura passiva no aprendizado.

Modelo humanista

Com foco no desenvolvimento humano, no modelo humanista o aluno determina a aprendizagem por meio de experiências que emergem de sua vivência profissional, sendo o instrutor um facilitador do processo de aprendizagem.

Modelo cognitivista

O aluno é exposto a situações que estimulam o raciocínio para resolução de problemas, gerando um processo interno de ressignificação. Nesse processo, o instrutor é um facilitador que conduz o aluno ao raciocínio de acordo com os objetivos de aprendizagem.

Modelo de aprendizagem social

Nesse modelo, o aluno e o instrutor, em concordância com os objetivos, utilizam atributos de história, ética, cultural, sociais e política durante o processo de aprendizagem.

PROCESSO DE APRENDIZAGEM

As metodologias de ensino buscam potencializar os resultados e o alcance das metas de ensino. Portanto, é importante considerar que o processo de aprendizagem ocorre de forma contínua e estruturada, determinando seu impacto no trabalho. O modelo do processo de aprendizagem proposto é adotado para compreender as distintas etapas associadas aos resultados obtidos, bem como para determinar as estratégias de aprendizagem mais assertivas (Figura 1).

Aquisição

Refere-se às fases iniciais do processo de aprendizagem, que envolvem a apreensão de conhecimentos, habilidades e/ou atitudes na memória de curto prazo. Essa fase é consequência direta da estratégia de ensino utilizada e, portanto, é fundamental para a potencialização da aquisição das competências desejadas.

Retenção

A retenção da aprendizagem é temporária e ocorre em função do significado que o conteúdo ensinado tem para o universo do aluno. A equação entre aquisição e retenção das competências desenvolvidas está relacionada à aplicação dos princípios da andragogia e às metodologias de ensino.

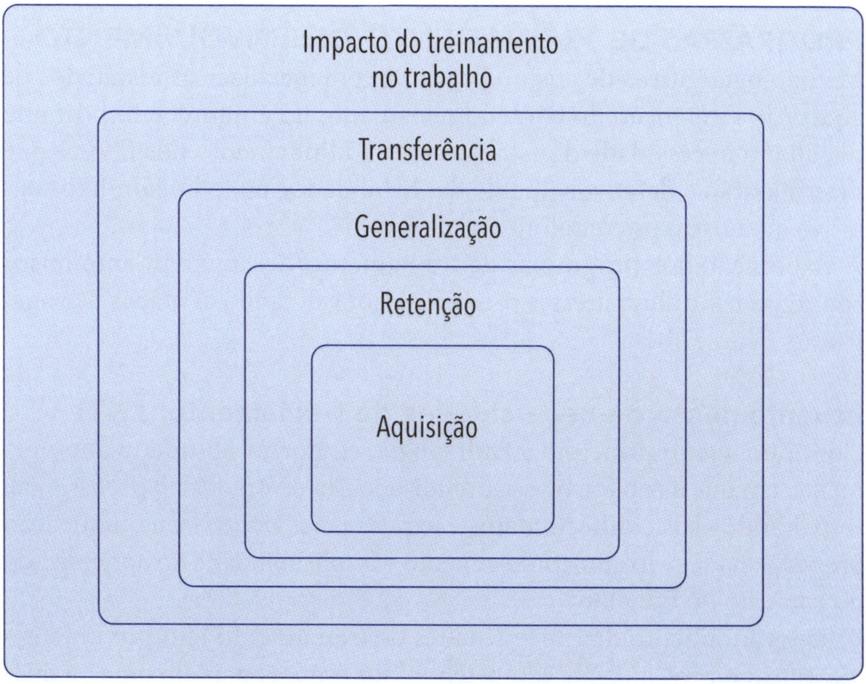

Figura 1 Modelo conceitual do processo de aprendizagem.

Generalização

A generalização envolve elaborar raciocínios, descrições ou explicações que são independentes do contexto específico no qual determinado assunto foi ensinado, ou seja, o aluno utiliza os conceitos aprendidos para resolver situações semelhantes, nas quais os princípios se correspondem.

Transferência

A transferência de aprendizagem é caracterizada pela influência da experiência anterior no desempenho de uma habilidade em um novo contexto ou na aprendizagem de uma nova habilidade.

Impacto ou aplicação

Corresponde à utilização de conhecimentos, habilidades e atitudes aprendidos, ou seja, aproxima-se do conceito de transferência, que prevê a existência de algumas similaridades entre duas tarefas ou semelhanças entre duas situações, ou entre respostas de movimentos de duas tarefas ou entre o estímulo e a resposta.

PROGRAMAS DE TREINAMENTO/DESENVOLVIMENTO

Metodologias ativas de ensino provaram potencializar os resultados de aquisição e retenção do conteúdo ensinado; no entanto, é importante ressaltar a necessidade de estabelecer um alinhamento dos fatores que determinarão o desenvolvimento das habilidades, tanto no domínio cognitivo quanto no psicomotor e no afetivo.

A elaboração dos programas de treinamento/desenvolvimento busca continuamente alinhar esses princípios, considerando as etapas de construção.

Levantamento de necessidades de treinamento (LNT)

Considera como princípio a andragogia, conforme abordado anteriormente, em que os objetivos de aprendizado são centrados no profissional, respeitando seus conhecimentos e experiências prévias, sua motivação proporcionada pelo autoconhecimento e a aplicabilidade do aprendizado no contexto do trabalho.

O levantamento das necessidades de treinamento tem por objetivo identificar o nível atual de competência dos profissionais em uma ou mais áreas da instituição, por meio de resultados e indicadores que irão nortear o planejamento das ações de treinamento e desenvolvimento (Figura 2). A partir do LNT, é possível determinar os domínios de desenvolvimento (afetivo, psicomotor e cognitivo) no programa de treinamento, bem como a melhor estratégia de educação para alcançar os objetivos de aprendizagem.

As principais informações que compõem um LNT são: justificativa e descrição da solicitação, análise dos *gaps* de competências, caracterização e experiência prévia do público-alvo, objetivo de aprendizagem, estratégia de ensino, conteúdo programático, referencial teórico e documental e metas do treinamento. Como exemplos de justificativa, podemos citar: indicador/resultado alterado, não conformidade/evento adverso, resultado da avaliação de desempenho, manutenção de conhecimento/habilidade e atitude, e novos e/ou atualização de procedimento, rotina e processo.

Definição dos objetivos de aprendizagem

A partir do levantamento de necessidades de treinamento, é possível determinar as lacunas de habilidades a serem desenvolvidas, considerando o

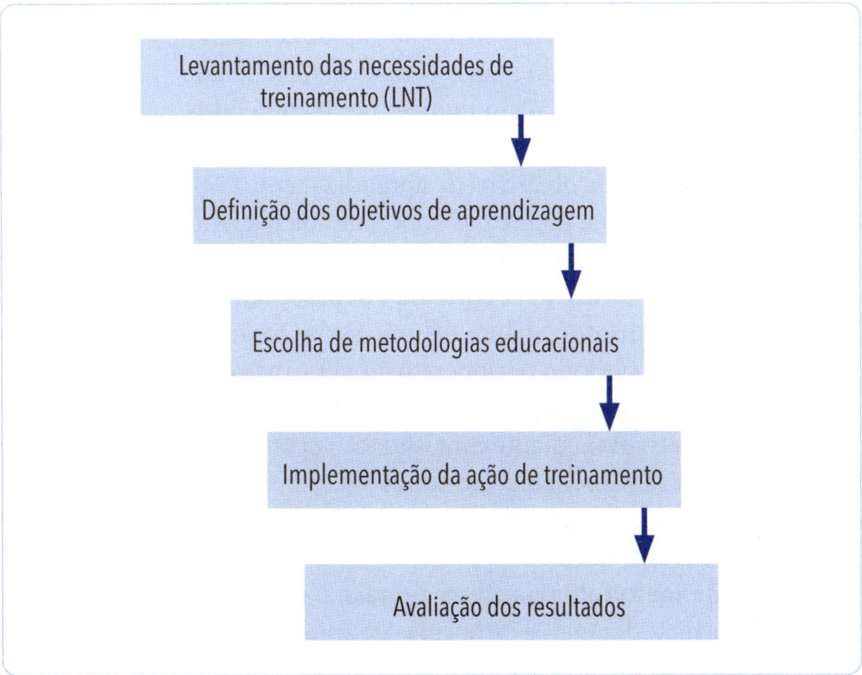

Figura 2 Etapas para a implementação de ações de treinamento.

domínio cognitivo para aprimorar o conhecimento, o domínio psicomotor para aprimorar habilidades e o domínio afetivo para aprimorar atitude.

Objetivo de aprendizagem é o que se espera que a turma aprenda em determinadas condições de ensino. É o que orienta quais conteúdos devem ser trabalhados e quais metodologias serão utilizadas para que isso ocorra. Conteúdo é o conjunto de valores, conhecimentos, habilidades e atitudes que o instrutor deve ensinar para garantir o desenvolvimento do aluno. As metodologias descrevem como o conteúdo será trabalhado, considerando o desenvolvimento dos domínios cognitivo, afetivo e psicomotor.

Portanto, a determinação dos objetivos de aprendizagem é fundamental para nortear a construção do programa de treinamento e potencializar os resultados esperados. Para elaborar um objetivo, é necessário realizar o levantamento da necessidade e a análise das informações colhidas, tais como o *gap* de competências existentes e os resultados que se deseja alcançar após a conclusão do programa de treinamento.

Além disso, é importante seguir uma ordem de raciocínio e determinar:

1. O domínio que se deseja desenvolver (cognitivo, afetivo e psicomotor).
2. O conteúdo essencial relacionado ao *gap* de competência.
3. O desempenho esperado para o conteúdo relacionado.
4. As condições nas quais o aluno irá expor o conteúdo.

Alguns exemplos de objetivos de aprendizagem:

Domínio cognitivo: diante das condições da paciente em situação de hemorragia durante o parto, ser capaz de identificar a fase do protocolo de hemorragia em que a paciente se encontra e os procedimentos recomendados.

Domínio psicomotor: diante de uma situação de paciente com sangramento ativo no período perioperatório, ser capaz de realizar a quantificação objetiva e cumulativa do sangramento.

Domínio afetivo: mediante uma situação crítica na qual a tomada de decisão e ações são imediatas em função da gravidade da paciente, ser capaz de comunicar-se com clareza com a equipe, utilizando comunicação direcionada em alça fechada.

Escolha de metodologias educacionais: o objetivo de aprendizagem irá nortear as metodologias e estratégias de aprendizagem mais adequadas para o alcance das metas. Para tal, o referencial teórico seguirá a pirâmide de William Glasser (Figura 3).

Estratégias de aprendizagem

A escolha das estratégias de aprendizagem a serem utilizadas no programa de treinamento é definida no momento do levantamento de necessidades. O principal norteador da escolha de estratégia é o domínio a ser desenvolvido, considerando o *gap* de competência existente nos alunos.

Domínio cognitivo: aprendizagem cognitiva tem a ver com processos como memória, interpretação e pensamento crítico; é a construção do **conhecimento**.

Domínio psicomotor: aprendizagem psicomotora tem a ver com movimentos amplos ou restritos, envolvendo o fazer e executar; é a consolidação da **habilidade**.

Domínio afetivo: aprendizagem afetiva tem a ver com percepções, crenças, emoções e valores; é a expressão da **atitude**.

Durante o processo de escolha das estratégias de aprendizagem, também são consideradas as características dos alunos, como os conhecimentos e experiências prévias (por exemplo, escolher estratégias de aprendizagem para nivelar o conhecimento e a habilidade dos alunos antes de participar do cenário).

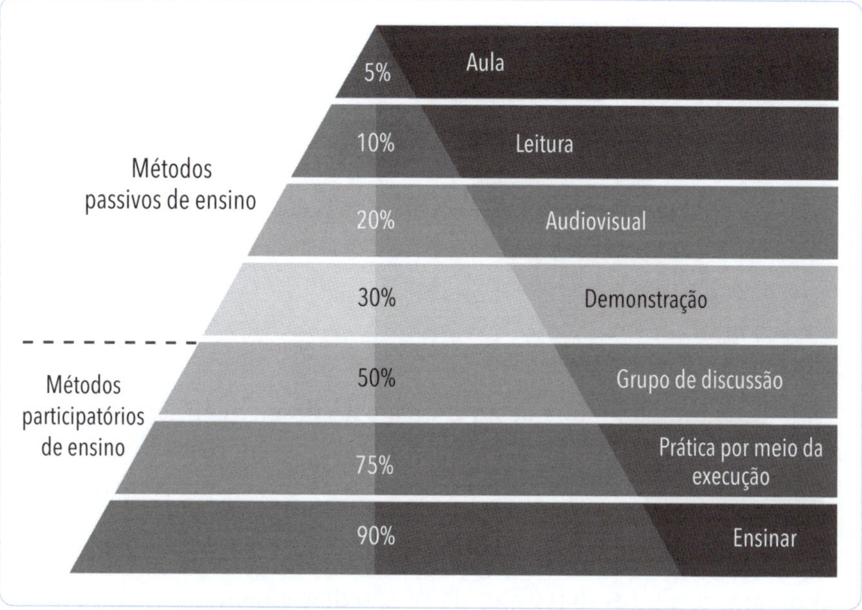

Figura 3 Pirâmide do aprendizado de William Glasser.

A partir de referenciais teóricos, há a indicação das estratégias de aprendizagem conforme os objetivos de aprendizagem e os domínios a serem desenvolvidos, como mostra o Quadro 2.

Quadro 2 Estratégias de aprendizagem e respectivos domínios a serem desenvolvidos.

Estratégias de aprendizagem	Domínio cognitivo (conhecimento)	Domínio psicomotor (habilidade)	Domínio afetivo (Atitude)
Leitura prévia	+++	+	+
Aula expositiva	+++	+	+
Discussão em grupo	++	++	+++
Educação a distância	+++	+	+
Estação de habilidades	++	+++	+
Cenário clínico	++	+++	+
Cenário comportamental	+	+	+++
Cenário clínico e comportamental	++	+++	+++
Realidade virtual	+	+++	++
Gamification	+	+++	++

Leitura prévia

A leitura auxilia na formação crítica e no desenvolvimento de modo geral, especialmente para o aluno, facilitando a compreensão de textos e conteúdos. Pode ser considerada uma parte relevante do processo de aprendizagem, sendo complementar ao conteúdo apresentado pelos instrutores.

A leitura prévia como estratégia de ensino caracteriza-se por disponibilizar ao aluno, alguns dias antes da sessão de treinamento, um material impresso ou digital contendo artigos, apresentações em *slides* ou PDF, *links* da *web*, infográficos, vídeos, animações etc. Expor ao aluno o conteúdo previamente, além de favorecer a aquisição de conhecimento, nivela o grupo e informa sobre o conteúdo que será trabalhado na sessão de treinamento.

Aula expositiva

A aula expositiva é uma estratégia na qual o instrutor expõe o conteúdo de forma oral, escrita e/ou visual, abrindo espaço para questionamentos dos alunos. O material didático de apoio à aula expositiva inclui *slides*, *banners*, cartilhas, vídeos, animações, áudios etc.

Essa estratégia requer do instrutor domínio das técnicas de apresentação em público, bem como um preparo prévio do material didático. O grande desafio da aula expositiva é torná-la atrativa e dinâmica para o aluno, sendo a utilização de recursos audiovisuais fortemente recomendada.

O uso de recursos audiovisuais em treinamento auxilia na padronização da informação, garantindo que todos os profissionais recebam a mesma mensagem. É possível utilizar os recursos de maneira que os temas propostos sejam abordados de forma mais atrativa e interessante, além da redução de custos.

Os vídeos, quando bem utilizados, podem proporcionar novas experiências tanto para o ensino quanto para o aprendizado, podendo também ser aplicados na educação a distância, possibilitando a interação de diferentes estratégias de aprendizagem. Alunos podem aprender melhor quando expostos a diferentes estímulos visuais e sonoros, em comparação com uma educação tradicional e, principalmente, com a leitura de textos impressos.

Discussão em grupo

O grupo de discussão é um grupo criado em função dos objetivos de aprendizado e controlado por um instrutor. A finalidade do grupo consiste em estimular a participação ativa do aluno, oferecendo liberdade para que ele possa expressar sua opinião sobre determinado assunto e explicar as ações relacionadas à sua conduta. Com o objetivo de garantir o diálogo entre os participantes, há duas questões que se impõem como fundamentais: a homogeneidade e a simetria. A simetria evita que apareçam relações de dominação existentes no espaço social, que poderiam impedir a existência do grupo como tal. Já a homogeneidade contribui para a circulação de discursos entre os participantes.

Educação a distância

A estratégia de aprendizagem a distância envolve a separação física ou temporal entre alunos e professores, tornando necessária a utilização de meios e tecnologias de informação e comunicação. Essa abordagem possibilita a autoaprendizagem, com a mediação de recursos educacionais sistematicamente organizados, utilizados isoladamente ou combinados, veiculados por diversos meios de comunicação. A educação a distância permite que o aluno escolha como, quando e onde ele quer estudar, sendo auxiliado por tecnologia, representando uma forma diferente de ensinar para diferentes formas de aprender.

Atualmente, considerando o uso de novas tecnologias, é possível utilizar dispositivos móveis, como *smartphones* e *tablets*, como ferramentas de apoio para o desenvolvimento do processo de ensino e aprendizagem a distância. O uso de dispositivos móveis auxilia não somente na interação social, mas também na ampliação de locais, formatos e estrutura do processo de ensino e aprendizagem, ampliando a percepção da sala de aula e da interação aluno-professor, adequando-se à necessidade do mercado.

Por meio de nossa plataforma *Learning Management System* (LMS), disponibilizamos treinamentos a distância aos nossos profissionais, com alcance e flexibilidade. Dessa maneira, conseguimos gerir o uso ao longo do tempo, bem como permitir que o aluno tenha acesso a redes sociais, o que pode agregar valor na aquisição do conhecimento. Utilizamos diferentes estratégias de educação a distância (EAD), desde as mais tradicionais, como os *e-learning* em pacote *Sharable Content Object Reference Model* (SCORM), até videoaulas, *lives* e *webinars*.

Estação de habilidades

Na estação para treino de habilidades, o processo de aprendizagem é reiterado, organizado e sistematizado. O aluno deve possuir um conhecimento teórico prévio para a realização da prática ou desenvolvê-lo durante o treinamento, por meio da apresentação da técnica realizada pelo instrutor, demonstrações, vídeos, dinâmicas, entre outros. A estação possibilita ao aluno a execução da técnica proposta o mais próximo possível da situação real, visando a alcançar os objetivos educacionais propostos. Antes da prática, os alunos devem ser orientados, para que possam atingir os objetivos.

Para a realização da estação, os alunos são divididos em pequenos grupos, favorecendo a interação com o instrutor. Dúvidas ou erros identificados durante a estação devem ser aproveitados pelo instrutor como oportunidades de melhoria para todo o grupo. O uso de *checklist* pode ser empregado para auxiliar na validação após o treino. Normalmente, para o treino de habilidades, são utilizados simuladores de baixa fidelidade. Um exemplo de treinamento que emprega essa metodologia é o de atendimento básico de urgência e emergência, em que é utilizada uma estação para treino de habilidades em compressões torácicas e técnicas de ventilação com bolsa-válvula-máscara.

Simulação realística

A simulação realística é uma metodologia de ensino orientada pela aprendizagem experiencial que atende ambas as necessidades, aproximando estudantes e profissionais aos contextos simulados, oferecendo completa segurança para os envolvidos e permitindo encontrar o melhor modo de operacionalizar a logística para alcançar os objetivos de aprendizagem.

Atualmente, a simulação realística tem sido amplamente utilizada para treinamentos na área da saúde. Ela proporciona a oportunidade de transformar o erro em aprendizagem, por meio da vivência de casos variados, que demandam raciocínio e atitudes, além de fortalecer o trabalho em equipe.

Na simulação clínica, a utilização de recursos pode variar desde a dramatização até o uso de peças anatômicas inanimadas e/ou simuladores avançados de alta tecnologia, proporcionando diversas possibilidades de interação.

Cenário clínico

A realização de cenários clínicos é um método muito eficaz para o desenvolvimento de competências de profissionais na área da saúde, possibilitando a aquisição de conhecimentos, o desenvolvimento de habilidades e o aprimoramento de comportamentos. Esse processo dinâmico permite a participação ativa do aluno, oferecendo oportunidades de repetição, *feedback*, avaliação e reflexão, sem risco de danos ao paciente. Os cenários devem incluir guias de apoio e *checklists* como estratégia para garantir a uniformidade dos critérios entre alunos e instrutores.

Os cenários clínicos podem ser realizados com simuladores de baixa, média ou alta fidelidade, variando de acordo com os recursos disponíveis.

Cenário clínico de alta fidelidade

Esse tipo de cenário permite atingir diversos objetivos de aprendizagem, proporcionando um ambiente realista e seguro para os alunos. Ele reproduz situações diversas em diferentes contextos (hospitalares ou não), permitindo que os alunos apliquem conhecimentos previamente adquiridos em situações que replicam a realidade profissional. A alta fidelidade exige a caracterização do espaço do cenário para torná-lo o mais real possível, utilizando tecnologias de última geração em simuladores humanos, materiais e equipamentos médicos reais e funcionais. Além disso, envolve a interação do paciente simulado com o aluno.

Cenário clínico de média e baixa fidelidade

Nesses cenários, a reprodução da unidade hospitalar pode ser menos realista em termos de estrutura, mas os objetivos de aprendizagem precisam ser bem definidos para que sejam alcançados.

Cenários comportamentais

Envolvem a interação do aluno com pessoas simuladas, e a condução do *debriefing* requer formação e habilidade específicas do instrutor. Esses cenários são essenciais para o desenvolvimento de competências não técnicas, como habilidades de comunicação, cultura e segurança, liderança, trabalho em equipe, consciência da situação, pensamento crítico, avaliação, raciocínio e tomada de decisão.

Cenários clínicos e comportamentais

Também chamados de mistos, reúnem objetivos relacionados às habilidades técnicas e atitudinais, abordando tanto aspectos clínicos quanto comportamentais. Em alguns programas, pode ser necessária a presença de dois instrutores para abordar ambas as perspectivas durante o *debriefing*, tornando-se uma estratégia eficaz para debater integralmente a questão da segurança do paciente.

Realidade virtual

A realidade virtual é definida como uma realidade tridimensional em que o usuário se sente presente no ambiente, seja ele real ou simulado. O desenvolvimento tecnológico é utilizado na busca de experiências mais próximas dos sentidos humanos.

A possibilidade de reproduzir situações sem riscos ao paciente, a diminuição de custos com materiais e equipamentos, e a possibilidade de visualizar ações que poderiam passar despercebidas faz da realidade virtual uma estratégia com grandes possibilidades de crescimento na área da saúde. Três características são importantes na realidade virtual: imersão, interação e presença. A imersão pode ser obtida pelo usuário por meio de dispositivos especiais, como óculos de realidade virtual ou vídeo capacetes e rastreadores de posição. A interação refere-se à comunicação entre o usuário e o ambiente virtual, e, a presença refere-se à sensação do usuário envolvido na aplicação, sendo participante dela.

Gamification

A *gamification* é definida como uma estratégia apoiada na aplicação de elementos de jogos para atividades *non-game*, mas com a utilização de elementos de *design* de jogos, usada para influenciar e causar mudanças de comportamento em indivíduos ou em grupos. Na área da saúde, a *gamification* auxilia por trazer uma abordagem diferenciada, que pode aumentar o envolvimento e a produtividade dos alunos, criando atratividade para processos que eram considerados monótonos. A ideia da *gamification* é conseguir manter as pessoas atentas, mesmo ao realizar tarefas que podem parecer repetitivas.

Implementação da ação de treinamento

A aplicação das intervenções educacionais seguirá os padrões de qualidade, a fim de garantir estrutura, recursos e instrutores adequados para o desenho instrucional determinado previamente. Ao planejar o curso, o especialista determinará as seguintes questões:

- Número do público-alvo (detalhar por setor e cargos).
- Número de sessões/turmas.
- Número máximo e mínimo de alunos por sessão/turma.
- Carga horária.
- Horário das sessões/turmas.
- Cronograma das sessões/turmas.
- Conteúdo programático e estratégia de ensino.
- Descrição detalhada das atividades da sessão.
- Descrição dos métodos de avaliação.
- Treinamento dos instrutores.
- Locais e divulgação.

Modelo Kirkpatrick

A avaliação dos resultados das ações de treinamento pode ser conduzida utilizando o modelo de Kirkpatrick, que considera quatro níveis: reação, aprendizagem, comportamento e resultados (Quadro 3). Apresentar os resultados do treinamento utilizando métodos cientificamente reconhecidos é essencial para demonstrar o impacto positivo do treinamento no indivíduo e na organização.

A avaliação do treinamento pode ser somativa ou formativa, devendo abranger tanto a avaliação do aluno quanto a do programa. Existem diversas estratégias de avaliação alinhadas aos objetivos educacionais propostos.

Segundo Donald L. Kirkpatrick, os quatro níveis de avaliação de treinamento são eficazes quando aplicados sequencialmente, proporcionando informações valiosas à medida que se avança de um nível para o seguinte. Cada nível tem sua importância, e, à medida que se progride, o processo se torna mais complexo e as informações, mais valiosas.

Os métodos de avaliação de resultados têm como objetivo verificar:

- se o aluno ficou satisfeito com o programa de treinamento, alinhando-se aos preceitos da andragogia;
- se o desempenho dos alunos treinados mudou e foi aperfeiçoado;
- se os resultados esperados pela organização em termos de melhoria de processos, segurança do paciente, clima organizacional e resultados financeiros foram alcançados;
- se os resultados obtidos na organização podem ser atribuídos ao programa de treinamento.

Esse modelo considera a avaliação em 4 níveis:

Nível 1 – Reação

A avaliação de reação é recomendada para todos os programas de treinamento ao final de cada sessão ou turma. Consiste em registrar a opinião dos alunos em relação à probabilidade de recomendar o treinamento ou curso a um colega ou amigo, utilizando a metodologia *Net Promoter Score* (NPS = % de promotores - % de detratores). Também deve-se avaliar metodologia, estratégias, participação e expectativa, bem como o instrutor e os recursos.

O preenchimento dessa avaliação é opcional por parte do participante e pode ser feito em meio físico ou eletrônico.

Quadro 3 Modelo de avaliação de resultados de treinamento de Kirkpatrick.

REAÇÃO	Avalie a reação inicial do participante em relação ao aproveitamento e à compreensão do programa de treinamento, assim como as percepções sobre a qualidade do material, do educador e outros
APRENDIZADO	Determine quanta informação foi efetivamente absorvida durante o treinamento e faça o mapeamento para o programa ou objetivos de aprendizagem individuais
COMPORTAMENTO	Meça o quanto seu treinamento influenciou o comportamento dos participantes e avalie como eles aplicam tal informação no trabalho
RESULTADOS	Meça e analise o impacto de seu treinamento no nível empresarial e certifique sua vinculação ao indivíduo ou ao programa

Nível 2 - Aprendizagem

O processo de avaliação de aprendizagem mais utilizado é a avaliação somativa. Realizada ao final de um curso ou unidade de ensino, esse tipo de avaliação classifica os alunos de acordo com os níveis de aproveitamento previamente estabelecidos. Também é conceituada como avaliação final, pois ocorre no final de um processo de educação e aprendizagem, desempenhando uma função classificatória. A avaliação somativa define escopos e frequentemente se baseia em conteúdos e procedimentos de medida, como provas, testes objetivos, dissertações argumentativas e listas de verificação.

Para avaliar o conhecimento adquirido, são realizados testes antes e após o aluno participar das sessões de treinamento. Esses testes são compostos por questões objetivas de escolha múltipla, sendo a construção das questões orientada pelos objetivos de aprendizagem e pelo conteúdo abordado no programa de treinamento.

No que diz respeito à avaliação de habilidades e atitudes desenvolvidas, é conduzido o *objective structured clinical examination* (OSCE) após o aluno participar das sessões de treinamento. Essa avaliação é realizada e documentada em listas de verificação, as quais são construídas considerando o passo a passo da execução de um determinado procedimento assistencial.

Nível 3 - Comportamento

Esse nível avalia a mudança de comportamento dos alunos, ou seja, se o que eles aprenderam está sendo aplicado em sua prática profissional, sendo um fator determinante para gerar resultados organizacionais. A avaliação é determinada para alguns programas de treinamento e pode ser realizada por meio da coleta de resultados de indicadores de processos já existentes na instituição, que refletem os objetivos de aprendizagem do curso. Além disso, a avaliação pode ser feita por meio da elaboração de instrumentos, como listas de verificação e roteiros de entrevistas.

Os resultados dos indicadores de processos que demonstram o impacto do programa de treinamento são comparados antes e depois do treinamento. Isso permite avaliar se houve uma melhoria nas práticas e no comportamento dos profissionais após a participação no programa de treinamento. Essa análise contribui para verificar a eficácia do treinamento em termos de aplicação prática no ambiente de trabalho.

Nível 4 - Resultado

O nível 4 da avaliação de Kirkpatrick mede o efeito do treinamento na instituição, ou seja, se a mudança de comportamento dos alunos produziu resultados organizacionais. Essa forma de avaliar os resultados também é determinada apenas para alguns programas de treinamento e é coletada por meio de indicadores de gestão estratégica e resultados. Isso significa analisar se as mudanças de comportamento dos profissionais impactaram positivamente os resultados globais da instituição.

Chegando ao final deste capítulo, é importante ressaltar que a educação médica continuada também considera a formação profissional e o aprimoramento contínuo. As ações de desenvolvimento para a formação profissional incluem atividades que conferem credenciais e titulações permanentes, como graduação, pós-graduação *stricto sensu*, pós-graduação *lato sensu* (especialização), MBA, pós-doutorado, certificação e título de especialista.

Por outro lado, as ações de aprimoramento contínuo incluem todas as atividades que contribuem para que o profissional desempenhe suas responsabilidades do cargo, considerando o desenvolvimento de conhecimentos, habilidades e atitudes. Isso pode envolver treinamentos, cursos, reuniões, *workshops*, participação em congressos, conferências, palestras, pesquisas científicas, apresentações em eventos científicos, elaboração de normas, políticas e protocolos, entre outros.

Finalmente, fechando o ciclo de desenvolvimento contínuo, é importante reconhecer os profissionais por seu empenho e destaque em participar de programas de educação médica continuada. Isso pode ser feito ao se estabelecer critérios e parâmetros classificatórios para o reconhecimento, o que pode incluir elogios, recompensas financeiras, benefícios ou presentes. Também é necessário implementar um programa de engajamento para o sucesso coletivo e individual dos programas de educação médica continuada.

CONSIDERAÇÕES FINAIS

A formação médica, a qualificação profissional e a educação continuada estão diretamente relacionadas aos resultados clínicos e institucionais. No entanto, o grande desafio das organizações é engajar os profissionais na promoção e na manutenção do desenvolvimento profissional. Outro ponto importante a se destacar é a necessidade de estabelecer sólidos programas de educação médica continuada por meio das mais adequadas estratégias educacionais, considerando as habilidades a serem desenvolvidas.

REFERÊNCIAS

1. Abbad G, et al. Aprendizagem humana nas organizações e trabalho. In JC Zanelli, et al. Psicologia, organizações e trabalho no Brasil. Porto Alegre: Artmed, 2004. p. 237-75.
2. Abbad G, Mourão L. Treinamento, desenvolvimento e educação em organizações e trabalho: fundamentos para a gestão de pessoas. Porto Alegre: Artmed, 2006. p. 395-421.
3. Bezerra ALR, Júnior JFS. Tecnologias da Informação para EaD: ambientes virtuais de aprendizagem - requisitos para sua implementação e desenvolvimento. Dissertação de Mestrado em Ciência da Computação da Universidade Federal de Pernambuco, 2009.
4. Cantillon P, Jones R. Does continuing medical education in general practice can make a difference? BMJ 1999;318:1276-9. Disponível em: http://bmj.com/cgi/content/full/318/7193/1276.
5. Carvalho JA. Andragogia: Considerações sobre o aprendizado do adulto, Rempec - Ensino, Saúde e Ambiente. 2010;3:78-90.
6. Datrino RC, et al. Avaliação Como Processo de Ensino-Aprendizagem: Rev Educ. 2010;15:27-44.
7. Dourado ASS, et al. Ensino Baseado em Simulação na Formação Continuada de médicos: análise das Percepções de alunos e Professores de um Hospital do Rio de Janeiro. Rev Bras Educ Med. 2014;38(4).
8. Dutra J. Gestão de pessoas com base em competências. In: J Dutra. Gestão por competências: Um modelo avançado para o gerenciamento de pessoas. São Paulo, Ed Gente, 2001.
9. Fox Rd, Bennet Nl. Learning and change: implications for continuing medical education. BMJ 1998; 316:466-8. Disponível em: http://bmj.com.cgi/content/full/316/7129/466.
10. Holm HA. Should doctors get CME points for reading? BMJ 2000;320:394-5. Disponível em: http://bmj.com/cgi/content/full/320/7232/394.

11. Jansen JJM, et al. Assessment of competence in technical clinical skills of general practitioners. Med Educ 1995;29:247-53.
12. Kern DE, et al. Curriculum Development for Medical Education: A six step Approach. 2.ed. Baltimore: Johns Hopkins University Press, 2009.
13. Mack M. Points for reading as part of continuing medical education. BMJ 2000;320:1408-10. Disponível em: http://bmj.com/cgi/ content/full/320/7246/1408/a. 16.
14. Maia R F, et al. Efeitos da transferência de aprendizagem entre tarefas: saque do voleibol para o saque do tênis. Rev Mackenzie Educ Fis Esp.2007;6:135-144.
15. Relvas MP. Neurociência e as Práticas Pedagógicas. Rio de Janeiro, Wak Ed, 2012.
16. Said F. American medical education 100 years after the Flexner report. N Eng J Med.2006;55(13):1339-44.

Programas de qualidade e gerenciamento de risco em maternidades

24

Marina Bortoletto Cossulin

INTRODUÇÃO

A segurança do paciente adquiriu grande importância em todo o mundo, tanto para os profissionais de saúde envolvidos no cuidado ao paciente quanto para o próprio indivíduo doente e seus familiares, sendo um dos atributos da qualidade do cuidado e uma estratégia prioritária a moderna.

Um dos princípios éticos norteadores da prática médica, tão antigo quanto Hipócrates, é o conceito da não maleficência (*N.T.: primum non nocere*). Entretanto, as intervenções tornaram-se cada vez mais poderosas e as possibilidades se ampliaram, o que culminou em uma maior complexidade nos processos de assistência médica e, consequentemente, um aumento do potencial de risco.

Com o lançamento do emblemático relatório "*to err is human: building a safer health system*" (Errar é humano: construindo um sistema de saúde mais seguro), publicado pelo Instituto de Medicina dos Estados Unidos em 1999, veio à tona a relevância do cuidado inseguro. O relatório trouxe uma taxa de mortalidade proveniente da ocorrência de eventos adversos de dois estudos anteriores e mostrou que pelo menos 44 mil pessoas (número que pode chegar a 98 mil) morreram em hospitais a cada ano como resultado de erros na assistência à saúde.

Grandes estudos de investigação estimam que um em cada 10 pacientes está sujeito a um evento adverso enquanto recebe cuidados de saúde em países de alta renda. Outro estudo, uma revisão sistemática, avaliou prontuários de países desenvolvidos (EUA, Austrália, Reino Unido, Nova Zelândia e Canadá) e encontrou uma incidência geral mediana de eventos adversos de 9,2%, dos quais 43% são evitáveis, sendo que mais da metade dos casos estão relacionados a procedimentos cirúrgicos (40%) e erros de medicação (15%).

Já em países de baixa e média renda, as informações sistêmicas disponíveis são limitadas; no entanto, alguns estudos estimam que um em cada quatro pacientes seja prejudicado, com 134 milhões de eventos adversos ocorrendo anualmente em função do atendimento inseguro em hospitais, haveria cerca de 2,6 milhões de mortes ao ano.

A anestesiologia, por compartilhar a responsabilidade pela qualidade da segurança do paciente, incluindo todo o processo perioperatório, e muitas outras situações, tem, desde o princípio, participado de tentativas sistemáticas para melhorar a segurança do paciente. Um exemplo é o estabelecimento de um padrão de códigos de cores para cilindros de gás medicinais desde 1932.

Para cirurgias e procedimentos invasivos, é necessário realizar a anestesia, pois ela é um coadjuvante que facilita a realização do procedimento cirúrgico, o próprio procedimento terapêutico e quase nunca confere qualquer efeito direto benéfico terapêutico em si. Por isso, os riscos associados à anestesia devem ser os menores possíveis. Com isso, a anestesiologia vem realizando significativos esforços para manter os pacientes anestesiados tão seguros quanto possível. Mas qual o resultado? Bem, a anestesia é considerada líder em segurança do paciente, servindo, inclusive, como modelo para melhorar a qualidade e a segurança em saúde.

GERENCIAMENTO DE RISCO EM SAÚDE

O processo pelo qual as organizações analisam metodicamente os riscos inerentes às respectivas atividades é chamado gerenciamento de risco, cujo objetivo é identificar, estimar e controlar os riscos. Esse objetivo deve ser o elemento central no planejamento estratégico de qualquer tipo de instituição.

Se pensarmos na evolução histórica do conceito de saúde e doença, entendemos como a qualidade e a segurança do paciente se desenvolveram ao longo do tempo. É sabido que, na antiguidade, a doença era vista como um sinal de desobediência ao mandamento divino, enquanto a cura era uma questão de fé. No entanto, várias personalidades ao longo da história foram importantes para a construção do conceito de segurança em saúde. Entre elas, citaremos algumas a seguir.

Florence Nightingale, enfermeira britânica do século XIX, incentivou mudanças no cuidado visando à melhoria da segurança do paciente. Introduziu alterações simples em relação à higiene e à alimentação dos soldados, demonstrando que problemas com saneamento, contaminação da água, superlotação dos espaços e ventilação incorreta resultavam em maus prognósticos. Quando esses aspectos eram modificados, era possível diminuir o número de mortes e infecções.

Semmelweis, médico responsável por uma maternidade no século XIX, observou que a taxa de mortalidade por febre puerperal era menor nos partos assistidos por enfermeiras do que naqueles assistidos por estudantes de medicina. Ao analisar de perto, identificou que os estudantes saíam dos procedimentos de autópsia e, em seguida, procediam com a assistência ao parto sem realizar a higiene das mãos. Instaurou a obrigatoriedade da higienização das mãos pelos estudantes, o que resultou em uma diminuição na taxa de mortalidade pós-parto, que foi equiparada à das enfermeiras. Entretanto, suas sugestões não foram bem aceitas na época.

Ernest Amory Codman, médico cirurgião em Boston, fundou um hospital no século XIX e acompanhou os pacientes que ele mesmo operava, identificando erros de diagnóstico e tratamento e monitorizando os resultados alcançados. Quando publicou seus resultados, incentivou que todos os serviços fizessem o mesmo, para que os erros fossem conhecidos e corrigidos. No entanto, não foi bem aceito na época, e seus estudos foram publicados apenas anos depois.

É importante observar como esses profissionais, mesmo em uma época com tecnologias e conhecimentos limitados, desenvolveram a percepção de que a ação do profissional de saúde pode contribuir, de forma favorável ou desfavorável, para o desfecho clínico do paciente. Todos desenvolveram medidas para tornar o cuidado mais seguro, incluindo o conhecimento, a divulgação e o trabalho com os erros.

Um ponto considerado divisor de águas para a qualificação da assistência prestada hoje foi o lançamento do relatório "*errar é humano: construindo um sistema de saúde mais seguro*", em 1999, um marco para a segurança do paciente. Com o impacto dessa publicação, em 2004, a OMS criou a Aliança para a Segurança do Paciente, sendo uma das principais iniciativas o desenvolvimento de uma Classificação Internacional para a Segurança do Paciente (ICSP), justificado pela necessidade de padronização da linguagem envolvendo o tema.

Essa classificação exibe um conjunto de conceitos ligados por relações semânticas para estruturar a informação a ser utilizada para vários objetivos, como estatísticas nacionais, estudos descritivos e investigação de avaliação. Foi organizada em uma estrutura que realça a identificação, a prevenção, a detecção e a mitigação do risco, bem como a recuperação do incidente e a resiliência do sistema (Figura 1).

Na estrutura conceitual, é possível categorizar o tipo de incidente e as consequências ao paciente, lembrando que incidente relacionado ao cuidado em saúde é um evento ou uma circunstância inesperada que resulta em dano desnecessário ao paciente, não relacionado ao processo natural da doença. A seguir, as definições para os principais termos relacionados ao ICSP (Figura 2):

- **Evento:** algo que envolve ou ocorre com o paciente.
- **Circunstância notificável:** situação ou fator que pode influenciar um evento, um agente ou uma pessoa.
- **Dano:** dano da estrutura ou função do corpo e/ou qualquer efeito deletério dele oriundo. Inclui doenças, dano ou lesão, sofrimento, incapacidade ou disfunção e morte. O dano pode ser físico, social ou psicológico.
- ***Near miss* ou quase falha:** incidente que não atingiu o paciente.
- **Incidente sem dano:** incidente que atingiu o paciente, mas não causou dano.
- **Evento adverso:** incidente que resulta em dano ao paciente.

É imprescindível que a instituição de saúde adote uma política de prevenção de riscos como requisito para a qualidade. Os principais objetivos dessa política são prevenir os incidentes que possam causar eventos adversos, e criar uma base mais sólida e segura para a tomada de decisão e para o planejamento da segurança do paciente a partir do monitoramento e da minimização de riscos.

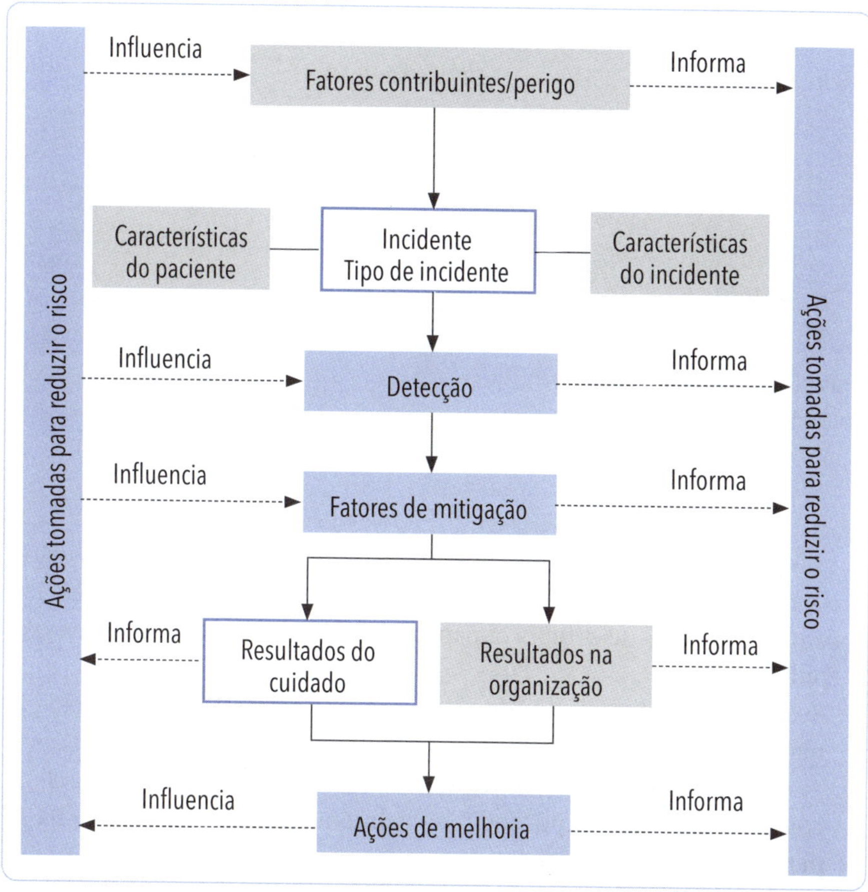

Figura 1 Estrutura conceitual da classificação internacional sobre segurança do paciente.

Colorido: resiliência do sistema (avaliação de riscos pró-ativa e reativa); **cinza:** informação descritiva; **fundo branco:** categorias clinicamente significativas e reconhecíveis para identificação e recuperação de incidentes. As linhas cheias representam as ligações sistêmicas entre classes. As linhas tracejadas representam o fluxo de informação.

Fonte: adaptada de Classificação Internacional para Segurança do Paciente.

GERENCIAMENTO DE RISCO EM ANESTESIOLOGIA

Apesar de o crescente envelhecimento da população vir acompanhado de pacientes com maior comorbidades, o que invariavelmente aumenta o risco do trabalho do anestesiologista, foi observado um aumento na segurança dos procedimentos anestésicos nas últimas décadas. Houve uma redução significativa das complicações relacionadas às técnicas anestésicas,

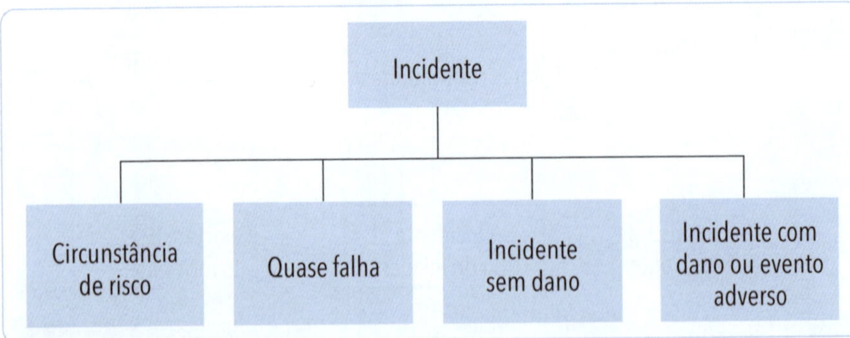

Figura 2 Tipo de Incidente.
Fonte: adaptada WHO, 2009.

ERRAR É HUMANO

Mesmo nas melhores instituições de saúde do mundo, os erros são esperados, afinal, os humanos são falíveis. Consideramos a existência de três categorias de comportamento que são esperadas e que devemos conhecer:

Erro humano: é esperado que aconteça. São ações não intencionais e podem ser categorizadas como deslizes, lapsos, etc.

Comportamento de risco: ação intencional que aumenta o risco. Pode ser realizada porque é "socialmente aceita" ou por falha na percepção dos envolvidos.

Violações: ação intencional. Escolha individual de assumir um risco não justificável de maneira consciente, o que engloba imprudência, imperícia e negligência.

Como a natureza humana não é mutável, é importante que a instituição crie processos/barreiras fortes, blindando o máximo possível o paciente, para que o incidente não o atinja.

associada a melhor preparo dos médicos, melhor conhecimento das doenças, melhor preparo dos pacientes, instituição de consultas pré-anestésicas, *checklist* de cirurgia segura, fármacos mais seguros, equipamentos mais modernos e adequada monitorização nos períodos intraoperatório e pós-anestésico.

Com o intuito de criar medidas mais eficazes nas organizações de saúde e evitar eventos adversos, alguns autores sugerem que o setor da saúde deveria desenvolver parcerias com setores em que a segurança é regra, como a indústria da aviação. Em contrapartida, outros autores argumentam que os melhores exemplos de como mitigar riscos vêm de dentro da própria medicina, como é o caso dos serviços de anestesiologia, que conseguiram reduzir o risco de morte associada à anestesia de 1 em 5 mil para 1 em 250 mil, nos EUA, em apenas 25 anos. Infelizmente, em países subdesenvolvidos, a taxa de mortalidade associada à anestesia parece ser 100-1000 vezes mais alta, indicando uma falta séria e contínua de anestesia segura nesses cenários.

A anestesiologia pode interferir positiva ou negativamente na segurança do paciente, pois várias ações e desafios globais priorizados pela OMS estão diretamente relacionados aos processos anestésicos, como, erros relacionados a medicamentos, transfusão sanguínea, redução de infecção associada à saúde por meio da higienização das mãos e promoção de cirurgia mais segura por meio de uma lista de verificação.

É necessário que exista uma cultura de segurança amadurecida por parte de toda a equipe que presta cuidado à saúde, em especial dos médicos anestesiologistas, para que as notificações dos eventos adversos sejam compreendidas como uma ferramenta para prevenção de futuros danos. Entendendo que, em países desenvolvidos, cerca de metade de todos os eventos adversos em pacientes hospitalizados estão relacionados à assistência cirúrgica, fica clara a importância de se falar em gerenciamento de risco em anestesiologia, visto que o médico anestesiologista está envolvido em todo o processo cirúrgico do paciente, ou seja, no pré-operatório, no intraoperatório e no pós-operatório.

PRÉ-OPERATÓRIO

Avaliação pré-anestésica

Quando paramos para pensar na atuação do anestesiologista, percebemos a importância de uma avaliação pré-operatória adequada. A obrigação do serviço de saúde é garantir a infraestrutura propícia para que o médico possua os recursos necessários para desenvolver sua prática profissional com qualidade e segurança. Por outro lado, é importante frisar a importância da escolha do profissional em seguir adequadamente um processo imposto pela instituição, a fim de prevenir danos.

PARA REFLETIR

Sra. Lúcia, 41 anos, 1G0P0P, IG: 39 semanas, altura: 1,70m, peso: 80 kg. Histórico de trombofilia. Iniciou anticoagulação na gestação.

Deu entrada no centro obstétrico para um parto cesáreo eletivo agendado para as 14h com a equipe médica do serviço. Em função da grande demanda do dia, com várias condições não previstas, o procedimento da Sra. Lúcia estava atrasado há 45 minutos. O médico anestesiologista, Dr. João, responsável por realizar a avaliação pré-anestésica da Sra. Lúcia, fez as perguntas de forma apressada, sem se atentar às respostas. Avaliou a via aérea, classificou a paciente como ASA I e solicitou que fosse encaminhada para a sala cirúrgica imediatamente, pois os procedimentos estavam muito atrasados.

A Sra. Lúcia foi então submetida a uma raquianestesia. Contudo, o que o Dr. João não sabia era que a paciente havia feito uso de 60 mg de clexane menos de 6 horas antes do procedimento.

No pré-operatório, a avaliação pré-anestésica (APA) é realizada, visa a um melhor planejamento do ato anestésico. Conhecer os riscos anestésicos associados à condição prévia do paciente, ao tratamento medicamentoso e ao histórico de cirurgias anteriores é um componente essencial da boa prática anestésica, influenciando positivamente a segurança do cuidado, a melhora dos resultados e a satisfação do paciente.

A resolução n. 1802/2006, publicada pelo Conselho Federal de Medicina (CFM), em seu artigo 1° determina aos médicos anestesiologistas que, "antes da realização de qualquer anestesia, exceto nas situações de urgência, é indispensável conhecer, com a devida antecedência, as condições clínicas do paciente".

Em 2011, um estudo na Austrália, concluiu que 14% das complicações anestésico-cirúrgicas e 39% das mortes atribuídas à anestesia estavam diretamente associadas à avaliação pré-operatória inadequada. No Brasil, um estudo estimou que cerca de 11% dos incidentes pós-operatórios tinham relação direta com avaliação pré-cirúrgica inadequada.

A APA, que é considerada uma boa prática anestésica, além de obrigatória, e um direito do paciente, tem a função de prever e prevenir eventos adversos inerentes ao estado clínico e à anestesia.

INTRAOPERATÓRIO

Checklist de cirurgia segura

A ocorrência de eventos adversos durante o intraoperatório não é incomum, e quase metade deles são causados por erros ou situações evitáveis, como falhas na identificação do paciente, do procedimento ou da localização do sítio cirúrgico, problemas com equipamento de anestesia, falta de material cirúrgico ou uso de equipamentos não estéreis, perdas sanguíneas maiores que o esperado e retenção inadvertida de corpo estranho dentro de cavidades.

Devido ao impacto negativo que a ocorrência de um evento adverso no intraoperatório ocasiona, não só ao paciente, mas também ao profissional que o assiste, um dos desafios lançados pela Aliança Mundial de Segurança do Paciente foi o Programa Cirurgias Seguras Salvam Vidas, que propôs a utilização de um *checklist* transoperatório que possibilita uma avaliação integral do paciente, abrangendo três momentos: antes da

PARA REFLETIR

Sra. Camila, 35 anos, nulípara, com histórico de múltiplos miomas, foi internada para cirurgia de miomectomia por laparotomia. Foi encaminhada para a sala operatória após avaliação pré-anestésica, na qual o médico anestesiologista, Dr. Pedro, a classificou como Mallampati Classe 3. Ele comunicou à equipe de enfermagem que precisaria de material para via aérea difícil disponível em sala.

A enfermeira responsável iniciou o *checklist* para cirurgia segura e, ao questionar o Dr. Pedro se os aparelhos de anestesia, aspirador e materiais de intubação haviam sido checados, a resposta foi sim. No entanto, ele não havia realizado a verificação de fato, pois nunca houve problemas naquele hospital, e ele já havia deixado claro para a equipe o que seria necessário.

Durante a indução anestésica, foi identificada a necessidade de material para via aérea difícil. No entanto, o material não estava disponível, pois a técnica de enfermagem, a quem ele havia comunicado, já havia encerrado o turno e não havia repassado a necessidade desse material para a equipe seguinte em sala.

indução anestésica, antes do início da cirurgia e antes que o paciente deixe a sala cirúrgica.

Um estudo realizado nos EUA em 2018 analisou 2.846.305 atestados de óbitos; de todas as mortes, 0,16% a 1,1% foram atribuídas a eventos adversos, sendo 87,2% decorrentes de complicações de procedimentos médicos e cirúrgicos.

No Brasil, um estudo revelou que 1 em cada 150 pacientes hospitalizados morre em decorrência de um incidente, e quase dois terços desses eventos adversos estão relacionados à assistência cirúrgica. Outro estudo, realizado em 2008, avaliou 1.103 pacientes de dois hospitais brasileiros e identificou que 56 deles sofreram eventos adversos. As infecções associadas aos cuidados à saúde e as complicações cirúrgicas e/ou anestésicas representaram 44,6% dos danos.

Com esses dados, é possível entender a importância de conhecer e monitorar os incidentes relacionados ao processo cirúrgico, inclusive a importância de realizar o *checklist* de cirurgia segura de forma adequada, pois não existem mais dúvidas sobre sua contribuição para a melhoria do cuidado ao paciente cirúrgico, minimizando erros preveníveis e melhorando a qualidade do cuidado.

ERRO DE MEDICAÇÃO

Como já foi destacado, diversos fatores podem levar o profissional a cometer erros, como processos inseguros no serviço, fatores humanos e escolhas pessoais de cada profissional. É inegável que, quando um profissional se envolve em um evento adverso, pode experimentar importantes repercussões emocionais decorrentes do incidente.

No contexto de erros de medicação no intraoperatório, compreendemos que a adesão às diretrizes e aos processos que aumentam as barreiras ao dano é ainda mais crucial quando se trata do médico anestesiologista. Essa especialidade participa ativamente de todo o processo da medicação, pois prescreve, prepara e administra a medicação muitas vezes sem uma segunda checagem.

O erro de medicação é definido pelo *united states national coordinating council for medication error reporting and prevention* como "qualquer evento evitável que pode causar ou levar ao uso inadequado de medicação ou dano ao paciente enquanto a medicação está sob controle do sistema de saúde, profissional de saúde, paciente ou consumidor".

PARA REFLETIR

Dra. Camila, médica anestesiologista, estava há 16 horas de plantão, cansada e preocupada com um familiar gravemente doente. No entanto, não havia plantonista suficiente no dia, e ela precisava completar suas 24 horas de plantão. Entrou no seu oitavo procedimento do dia, que consistia em realizar uma raquianestesia para um parto cesáreo eletivo. Preparou todo o material e posicionou a paciente. A maleta de medicação já estava separada, contendo todos os tipos de medicação necessários.

Ao aspirar o fentanil, que deveria ser administrado intratecal, Dra. Camila inadvertidamente aspirou o ácido tranexâmico, pois as ampolas eram muito parecidas e estavam lado a lado na maleta. Não percebendo o equívoco, ela administrou a medicação erroneamente de forma intratecal.

Em um estudo realizado por Bates et al. foi identificado um número alarmante: cerca de dois a cada 100 pacientes sofrem algum evento adverso evitável envolvendo erro de medicação, resultando em um aumento médio dos custos hospitalares de cerca de 4.700 dólares por internação, ou aproximadamente 2,8 milhões de dólares anuais para um hospital com 700 leitos. Isso nos leva a refletir sobre a necessidade de priorizar os eventos adversos em saúde como um problema urgente de saúde pública.

Em um dos únicos estudos observacionais prospectivos sobre erros de medicação em sala cirúrgica, os autores identificaram 5,3% de erros de medicação, sendo 79,3% deles evitáveis. Erros comuns incluíam dose errada, erro no cálculo da dose, concentração ou taxa de infusão, substituição do fármaco (troca de seringa, ampola ou frasco), repetição (dose extra) e omissão (dose esquecida).

Os serviços de saúde precisam desenvolver barreiras para mitigar a probabilidade de erros de medicação, pois, embora nem todo incidente resulte em dano ao paciente, o potencial de dano em erros de medicação sempre será catastrófico, tanto para o paciente quanto para o próprio profissional. Portanto, é crucial instituir medidas para diminuir o risco da ocorrência desses eventos ao mínimo possível.

PÓS-OPERATÓRIO

Gerenciamento de alarmes na recuperação pós-anestésica

Os sinais sonoros gerados por monitores, bombas de infusão e muitos outros dispositivos servem como uma maneira de informar os profissionais de saúde acerca dos parâmetros vitais dos pacientes, bem como sobre quaisquer falhas nos equipamentos. No entanto, muitas vezes, esses sinais são falsos ou clinicamente insignificantes, situação que representa 85-99% de todos os alarmes.

A fadiga pode ser definida como falta de energia para agir, podendo ser aguda e passar após um período de repouso, ou crônica, caracterizada por esgotamento físico e mental irreversível. No caso da fadiga de alarmes, ela pode ser definida como uma exposição excessiva ao estímulo gerado pela unidade de monitoramento.

PARA REFLETIR

A recuperação pós-anestésica (RPA) é considerada um setor crítico, e os profissionais que lá atuam já estão adaptados aos barulhos característicos desse ambiente. Dentro da RPA, todos aumentam o tom de voz para serem ouvidos, mas isso não incomoda os profissionais. A equipe está ciente de que os aparelhos são extremamente sensíveis a qualquer mudança e chegaram à conclusão de que "apitam por qualquer coisa", então todos convivem bem com o barulho, ignorando-o.

A médica anestesiologista responsável pelo setor, Dra. Júlia, é acionada com urgência pela técnica de enfermagem para se dirigir até o leito 4. Ao chegar ao leito, identifica que a paciente, no pós-operatório imediato (POI) de parto cesáreo, apresenta sangramento vaginal ativo em grande quantidade, está inconsciente, descorada +4/+4 e com pressão arterial no monitor multiparamétrico de 60/30 mmHg. Ao questionar sobre o momento em que o quadro se iniciou, ninguém soube informar, pois a técnica de enfermagem estava apenas passando pelo leito da paciente quando identificou o quadro. O monitor estava acionando o alarme em função das alterações nos sinais vitais, mas isso não chamou a atenção da equipe, dada a rotina habitual daquele setor.

Alarmes inconsistentes incomodam e estressam os profissionais de saúde, o que pode interferir no atendimento ao paciente. A sobrecarga sensorial proveniente dos alarmes falsos positivos leva à dessensibilização, tornando o profissional de saúde mais propenso a ignorar alarmes que alertam sobre riscos reais para o paciente. Em 2020, o Emergency Care Research Institute (ECRI) listou o perigo relacionado a alarmes entre os 10 principais perigos de tecnologias de saúde.

As possíveis causas da fadiga de alarmes incluem fatores técnicos, organizacionais e educacionais, e sua solução envolve ações que impactam uma ou mais dessas dimensões. A seleção criteriosa dos monitores para cada paciente, evitando monitoramento excessivo, a escolha cuidadosa dos limites de alarme e o uso de alarmes multimodais podem reduzir o número de alarmes incômodos.

A recuperação pós-anestésica (RPA) é um ambiente de alto risco para a fadiga de alarmes, e a personalização dos limites de alarmes com base nos valores basais de cada paciente pelo anestesiologista é fundamental para reduzir o número de alarmes clinicamente insignificantes e aumentar a taxa de alarmes clinicamente significativos, contribuindo para aprimorar a segurança do paciente e evitar eventos adversos graves.

CONSIDERAÇÕES FINAIS

Como já sabemos, os eventos adversos ocorrem mesmo nas melhores instituições de saúde do mundo; no entanto, o diferencial está em como as instituições agem diante da ocorrência de um incidente. Quando o paciente é exposto a um incidente, independentemente se houve dano ou não, as consequências não são apenas para ele, mas também para o profissional de saúde envolvido, pois as repercussões emocionais para aquela pessoa podem ser catastróficas.

O gerenciamento de risco é imprescindível para qualquer serviço, pois, para evitar a ocorrência de um evento adverso, é preciso conhecer os riscos presentes naquele serviço. Mesmo mais de 20 anos após a primeira publicação do relatório *To Err is Human,* do IOM, os números ainda continuam alarmantes. Compreendemos que ainda temos uma longa jornada pela frente quando se trata de incidentes em saúde, e o gerenciamento de risco deve ser o caminho escolhido para alcançarmos o tão sonhado objetivo de um cuidado de saúde mais seguro.

REFERÊNCIAS

1. Abeysekera A, et al. Drug error in anaesthetic practice: a review of 896 reports from the Australian Incident Monitoring Study database. Anaesthesia.2005;60:220-7.
2. Annas GJ. Worst case bioethics: death, disaster, and public health. Oxford: Oxford University Press; 2010.
3. Bates DW, Spell N, Cullen DJ, et al. The costs of adverse drug events in hospitalized patients. JAMA.1997;277:307-11.
4. Conselho Federal de Medicina. Resolução n.2174, de 2017. Dispõe sobre a prática do ato anestésico e revoga a Resolução CFM n.1802/2006.
5. De Vries EM, et al. The incident and nature of in-hospital adverse events: a systematic review. Qual Saf Health Care.2008;17:216-23.
6. Eichhorn JH. APSF hosts medication safety conference: consensus group defines challenges and opportunities for improved practice. APSF Newsletter.2010;25:1-8.
7. Elis H. Florence Nightingale: Creator of modern nursing and public health pioneer. J Perioper Pract.2020;30(5).145 6.
8. Giannattasio MB, Taginuch FP. Avaliação da segurança do paciente em cirurgia cardíaca em um hospital público. Rev. SOBECC, São Paulo.2016;21(3):125-131.
9. Gupta VK, et al. Semmelweis Reflex: An Age-Old Prejudice. World Neurosurg. 2020;136:e119-25. doi: 10.1016/j.wneu.2019.12.012.
10. Haynes AB, et al. Safe Surgery Saves Lives Study Group. A surgical safety checklist to reduce morbidity and mortality in a global population. N Engl J Med.2009;360:491-9.
11. Hinrichsen, SL. Qualidade e segurança do paciente: gestão de riscos / Sylvia Lemos Hinrichsen – Rio de Janeiro, MedBook, 2012.
12. Hu X, et al. Predictive combinations of monitor alarms preceding in-hospital code blue events. J Biomed Inform.2012;45:913-21.
13. K Nakayama D. Ernest Amory Codman and the End Result Idea in Surgical Quality. Am Surg. 2022;313:482211-344.
14. Kohn LT, et al. Institute of Medicine. To err is human: building a safer health system. Washington (DC): National Academies Press; 2000 https://www.nap.edu/read/9728/chapter/1, acesso em 20 ago. 2023.
15. Magalhães Filho LL, et al. Impacto da avaliação pré-anestésica sobre a ansiedade e a depressão dos pacientes cirúrgicos com câncer. Rev Bras Anestesiol.2006;56:126-36.
16. Mattos SLL. Declaração de Helsinque sobre a segurança dos pacientes em anestesiologia. Anestesia em Revista. 2018;68(2):6-7.
17. Mendes W, et al. Características de eventos adversos evitáveis em hospitais no Rio de Janeiro. Rev Assoc Med Bras.2013;59(5):421-8.
18. Ministério da Saúde. Portaria n.529, de 1º de abril de 2013. Institui o Programa Nacional de Segurança do Paciente.
19. Nanji KC, et al. Evaluation of perioperative medication errors and adverse drug events. Anesthesiology.2016;124:25-34.
20. National Academies of Sciences, Engineering, and Medicine; Health and Medicine Division; Board on Health Care Services; Board on Global Health; Committee on Improving the Quality of Health Care Globally. Crossing the global quality chasm: improving health care worldwide. Washington (DC): National Academies Press; 2018.
21. National Coordinating Council for Medication Error Reporting and Prevention. What is a medication error? Nova York: National Coordinating Council for Medication Error Reporting and Prevention; 2015. http://www.nccmerp.org/aboutmedication-errors.

22. Organização Mundial da Saúde. Segundo desafio global para a segurança do paciente: Manual - cirurgias seguras salvam vidas (orientações para cirurgia segura da OMS) / Organização Mundial da Saúde; tradução de Marcela Sánchez Nilo e Irma Angélica Durán – Rio de Janeiro: Organização Pan-Americana da Saúde; Ministério da Saúde; Agência Nacional de Vigilância Sanitária, 2009.
23. Organização Mundial da Saúde. Sistemas de notificação e aprendizagem de incidentes de segurança do paciente [livro eletrônico] / Organização Mundial da Saúde. Leme, Mizuno, 2021. p. 91.
24. Oura P. Medical adverse events in the US 2018 mortality data. Prev Med Rep.2021;24:101574. doi: 10.1016/j.pmedr.2021.101574.
25. Ozeke O, et al. Second victims in health care: current perspectives. Adv Med Educ Pract. 2019;10:593-603.
26. Plano de ação global para a segurança do paciente 2021-2030: Em busca da eliminação dos danos evitáveis nos cuidados de saúde. Genebra: Organização Mundial da Saúde; 2021.
27. Porter R. The Cambridge history of medicine. New York: Cambridge Univerisity; 2006
28. Pronovost PJ, et al. Reducing health care hazards: lessons from the commercial aviation safety team. Health Affairs.2009;28(3):w479-w489.
29. Purbaugh, T. Alarm fatigue: A roadmap for mitigating the cacophony of beeps. Dimens. Crit. Care Nurs.2014;33:4-7.
30. Ruskin KJ, Hueske-Kraus D. Alarm fatigue: impacts on patient safety. Curr Opin Anaesthesiol. 2015;28:685-90.
31. Silveira SQ, et al. Decreasing inconsistent alarms notifications: a pragmatic clinical trial in a post-anesthesia care unit, Braz J Anesthesiol.2023;S0104-0014(23)00081-7.
32. Tobias JD. Preoperative anesthesia evaluation. Semin Pediatr Surg 2018;27:67-74.
33. Weiser TG, et al. Na estimation of the global volume of surgery: a modelling strategy based on available data. Lancet.2008;372:139-44.
34. Winwood PC, et al. Development and validation of a scale to measure work-related fatigue and recovery: The Occupational Fatigue Exhaustion/Recovery scale (OFER). J Occup Environ Med. 2005;5:594-606.
35. World health Organization, World Alliance for Patient Safety. The conceptual framework for the International classification for patient safety: final technical report. Version 1.1. [Genebra]: WHO, 2009.

25 Métricas de satisfação e experiência

Lissandra Borba da Cunha

INTRODUÇÃO

Uma das principais características das instituições de prestação de serviços hospitalares está no fato de o serviço recebido ser avaliado simultaneamente ou imediatamente após ter sido prestado. Tal fato é potencializado por meio da ligação direta entre a experiência do paciente e o valor maior das pessoas, a vida, pois, nessas situações, nos tornamos extremamente exigentes e críticos, e o resultado desse serviço determina a felicidade, a saúde e o bem-estar.

Considerando a importância da satisfação do cliente para as empresas prestadoras de serviços é possível traçar um paralelo conceitual entre a definição contábil de "ativo intangível" e o valor intangível que um grupo fidelizado de clientes representa para a sustentabilidade de um negócio. Empresas de serviço de sucesso precisam estabelecer mecanismos para conquistar e reter os clientes conforme a segmentação estabelecida em seu modelo de negócio. Portanto, a fidelização de clientes representa a manutenção de seu "ativo intangível", visto que o cliente fiel representa para a empresa uma fonte consistente de receita ao longo do tempo.

A fidelização é a disposição de um cliente para prestigiar uma empresa a longo prazo, de preferência com exclusividade, e recomendar seus produtos e serviços a amigos e colegas. Contudo, é importante ressaltar que a fidelização de clientes estabelece um relacionamento de confiança, respeito, preferência e futuras interações entre as duas partes envolvidas no processo.

Cabe aos prestadores de serviço na área da saúde refletir sobre os principais determinantes do comportamento fiel de nossos clientes, ou seja, o que de fato os fideliza. O relacionamento inicia-se no primeiro contato do cliente com a empresa e a percepção de valor gerado, bem como a satisfação oriunda deste. Portanto, o alicerce da fidelização é o quanto de valor geramos para o cliente, percebido por meio da superação de expectativas, fornecimento de benefícios e qualidade do serviço.

A satisfação do cliente é o ponto de partida para a fidelidade, visto que o cliente, quando está realmente satisfeito, percebe claramente o valor gerado pelo serviço. É indispensável que as empresas saibam qual o nível de satisfação de seus clientes, sendo as pesquisas de satisfação ferramentas poderosas para a gestão organizacional, e o direcionamento da tomada de decisão estratégica, além de fonte inesgotável de oportunidades para projetos de melhoria, de processos e desenvolvimento de profissionais.

É possível descobrir a satisfação dos clientes por meio de busca ativa ou manifestações espontâneas. A busca ativa caracteriza-se por captar informações do cliente utilizando instrumentos estruturados e escalas de medida. Tradicionalmente, o cliente preenche uma pesquisa logo após o serviço recebido, podendo ser presencialmente, por meio de formulário impresso, ou distância, pela *web*. As manifestações espontâneas, como o nome mesmo diz, são registros da satisfação do cliente realizadas espontaneamente nos canais de comunicação, como *sites*, redes sociais, por telefone ou pessoalmente.

É importante ressaltar que as manifestações espontâneas coletadas e analisadas isoladamente não apresentam a satisfação dos clientes de forma ampla, pois, na grande maioria dos casos, essas manifestações são decorrentes da insatisfação do cliente e, dessa forma, podem gerar um viés negativo na análise. Por outro lado, as manifestações espontâneas são importantes para auxiliar e direcionar os gestores e líderes na implementação de melhorias.

A satisfação do cliente deve ser coletada utilizando métodos e métricas validadas a partir de uma amostra representativa e com alto nível de confiança, contendo perguntas fechadas e abertas. A análise deve ser sistematizada por meio de métodos quantitativos e qualitativos e disponibilizada para todos os gestores como subsídio para o processo de melhoria contínua.

Outro aspecto importante das pesquisas de satisfação é a percepção do cliente quanto à importância que a instituição dá à sua opinião, principalmente quando demonstra insatisfação e/ou manifesta-se por meio de reclamações, ocasionando um estreitamento na relação entre paciente, familiares e instituição, proporcionando um canal de comunicação e consolidando a relação de confiança e fidelidade.

Na década de 1970, as empresas começaram a olhar para a percepção do cliente quanto à qualidade dos serviços prestados, notando que estava diretamente relacionada a resultados estratégicos. Nesse contexto, a satisfação do usuário é considerada uma meta a ser alcançada pelos serviços de saúde, devendo, portanto, tornar-se um indicador estratégico.

Vários estudiosos consideraram diferentes conceitos relacionados à satisfação do cliente, ressaltando a correlação entre satisfação e expectativa como a equação final do nível de satisfação do cliente. Newsome e Wright "consideram que a percepção de qualidade antecede a satisfação do paciente, podendo ocorrer independentemente da experiência relativa a um serviço ou em decorrência da experiência atual com o serviço em questão".

Os autores ainda consideram o modelo de Zeithaml e Bitner, que diferencia em três níveis a expectativa do cliente: "O primeiro nível de expectativa é dos serviços desejados (*desired services*), aquele que o usuário gostaria de receber. Os usuários, no entanto, reconhecem que nem sempre é possível alcançar o serviço desejado, portanto eles carregam um segundo nível de expectativas, os serviços adequados (*adequate services*). Este representa um mínimo tolerável do desempenho dos serviços. Finalmente, os serviços presumidos (*predicted services*) representam o nível de expectativa no qual os usuários dimensionam aquilo que de fato os aguarda nos serviços, fazendo inferências sobre a probabilidade do desempenho dos serviços."

Assim, pode-se dizer que o cliente estabelece antecipadamente uma zona de tolerância a partir do pré-conceito entre o desempenho esperado e o adequado. Quando o desempenho experimentado ultrapassa os limites dessa zona de tolerância, ocorrem manifestações positivas e negativas de satisfação.

Pascoe "considera que a satisfação é uma avaliação pessoal do serviço recebido, baseada em padrões subjetivos de ordem cognitiva e afetiva e é estabelecida pela comparação entre a experiência vivida e critérios subjetivos do usuário. Esses critérios incluem a combinação dos seguintes elementos: um ideal de serviço, uma noção de serviço merecido, uma média da experiência passada em situações de serviços similares e um nível subjetivo mínimo da qualidade de serviço a alcançar para ser aceitável".

Muitos estudos têm a pretensão de determinar os fatores que afetam a percepção de satisfação do cliente. Segundo Weiss, há "quatro grupos principais de determinantes da satisfação: características dos pacientes (incluindo as sociodemográficas; as expectativas destes sobre a consulta médica e seus estados de saúde); características dos profissionais que prestam o atendimento (incluindo traços de personalidade, qualidade técnica e a 'arte do cuidado'); aspectos da relação médico-paciente; fatores estruturais e ambientais (incluindo o acesso, forma de pagamento, tempo de tratamento, marcação de consulta e outros)".

Segundo Esperidião e Trad, "o conceito de satisfação pode refletir diferentes objetivos de pesquisa (avaliar a qualidade ou conhecer a percepção do usuário) e encontra-se relacionado a eventos médicos e não médicos, servindo para avaliar desde alimentação, limpeza e conforto, até qualidade técnica dos serviços". Portanto, a avaliação da qualidade do serviço tem duas dimensões: desempenho técnico e o relacionamento com os pacientes.

Outra linha conceitual relaciona a satisfação com a fidelização do cliente, pois a percepção de qualidade e satisfação do cliente são fatores determinantes da fidelidade. Para Lovelock, Wirtz e Hemzo, "a base da verdadeira fidelidade está na satisfação do cliente, para a qual a qualidade de serviço é um componente fundamental. Clientes muito satisfeitos ou mesmo encantados têm mais probabilidade de serem defensores leais da empresa e o contrário, a insatisfação, afasta clientes e é fator fundamental de mudança de comportamento".

Segundo Lovelock, Wirtz e Hemzo, "a relação satisfação/fidelidade pode ser dividida em três zonas: deserção, indiferença e afeição (ver Figura 1). A zona de deserção encontra-se nos níveis baixos de satisfação. Os clientes trocarão de fornecedor a menos que os custos de troca sejam altos ou que não haja nenhuma alternativa viável ou conveniente. Clientes muito insatisfeitos podem tornar-se 'terroristas' e espalhar muito o boca a boca negativo. A zona de indiferença está nos níveis intermediários de satisfação. Nesse ponto, os clientes estão dispostos a trocar de fornecedor caso encontrem uma alternativa melhor. Por fim, a zona de afeição situa-se em níveis de satisfação muito altos e, nesse ponto, a fidelidade atitudinal de clientes pode ser tão elevada que eles não procuram outros prestadores de serviço. Clientes que elogiam a empresa em público e a indicam a outros são descritos como 'apóstolos'. Altos índices de satisfação levam à melhoria do desempenho futuro de um negócio".

Segundo Esperidião e Trad, há uma associação entre satisfação do cliente e continuidade do tratamento: "Estudos mostram que usuários satisfeitos tendem a aderir ao tratamento prescrito, a fornecer informações importantes para o provedor e a continuar utilizando os serviços de saúde, sendo referido, ainda, que pacientes satisfeitos são mais propensos a ter melhor qualidade de vida".

Para avaliarmos a opinião dos clientes das instituições de saúde, mais especificamente em hospitais, iremos apresentar, neste capítulo, três metodologias complementares entre si: *Net Promoter Score* (NPS), *Customer*

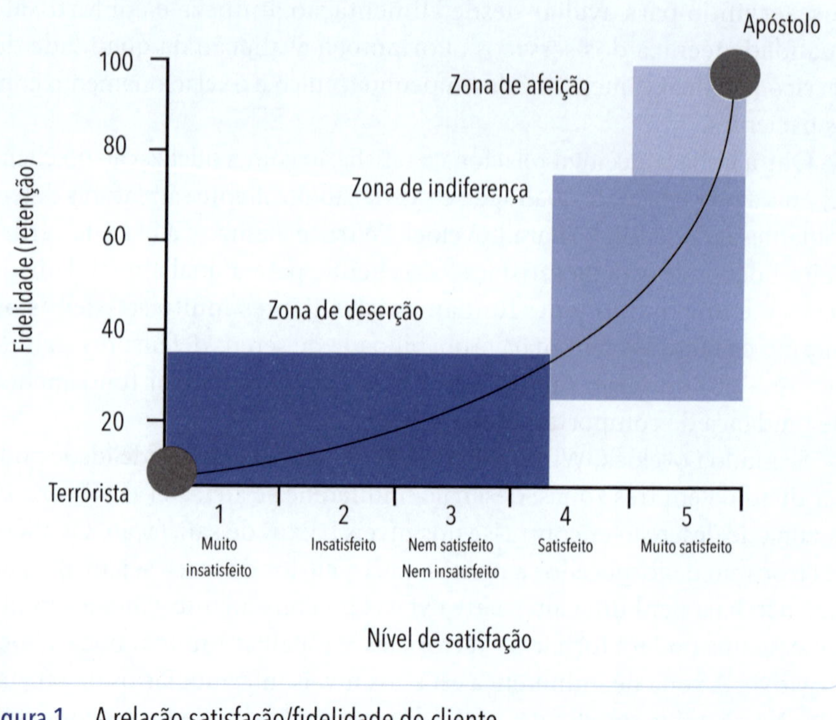

Figura 1 A relação satisfação/fidelidade do cliente.
Fonte: adaptado de Lovelock, C et al., 2011.

Satisfaction Score (CSAT) e o *Hospital Consumer Assessment of Healthcare Providers and Systems* (HCAHPS).

NET PROMOTER SCORE (NPS)

Segundo Reichheld e Markey, "o Net Promoter® Score (NPS) apareceu pela primeira vez na *Harvard Business Review*, no final de 2003, com o artigo 'The One Number You Need to Grow'. Tanto o artigo quanto o livro descreviam um método simples e prático de classificação de clientes com base na resposta a uma única pergunta: numa escala de 0 a 10, qual a probabilidade de você nos recomendar a um amigo ou colega? Essa pergunta traduz uma reflexão se tratamos bem o cliente a ponto de merecer sua lealdade".

Para Reichheld e Markey (2011, p. 3), "a única forma de saber se a empresa está cumprindo sua missão e melhorando a essência do NPS: um processo prático de mensuração capaz de avaliar com precisão o processo de uma empresa. O NPS (Figura 2) é um sistema de gestão que pode ajudar as empresas a terem a força necessária para chegar à excelência".

As notas 9 ou 10 classificam os clientes como promotores e representam sucesso, ou seja, os pontos positivos. Nenhum cliente atribui esses valores se o relacionamento com a instituição não tiver realmente melhorado sua vida. As notas 7 ou 8 são atribuídas pelos clientes neutros, aqueles que estão apenas satisfeitos e ainda não têm uma relação de fidelização com a marca. As notas de 0 a 6 são atribuídas pelos clientes detratores, que representam um fracasso no relacionamento, tendo resultados negativos. O resultado

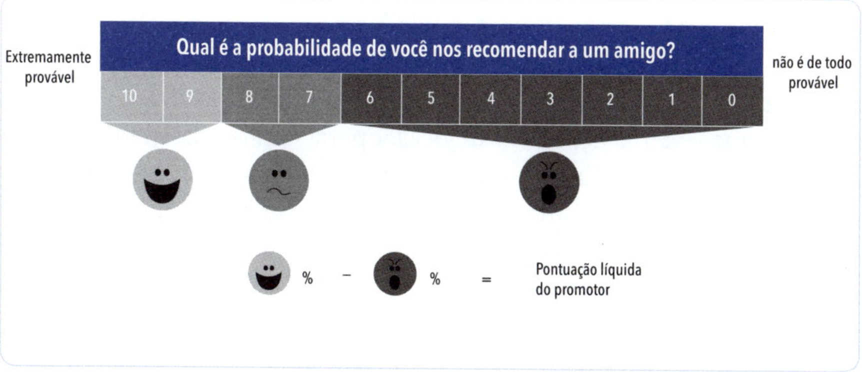

Figura 2 Escala métrica do NPS de 0 a 10.

do NPS é obtido por meio da seguinte equação matemática: porcentagem de Promotores subtraindo a porcentagem de clientes Detratores.

Os Promotores comportam-se como clientes leais, recomendando a empresa para outras pessoas. Os membros desse grupo recebem o nome de promotores porque, com sua energia e entusiasmo, é exatamente assim que agem. Toda empresa deve trabalhar para manter a motivação e a fidelização dos promotores, desenvolver formas de aumentar o número de clientes que pensam e agem dessa maneira e oferecer reconhecimento e recompensas à equipe ou aos funcionários que trabalham nessa direção.

Os neutros são clientes passivamente satisfeitos, mas não leais, com um conjunto bem diferente de atitudes e comportamentos. Quase não fazem recomendações e, quando fazem, é com ressalvas e sem entusiasmo. Se a concorrência tiver uma oferta mais atraente, o mais provável é que eles debandem para o outro lado. Os detratores são um grupo de indivíduos insatisfeitos, decepcionados, que se sentem consternados pelo tratamento recebido e criticam a empresa a amigos e familiares.

As instituições devem ter como meta aumentar o número de clientes promotores e reduzir o número de clientes detratores, além de investigar os motivos que levaram qualquer cliente a dar nota de 0 a 6.

Muito além de um sistema de métrica e classificação dos clientes segundo a pergunta definitiva, o NPS propõe um sistema de gestão que motiva todos os colaboradores a seguir em o mesmo caminho em um pensamento coletivo, sendo o cliente foco de atenção de todas as ações da organização. Criar uma cultura de sistematização e melhoria contínua do atendimento centrado no cliente é o grande desafio para a obtenção da excelência, com impacto nos resultados institucionais, na experiência do paciente, na qualidade e na segurança assistencial e a na sustentabilidade financeira (Figura 3).

O propósito de uma pesquisa não é promover uma reflexão abstrata ou competitiva, mas, sim, criar uma forma prática de avaliação, com resultados que levem a ações estratégicas, operacionais e assistenciais. Se a empresa realmente se importa com a influência que exerce sobre a vida de seus clientes e os resultados que virão, não se contentará com uma métrica. Usará a métrica como combustível, incentivo e lembrete de que pode melhorar como instituição.

Segundo a Associação Nacional de Hospitais Privados (ANAHP), "em relação às ações estratégicas de melhoria, o hospital precisa priorizar aquelas com maior impacto e menor nível de complexidade. Ao mesmo tempo, as instituições devem pôr em prática atividades de maior complexidade, que também têm peso significativo sobre o NPS, como sistemas de gestão que utilizem continuamente os insights dos pacientes, por meio de ciclos de feedback, de melhorias estruturais, e com o suporte do engajamento dos funcionários".

CUSTOMER SATISFACTION SCORE (CSAT)

Mapear a jornada do cliente e identificar os pontos de contato relevantes são passos essenciais para medir a satisfação do cliente em uma instituição hospitalar. No exemplo da jornada de uma paciente que chega ao hospital para realizar uma cesariana, alguns pontos de contato podem ser destacados:

- 1º ponto de contato: estacionamento.
- 2º ponto de contato: recepção.
- 3º ponto de contato: internação administrativa.
- 4º ponto de contato: centro obstétrico.
- 5º ponto de contato: sala de recuperação.
- 6º ponto de contato: apartamento.
- 7º ponto de contato: secretaria.

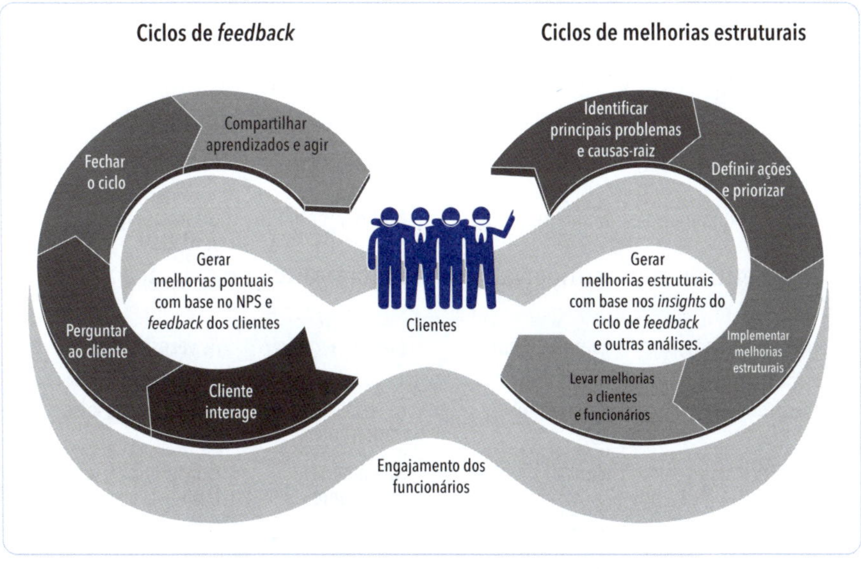

Figura 3 Ciclos de *feedback* e ciclos de melhorias estruturais.

- 8º ponto de contato: recepção.
- 9º ponto de contato: estacionamento.

Para avaliar a satisfação do cliente em cada ponto de contato relevante, é necessário formular perguntas específicas e determinar uma escala métrica. A escala de Likert é comumente utilizada para esse fim, representando numericamente ou por meio de figuras de faces as respostas dos clientes. A escolha dos atributos da escala (concordância, frequência, importância ou probabilidade) depende da natureza da pergunta formulada (Figuras 4 e 5).

Para seguir a metodologia, a dica mais recomendada é incluir pelo menos cinco categorias de respostas, pois, assim, o cliente fica livre para flutuar entre respostas negativas, neutra e positivas. Dessa maneira, não influenciamos o cliente para um lado ou outro dos polos.

No entanto, não basta apenas obter nos o resultado, pois, caso o cliente atribua uma nota negativa, precisaremos saber quais motivos o deixaram insatisfeito. Essas informações nos guiarão para a análise das causas de insucesso e, ao implantar ações de melhoria, seremos assertivos, alcançando resultados concretos e sustentáveis. Portanto, sugere-se incorporar à pesquisa formas de obter esses motivos, seja por perguntas diretas ou por lista de opções para escolha. Além disso, recomenda-se dispor de campos reservados para a descrição livre do cliente, onde ele possa se expressar e expor todos os seus sentimentos (Figura 6).

Concordância	Frequência	Importância	Probabilidade
Concordo totalmente	Muito frequente	Muito importante	Quase sempre verdade
Concordo	Frequentemente	Importante	Geralmente verdade
Não concordo nem discordo	Eventualmente	Mediana	Às vezes é verdade
Discordo	Raramente	Às vezes é importante	Geralmente é falso
Discordo totalmente	Nunca	Não é nada importante	Quase sempre é falso

Figura 4 Formas de medir por meio da escala Likert.

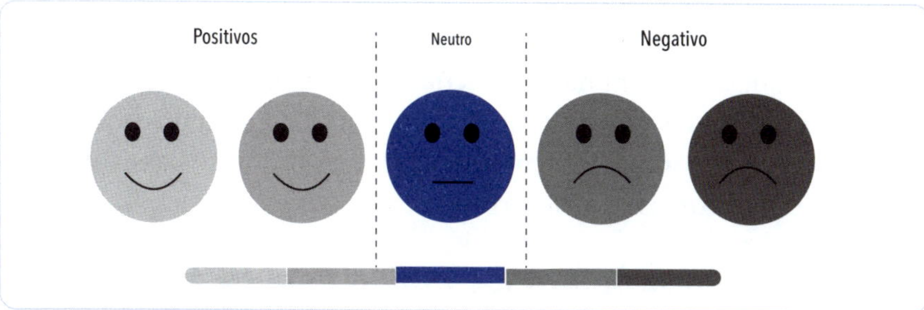

Figura 5 Escala de 5 pontos.

Se utilizou o Centro Cirúrgico ou Centro Obstétrico, qual é o seu nível de satisfação com o atendimento?

1	2	3	4	5	N/A
Muito insatisfeito	Insatisfeito	Nem satisfeito Nem insatisfeito	Satisfeito	Muito satisfeito	Não aplicável

Cordialidade e acolhimento pela equipe de enfermagem
Orientações e informações fornecidas pela equipe de enfermagem
Discordância com a conduta técnica da equipe de enfermagem
Cordialidade e acolhimento pela equipe médica (ginecologista e obstetra)
Orientações e informações fornecidas pela equipe médica (ginecologista e obstetra)
Discordância com a conduta técnica da equipe médica (ginecologista e obstetra)
Cordialidade e acolhimento pela equipe de anestesistas
Orientações e informações fornecidas pela equipe de anestesistas
Discordância com a conduta técnica da equipe de anestesistas
Cordialidade e acolhimento pela equipe de pediatras
Orientações e informações fornecidas pela equipe de pediatras
Discordância com a conduta técnica da equipe de pediatras
Instalações físicas do centro cirúrgico/obstétrico
Alimentação fornecida no trabalho de parto
Demora ou atraso para o procedimento
Minhas solicitações para o parto não foram atendidas
Outros

Figura 6 Exemplo de perguntas e respostas em uma avaliação de satisfação.

Os motivos de insatisfação devem ser relacionados considerando a frequência que aparecem nas avaliações descritivas e manifestações espontâneas realizadas pelos clientes. Os motivos geralmente podem ser classificados em: comportamento profissional, processos assistenciais, processos operacionais e infraestrutura.

HOSPITAL CONSUMER ASSESSMENT OF HEALTHCARE PROVIDERS AND SYSTEMS (HCAHPS)

Tendo em vista a necessidade urgente das empresas em destacar-se pela qualidade dos serviços prestados e perenizar seus negócios, transformando seus clientes em importante ativo, a satisfação é considerada medida do desempenho organizacional. No âmbito hospitalar, a satisfação do paciente tem grande importância; contudo, recentemente, foi introduzido o termo "experiência do paciente". Entende-se como "experiência" todo o sentimento que o paciente e seus familiares estabelecem desde o primeiro contato com a instituição de saúde até o desfecho, seja uma internação, uma consulta ou um exame.

Considerando as diferentes metodologias, há uma relação entre a experiência do paciente e a qualidade dos desfechos, ou seja, quanto melhor o indicador de desempenho relativo à experiência, maior a qualidade do desfecho. Autores também relatam que as instituições com melhor experiência do paciente têm melhores indicadores de segurança do paciente. Nesse contexto, ao proporcionar boas experiências ao paciente, também olhamos para aspectos como promoção de segurança, redução de custos, prestação de serviços e desfechos.

A "experiência do paciente" é definida pelo The Beryl Institute como "a soma de todas as interações modelada pela cultura da organização, que influencia as percepções do paciente ao longo do cuidado". A ferramenta aqui apresentada é a HCAHPS, um instrumento de pesquisa desenvolvido pela AHRQ – Agência de Pesquisa em Qualidade e Saúde, nos Estados Unidos, para avaliar os hospitais e as instituições de saúde que atendem aos seguros de saúde governamentais (Figura 7). As 29 perguntas do questionário abrangem aspectos da comunicação com a enfermagem e corpo clínico, limpeza, ambiente, controle de dor e orientações recebidas. Nos Estados Unidos, os resultados do HCAHPS alimentam um sistema público, que compara a qualidade dos serviços prestados pelos hospitais, o *Hospital Compare*.

Durante esta hospitalização, com que frequência o pessoal de enfermagem o escutou atentamente?
1. ( ) Nunca
2. ( ) Algumas vezes
3. ( ) Habitualmente
4. ( ) Sempre

Durante esta hospitalização, com que frequência o pessoal de enfermagem lhe explicou as coisas de uma forma que conseguisse entender?
1. ( ) Nunca
2. ( ) Algumas vezes
3. ( ) Habitualmente
4. ( ) Sempre

Figura 7 Exemplo de perguntas e respostas em uma avaliação HCAHPS.

As perguntas do questionário são diretas e objetivas e foram elencadas considerando o que mais importa para os pacientes durante uma internação hospitalar. A escala utilizada é a Likert de frequência com 4 pontos. Por ser uma ferramenta padrão, seus resultados são comparáveis no mundo todo; sendo assim, não é possível realizar alterações estruturais na pesquisa.

As perguntas do formulário HCAHPS não podem ser alteradas; contudo, as instituições podem acrescentar perguntas relacionadas às necessidades de seus pacientes, como em uma maternidade, onde o suporte ao aleitamento materno é de extrema importância na percepção da experiência da cliente com a instituição.

A implantação das métricas de satisfação e experiência requer uma sistematização das ações de coleta, análise e apresentação dos resultados, bem como o seguimento e o monitoramento das ações de melhorias implantadas (Figura 8). Para a coleta, é importante estabelecer as metodologias, criar os instrumentos e escolher a forma de disponibilizar a pesquisa aos clientes, podendo ser em sistemas informatizados, formulários eletrônicos ou em papel.

Outro passo tão importante quanto a coleta é analisar os dados utilizando fórmulas matemáticas e recursos de estatística básica, determinando os indicadores e as metas. A análise dos resultados não deve ser de um período isolado, mas, sim, o resultado dentro de um contexto histórico.

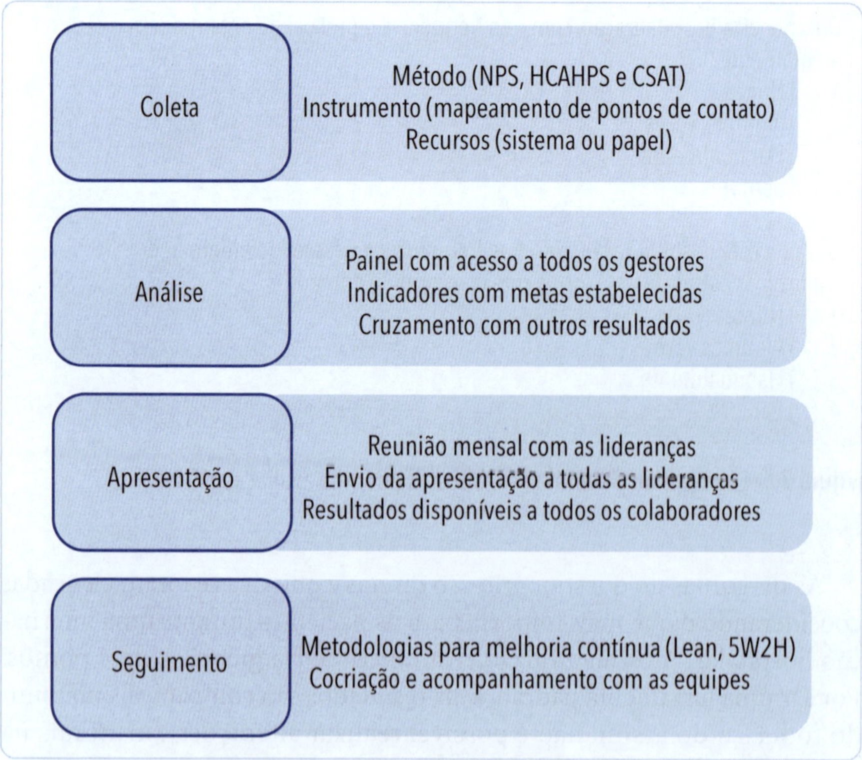

Figura 8 Sistema de métricas de fidelização, satisfação e experiência do paciente.

Agora que já dispomos dos dados e suas análises, é preciso torná-los conhecidos pelas lideranças e todos os colaboradores, para que, dessa forma, todos se engajem na obtenção de melhores resultados e na implantação dos planos de ações. Por fim, o processo de retroalimentar o sistema deve ter seguimento, ou seja, medir e melhorar cada vez mais deve ser um pensamento perene nas instituições.

RESUMO

Para facilitar a assimilação do conteúdo, deixamos a seguir o Quadro 1 com as três metodologias apresentadas de métricas.

Quadro 1 Comparativo entre as metodologias de métricas da voz do cliente.

Net Promoter Score - NPS	Customer Satisfaction Score - CSAT	Hospital Consumer Assessment of Healthcare Providers and Systems - HCAHPS
Mede a fidelização dos clientes, refletindo a saúde do negócio a médio e longo prazo	Mede a satisfação do cliente com os serviços prestados considerando os pontos de contato de uma jornada. Satisfação é uma avaliação pessoal do serviço recebido, baseada em padrões subjetivos de ordem cognitiva e afetiva e é estabelecida pela comparação entre a expectativa e a experiência vivida	
Utiliza a pergunta: "Numa escala de 0 a 10, qual a probabilidade de você nos recomendar a um amigo ou colega?"	A base da verdadeira fidelidade está na satisfação do cliente, para quem a qualidade de serviço é um componente fundamental. Clientes muito satisfeitos ou mesmo encantados têm mais probabilidade de serem defensores leais da empresa	Mede de forma objetiva os sentimentos em relação aos atributos que influenciam a experiência do paciente
Dado comparável mundialmente	Dado não é comparável com outras instituições, os resultados são fonte essencial para as ações de melhoria a nível tático e operacional	Monitora a qualidade do cuidado ao paciente sob o ponto de vista do que importa para ele
O NPS é um sistema de gestão estratégica que ajuda as empresas a ter a força necessária para chegar à excelência		São dados objetivos que direcionam planos de ação específicos, como explicar a medicação que será administrada no paciente
As instituições devem ter como meta aumentar o número de clientes promotores e reduzir o número de clientes detratores, além de investigar os motivos que levaram o cliente a dar nota de 0 a 6		A Joint Commission defende a necessidade das instituições medirem a experiência do paciente, e não somente a satisfação do cliente
		Dado comparável mundialmente, por ser uma escala validada
		As respostas podem ser obtidas por meio de uma amostra, geralmente 30% dos respondentes

CONSIDERAÇÕES FINAIS

A análise das informações e resultados das pesquisas de satisfação do cliente são fontes abundantes de insumos para melhoria dos processos e experiência do paciente em uma instituição hospitalar. Entretanto, o método de coleta da pesquisa e a metodologia de análise são fundamentais para garantir a fidedignidade dos dados e demonstrar, de fato, a opinião do cliente.

A elaboração do método de pesquisa de satisfação requer estudo e reflexão sobre o momento de abordar o cliente para realizar a pesquisa, o formato do formulário de pesquisa, a forma como os questionamentos são formulados, os conceitos avaliativos selecionados, o número de pesquisas para obter uma amostra significativa, a metodologia de análise, a apresentação e o monitoramento dos resultados.

A abordagem do cliente para coletar a pesquisa deve ser o mais próximo possível da experiência, pois, além da razão, há o componente emocional envolvido, e a lembrança recente dos fatos poderá auxiliar no momento de responder à pesquisa. Portanto, o formato do formulário de pesquisa poderá ser por meio físico, com preenchimento e devolução ao término do atendimento, ou por meio eletrônico, enviado ao cliente, após a conclusão do atendimento, por e-mail, mensagem de texto, aplicativos de pesquisa etc. Cabe ressaltar a necessidade de adequar o método de realizar a pesquisa considerando o retorno dos formulários respondidos, pois é importante obter uma amostra significativa calculada estatisticamente.

Sendo assim, é um desafio para as grandes instituições hospitalares implantar sólidos processos de métrica da voz do cliente, de forma sistemática e baseada nas práticas recomendadas e consolidadas.

REFERÊNCIAS

1. ANAHP. Observatório. 2022. Disponível em: https://www.anahp.com.br/pdf/observatorio-2022.pdf.
2. Esperidião MA, et al. Avaliação de satisfação de usuários: considerações teórico-conceituais. Cad. Saúde Pública [online]. 2006;22:1267-76.
3. Hoffman SJ, Cole CB. Defining the global health system and systematically mapping its network of actors. Globalization and Health. 2018;14(1). doi:10.1186/s12992-018-0340-2.
4. Lovelock C, et al. Marketing de Serviços. 7 ed, São Paulo: Pearson Prentice Hall, 2011. 530p.
5. Picker Institute. Principles of patient-centered care. [s.d.]. Disponível em: http://pickerinstitute.org/about/picker-principles/.

6. Porter MA. What is value in health care? N Eng J Med.2010;363:2477-81.
7. Porter, et al. (eds.). Repensando a saúde: estratégias para melhorar a qualidade e reduzir os custos. Porto Alegre: Bookman, 2007.
8. Premerger T, et al. A randomized trial of four patient satisfaction questionnaires. Med Care.2003;41:1343-52.
9. Reichheld F, et al. A Pergunta Definitiva 2.0: Como as empresas que implementam o Net Promoter Score prosperam em um mundo voltado aos clientes. Rio de Janeiro: Elsevier, 2011, 206p.
10. Shook J. Gerenciando para o Aprendizado: Usando o processo de gestão A3 para resolver problemas, promover alinhamento, orientar e liderar. São Paulo: Lean Institute Brasil, 2008, 137p.
11. Wolf JA. Consumer perspectives on patient experience 2021. The Beryl Institute; 2021. https://theberylinstitute.org/product/consumer-perspectives-on-patient-experience-2021/.
12. Wolf JA. Defining Patient Experience. Patient Exp J. 2014;1(1):7-19.
13. Wolf JA. To Care is Human: The Factors Influencing Human Experience in Healthcare Today. The Beryl Institute; 2018. https://theberylinstitute.org/product/to-care-is-human--the-factors-influencing-human-experience-in-healthcare-today/.

Índice remissivo

A

T

U

V